家族計画指導の理論と実際

超少子社会における新しい家族のあり方を求めて

第 3 版

齋藤益子
東邦大学名誉教授

木村好秀
前東京都教職員互助会三楽病院
産婦人科部長

古賀文敏
古賀文敏ウイメンズクリニック
理事長・院長

医学書院

家族計画指導の理論と実際

―超少子社会における新しい家族のあり方を求めて

発　行　1998 年 1 月 1 日　　第 1 版第 1 刷
　　　　2005 年 12 月 1 日　　第 1 版第 5 刷
　　　　2007 年 6 月 1 日　　第 2 版第 1 刷
　　　　2014 年 10 月 1 日　　第 2 版第 5 刷
　　　　2017 年 2 月 15 日　　第 2 版増補版第 1 刷
　　　　2023 年 10 月 1 日　　第 2 版増補版第 5 刷
　　　　2025 年 3 月 1 日　　第 3 版第 1 刷©

著　者　齋藤益子・木村好秀・古賀文敏

発行者　株式会社　医学書院
　　　　代表取締役　金原　俊
　　　　〒113-8719　東京都文京区本郷 1-28-23
　　　　電話　03-3817-5600（社内案内）

印刷・製本　三美印刷

本書の複製権・翻訳権・上映権・譲渡権・貸与権・公衆送信権（送信可能化権を含む）は株式会社医学書院が保有します.

ISBN978-4-260-05777-6

本書を無断で複製する行為（複写，スキャン，デジタルデータ化など）は，「私的使用のための複製」など著作権法上の限られた例外を除き禁じられています. 大学，病院，診療所，企業などにおいて，業務上使用する目的（診療，研究活動を含む）で上記の行為を行うことは，その使用範囲が内部的であっても，私的使用には該当せず，違法です. また私的使用に該当する場合であっても，代行業者等の第三者に依頼して上記の行為を行うことは違法となります.

JCOPY〈出版者著作権管理機構　委託出版物〉
本書の無断複製は著作権法上での例外を除き禁じられています. 複製される場合は，そのつど事前に，出版者著作権管理機構（電話 03-5244-5088，FAX 03-5244-5089，info@jcopy.or.jp）の許諾を得てください.

第3版 はじめに

　本書の初版を木村好秀先生と共著で出版したのは，1997 年の三楽病院助産師学校教務主任の時代のことです。当時，三楽病院では「家族計画指導外来」を 60 分で実施しており，ペッサリー挿入やコンドーム・腟錠剤の使い方などの実践を取り入れた大変専門性の高い指導をしていました。その指導内容を本にまとめたらどうかと，当時の医学書院の編集者に声をかけられ，外来での指導内容だけでなく，少子化へと向かっていく社会背景や，性意識・性行動なども加え，約 2 年の歳月をかけて初版が誕生しました。その後，時代の変化を反映しながら，第 2 版，第 2 版増補版と続き，このたび，新たな執筆者として生殖医学に造詣の深い古賀文敏先生を迎えて，第 3 版を上梓するはこびとなりました。

　本のタイトルは，今回の改訂で『家族計画指導の理論と実際―超少子社会における新しい家族のあり方を求めて』として「理論」という文字を追加し，執筆にあたっては，「実際」だけでなく理論的根拠を明確に示すように努力しました。また，家族計画指導の内容は性教育が土台になっています。

　すべての章で，今日の社会情勢に合わせて内容の全面的な見直しと加筆修正を行い，最新のデータを調査して編集しました。たとえば，若い層の性意識や性情報の収集源が大きく変わったことや，産後の性生活の開始が遅れていることなどが著者の調査結果よりわかりました。また，卵子凍結，プレコンセプションケアなどを新たにとりあげました。さらに，避妊法について現在使用されていないものを簡略化したり，性教育と家族計画に関する基本を整理し，資料として指導案を充実させたりしております。

　今回の改訂にあたり，お忙しい中で執筆して頂いた古賀先生に深く感謝いたしますとともに，一部のデータ収集・分析を手伝ってくれ，内容が時代に添ったものであることを若手の助産師の目で確認してくれた田所潤子さん，池田真弓さんに心からお礼を申し上げます。

　本書が明日の家族形成への支援を担う看護系学生の皆様，助産師，保健師などの看護職の皆様や社会学・教育学など学校保健関係者の皆様の参考になれば幸甚です。皆様からの忌憚のないご意見を頂ければありがたく存じます。

2025 年 2 月

著者代表　齋藤益子

第2版増補版 はじめに

　今回，本書の第2版に一部加筆修正を加えて増補版として出版することになった。本書は既に20年前に上梓されたが，10年前に改訂第2版を発行する際，わが国の性行動の実態は大きく変化しており，避妊は夫婦関係のみならず未婚者にとっても必要性が高いことから，本書の初版のタイトルである「家族計画指導の実際」のままでよいのかどうか迷ったことを思い出す。しかし家族を大切にしたいという思いが強く，引き続きそのままのタイトルを用いて発行した。今日の社会は，家族を形成することが難しくなり，結婚を先送りして未婚率が高い状況にある。そこで家族形成への支援はさらに重要であると思われ，まさしく今の時代にマッチしているタイトルであり，『家族計画指導の実際─少子社会における家族形成への支援』でよかったのだと確信した。

　初版発行から20年の歳月が流れ，今回，第2版増補版として発行することになり，様々な角度から検討して統計的な数値は新しく入れ替えた。また，高校生を対象とした「思春期からの不妊予防教育」を取り入れて，妊孕性の限界を知らせ，自分の妊娠・出産の適切な時期を考える機会とするためにライフプラン教育指導案も追加して，今日の社会情勢に合わせて編集した。

　今日では，子どもは「授かる」ものではなく，産む産まないを選択する時代に変わってきており，「授かる」という言葉は日常生活では使用されなくなりつつある。家族を形成することは，人間のいのちを次の世代にバトンタッチすることで，そのためにパートナーと共に計画的に子どもを産むことであり，その手引書として本書は有用であると考える。

　看護系大学や専門学校のテキストとして，また保健室や日常臨床の参考書として，医師や助産師はもとより性と生殖に関心をもつ関係者の皆様が，性教育や家族計画指導をされる際に活用して頂くことを期待している。

　2017年1月

　　　　　　　　　　　　　　　　　　　　　　　　　木村好秀　齋藤益子

第2版 はじめに

　本書は10年前に上梓されたが，当時はカイロ宣言が1994年に出されて間もない時期で，わが国ではセクシュアリティの概念がいまだ浸透していなかった。21世紀にはいり価値観はさらに多様化して，女性の高学歴化と社会進出に相俟って晩婚化がすすみ，少子化に拍車がかかっている。子どもを産むことの価値は，拝金主義・合理主義のなかで，ややもすると経済的負担や手間隙がかかるというネガティブなイメージとなり，若い女性達のなかには産むことの選択を躊躇する現状がみられる。一方，IT革命やメディアによる性情報の氾濫，家庭力・地域力の低下は，性行動の低年齢化を促し，性の快楽性が求められ，さらに援助交際の問題など性を取り巻く環境は複雑な様相を呈している。そして10代や未婚者の無防備な性行動による予期しない妊娠や性感染症の増加をもたらし，社会問題にもなっている。

　筆者らは公立の小・中・高校で性教育を行う機会があるが，そこで出会う生徒たちは目の輝きを失って将来に夢がなく，自己中心的で忍耐力が欠如していることが稀ではなく，「このままでは日本がだめになる，何とかしなければ」という強い思いに駆られることがある。

　このような現状から今日の家族計画指導は，単に計画的な出産や避妊教育に止まらず，広く思春期からの生と性の教育や，少子社会のなかで家族を形成することの意味を伝えていくことが必要である。そこで今回，初版後の性を取り巻く様々な変化に対応して稿を補い大幅に改訂した。低用量ピルについては詳細に述べ，銅・薬剤付加IUDを紹介し，家族計画指導案に加えて新たに性教育についても発達段階に添った指導案を提示した。

　本書は，医師や助産師はもとより，リプロダクティブ・ヘルスに関心をもつ医療関係者や学生にとっても活用し易いテキストになるように編集した。また，学校保健に携わる養護教諭や保健担当の教諭，さらには大学の教養課程における教材にも利用できる様に頁をさいている。家族計画指導や性教育，健康教育の際の手引書として広く利用されることを期待している。

　2007年5月1日

木村好秀　齋藤益子

初版 はじめに

　今日の社会は，価値観が著しく多様化した時代であるといわれ，家族を取り巻く環境も大きく変化してきている。核家族化が浸透し，単身赴任はもとよりシングルライフの選択も可能となって，セクシュアリティにおける生殖性の位置づけが大きく変化し，連帯性はもとより，快楽としての性も許容されるようになってきた。1994 年，エジプトのカイロで開かれた国際人口開発会議において，女性の健康と産む権利・産まない権利を尊重するリプロダクティブ・ヘルス/ライツが宣言され，わが国でもその考え方が浸透しつつある。

　性または避妊の問題は，今や単に夫婦間における出産計画のみでなく，未婚女性にも必要となり，産む性である女性性を尊重して論ずる必要が求められている。実際，未婚女性の希望しない妊娠とそれに伴う人工妊娠中絶はあとを絶たず，それは未婚者の性交渉の多くは連帯性や快楽性を求めたものが多く当然の帰結であり，確実な避妊法が必要となっている。

　そこで，今日の家族計画指導にあたっては，リプロダクティブ・ヘルス/ライツの考えにもとづき，従来の既婚者のみを対象とした狭い範囲の指導にとどまらず，広く「男女の生き方，性的関わり方をサポートするような指導」が必要になってきていると思われる。そこで，実際の指導に際しては広くわが国の性と生殖を取り巻く歴史的背景を理解し，従来の避妊法はもとより，近く認可される予定の低用量ピルの応用など，新しい観点からセクシュアリティにおける諸問題に対してサポートしていくことが必要な時期にきている。

　今回，リプロダクティブ・ヘルス/ライツを支援する立場にある人の手引き書として，性に関する諸問題，人口問題，性と生殖に関する女性の権利などをふまえ，思春期から成熟期を経て更年期・老年期に至るまでのセクシュアリティについての指導法をまとめてみた。とくにこれから家族計画指導をはじめる人を対象にして，具体的にわかりやすく解説するように心がけて編集した。助産婦・保健婦・看護婦をはじめ，実地臨床はもとより教育の場で性教育を担当している先生方や，家族計画や避妊指導に携わる多くの方がたの参考になれば幸いである。

　1997 年 10 月

著者ら

目次

第1章　世界の人口爆発後の少子高齢社会の到来————1
1. 増え続けた世界の人口と人口減少が進む先進国————2
   1）世界人口の推移————2
   2）世界の出生率————2
   3）乳児死亡率の低下で変わる国々————2
   4）急速な都市化がもたらしたもの————4
   5）出生率が低い社会の共通点————4
   6）人口問題と食糧，教育そして社会————5
2. 世界の未来を表す日本の少子・超高齢社会————6
   1）人口統計————6
   2）人口の動向————7
   3）なぜ子どもは減るのか？————9
   4）有効な少子化対策とは？————11

第2章　性意識と性行動————13
1. 男女の性差————14
   1）社会的側面————14
   2）生物学的側面————14
2. 性意識・性行動の変化————14
   1）太平洋戦争後の日本の変化————14
   2）女性の社会意識の変化————15
   3）男女の地位の平等と職業に対する意識————15
3. 若者の性意識と性行動————17
   1）性の情報源————17
   2）性交に対する意識————18
   3）性行動の実態————19
   4）人工妊娠中絶と避妊に対する意識————20
4. 婚外性交————22
5. 性の商品化————23
   1）性情報の氾濫————23
   2）性の考え方————23
   3）性の商品化の歴史————23
   4）売春防止法の成立と現況————24
   5）援助交際で得るものと失うもの————24
   6）メディアリテラシー————24

viii　目次

　　　　6.　セックスレス —————— 25
　　　　7.　マイノリティの性 —————— 26
　　　　　　1）生と性をめぐる 4 つの軸 —————— 26
　　　　　　2）同性愛（homosexuality）—————— 27
　　　　　　3）性別不合・性別違和（性同一性障害）—————— 27
　　　　8.　障害者の性 —————— 28
　　　　9.　世界性の健康学会「性の権利宣言」—————— 29

第 3 章　産む性・産めない性・産まない性 —————————————— 31

　　A.　産む性 —————— 32
　　　　1.　性機能のメカニズム —————— 32
　　　　　　1）女性性機能のメカニズム —————— 32
　　　　　　2）男性性機能のメカニズム —————— 34
　　　　2.　妊娠の成立 —————— 35
　　B.　産めない性 —————— 37
　　　　1.　不妊症 —————— 37
　　　　　　1）不妊症の定義 —————— 37
　　　　　　2）不妊の頻度・原因と検査 —————— 37
　　　　2.　不妊症の治療（一般不妊治療）—————— 38
　　　　　　1）タイミング療法 —————— 38
　　　　　　2）人工授精 —————— 39
　　　　3.　生殖補助医療（ART）—————— 39
　　　　　　1）体外受精の適応 —————— 39
　　　　　　2）実施方法 —————— 40
　　　　　　3）生殖補助医療の実際 —————— 40
　　　　4.　卵子凍結 —————— 42
　　　　　　1）卵子凍結の定義と卵子の特性 —————— 42
　　　　　　2）卵子凍結における妊娠率 —————— 44
　　　　5.　不育症 —————— 45
　　　　　　1）不育症の定義と頻度 —————— 45
　　　　　　2）不育症のリスク因子の検査と治療 —————— 45
　　　　6.　プレコンセプションケア・妊娠しやすい身体づくり —————— 46
　　　　　　1）プレコンセプションケアの定義 —————— 46
　　　　　　2）適正体重と「やせ」—————— 47
　　　　　　3）適切な栄養指導と妊娠しやすい身体づくり —————— 48
　　　　7.　生殖技術の進展と倫理的問題 —————— 50
　　　　　　1）生命の起源に関する考え方 —————— 51
　　　　　　2）配偶子提供 —————— 51
　　　　　　3）代理懐胎・代理出産・代理母 —————— 51
　　　　　　4）子宮移植 —————— 51
　　　　　　5）LGBTQ ＋の家族形成 —————— 51

目次　**ix**

　　　　6）出自を知る権利と家族関係の複雑化————51
　C．産まない性————53
　　1．性と生殖における女性の権利————53
　　　　1）女性の生き方とリプロダクティブ・ライツ————53
　　　　2）リプロダクティブ・ヘルス/ライツとは————53
　　　　3）リプロダクティブ・ヘルス/ライツの重要性————54
　　　　4）国連の女性の人権に関する活動————54
　　　　5）リプロダクティブ・ライツの確立に向けての努力事項————56
　　2．人工妊娠中絶————57
　　　　1）わが国における人工妊娠中絶の適応————57
　　　　2）人工妊娠中絶の動向————57
　　　　3）人工妊娠中絶の方法————57
　　　　4）人工妊娠中絶の母体に及ぼす影響と支援————58
　　　　5）人工妊娠中絶を受ける男女の心理————59
　　　　6）中期中絶の実態————59
　　　　7）人工妊娠中絶と避妊に関する調査成績————60
　　3．家族計画————62
　　　　1）家族計画の定義————62
　　　　2）家族計画に関する用語と概念————62
　　　　3）家族計画（避妊法）の歴史————63
　　　　4）避妊法の種類————65
　　　　5）避妊法の理想的条件————66
　　　　6）避妊法の利用状況————67
　　　　7）避妊法の効果判定法————67

第4章　受胎調節法の実際（各種避妊法）————71

　A．女性が利用する方法：性周期を利用する方法————72
　　1．オギノ式避妊法————72
　　　　1）歴史————72
　　　　2）オギノ式避妊法の原理と特徴————72
　　　　3）オギノ式の実際————73
　　2．基礎体温法————73
　　　　1）歴史————73
　　　　2）基礎体温の意義————74
　　　　3）基礎体温が二相性を示すメカニズム————75
　　　　4）基礎体温測定法の実際————75
　　　　5）基礎体温測定上の注意————75
　　　　6）測定法の応用例————76
　　　　7）基礎体温の測定から得られる情報————76
　　　　8）家族計画への応用————76
　　3．排卵自覚法（リズム法）————76

1）歴史————76
2）避妊の原理————76
3）効果と特徴————77
4）使用法————77
5）頸管徴候の自己診断法————77
6）適応と禁忌————78

B. 女性が利用する方法：殺精子剤を用いる方法————78
　1. 殺精子剤————78
　1）歴史————78
　2）原理————78

C. 女性が利用する方法：バリアを利用する方法————79
　1. ペッサリー法————79
　1）歴史————79
　2）避妊の原理————79
　3）効果と特徴————79
　2. 女性用コンドーム————79

D. 女性が利用する方法：子宮内避妊用具（IUD）法————80
　1. 子宮内避妊用具————80
　1）歴史————80
　2）IUD の概略————81
　3）FD-1————82
　4）薬剤（プロゲステロン）付加 IUD————84

E. 女性が利用する方法：経口避妊薬による方法————85
　1. 経口避妊薬（ピル）————85
　1）歴史————85
　2）経口避妊薬（ピル）の概略————90
　3）低用量ピルの服用————93
　4）ピルの副作用————97
　5）ピルの副効用————99

F. 女性が利用する方法：緊急避妊法
　　（emergency contraception）————100

G. 男性が利用する方法————101
　1. コンドーム法————101
　1）歴史————101
　2）コンドームの材質と規格————102
　3）コンドームの使用法————102
　2. 腟外射精法（性交中絶法）————103
　1）歴史————103
　2）原理と効果————105
　3）特徴————105
　4）適応と禁忌————105

5）その他————106
　H.　その他の近代的避妊法————106
　　1.　ミニピル（progesterone only pill）————106
　　2.　男性用ピル————106
　　3.　注射法————106
　　4.　皮下移植法————107
　　5.　腟リング————107
　　6.　hCG ワクチンによる避妊————107
　I.　永久避妊法————108
　　1.　不妊手術————108
　　　1）女性に行われる術式————108
　　　2）男性に行われる術式————108

第5章　いのちの伝承としての家族計画————111

　　1.　性教育————112
　　　1）子どもたちの性的自立を促す————112
　　　2）性を大切にする心の醸成————113
　　　3）妊娠と性感染症の予防————115
　　　4）著者らの行う性教育————116
　　　5）性感染症や人工妊娠中絶の少ない未来を夢見て————118
　　2.　家族計画指導————119
　　　1）人生設計への支援————119
　　　2）不妊予防を考慮した家族計画————119
　　　3）出産計画の基本的考え————120
　　　4）家族計画指導と助産師の役割————121
　　　5）家族計画指導の基本————122
　　　6）性感染症の予防————123
　　3.　女性たちが子どもを産むことを選択できるための支援————124
　　　1）子どもを産むことの価値観の醸成————124
　　　2）仕事と妊娠・出産・育児の両立————124

第6章　発達段階に応じた性教育と家族計画指導————127

　A.　高校生までの性教育————128
　　1.　就学前の子どもへのかかわり————128
　　2.　小学生に対するかかわり————128
　　　1）小学生の性教育にかかわるときの基本————128
　　　2）小学校での性教育のテーマ————129
　　　3）活用できる教材————129
　　　4）教育内容————129
　　3.　中学生に対するかかわり————130
　　　1）中学生の性教育にかかわるときの基本————130

2）中学校での性教育のテーマ———— 131
3）活用できる教材———— 131
4）教育内容———— 131
4. 高校生に対するかかわり———— 132
1）高校生の性教育にかかわるときの基本———— 132
2）高校での性教育のテーマ———— 134
3）活用できる教材———— 134
4）教育内容———— 134
5. 保護者に対するかかわり———— 134
6. 教員に対するかかわり———— 135
B. 青年期からの家族計画———— 135
1. 婚前期から新婚期のライフプラン———— 135
1）婚前期のかかわりの基本———— 135
2）講演のテーマ———— 136
3）活用できる教材———— 136
4）教育内容———— 136
2. 産後の家族計画指導———— 136
1）産後のかかわりの基本———— 136
2）産後に使用をすすめる避妊器具・衛生用品———— 137
3. 末子出産後のかかわり———— 138
1）末子出産後の指導の基本———— 138
2）使用をすすめる避妊器具———— 139

第7章　性教育と家族計画指導の具体的な内容———— 141
1. 学習指導要領にそった性教育の進め方———— 143
1）学習指導要領のポイント———— 143
2）学習指導要領における性教育の位置づけ———— 143
3）性教育において培われる3つの力———— 143
2. 性教育の要点———— 144
1）生命尊重———— 144
2）二次性徴の発来———— 144
3）性衝動のコントロールと性交について———— 144
4）妊娠・出産について———— 144
5）人工妊娠中絶———— 144
6）避妊方法———— 145
7）性感染症（STI）の予防———— 145
8）性被害の現状と対策———— 145
9）ライフプラン教育———— 145
10）思春期に関する相談機関———— 146
3. 性教育実施にあたっての留意点———— 146

資料1　小学生への性教育指導案————147

資料2　中学生への性教育指導案————149

資料3　中学生・高校生に対する性教育指導案————160

資料4　未婚期の家族計画指導案————162

資料5　産後の家族計画指導案————164

資料6　中・高年期の健康教育————167

索引————169

装丁・扉デザイン　hooop

第 1 章

世界の人口爆発後の
少子高齢社会の到来

1. 増え続けた世界の人口と 人口減少が進む先進国

1）世界人口の推移

　国連人口基金（UNFPA）の『世界人口白書2023』[1] によると，2023年の世界人口は80億4,500万人で，これまで1位だった中国（14億2,570万人）をインド（14億2,860万人）が抜いた。日本は12位に順位を下げ，1億2,330万人だった（**表1-1**）。インドでは人口のおよそ半数が30歳未満であり，今後も経済が急成長するとみられている。また，インドの人口は全世界の約18％を占めている。人口の増加傾向は今後も続き，2050年までに16億6,800万人に達するとみられている。しかし，中国では近年，人口増加のペースが鈍化しており，今後は人口が減少していくと考えられている。

　世界人口が10億人から20億人に倍増するのに約100年を必要としたが，その後，30億人までは約30年，40億人までは15年，50億人

表 1-1　人口の多い国ベスト15
　　　　（国連人口基金の「世界人口白書2023」）

順位	国名	人口
1位	インド	14億2,860万人
2位	中国	14億2,570万人
3位	アメリカ	3億4,000万人
4位	インドネシア	2億7,750万人
5位	パキスタン	2億4,050万人
6位	ナイジェリア	2億2,380万人
7位	ブラジル	2億1,640万人
8位	バングラデシュ	1億7,300万人
9位	ロシア	1億4,440万人
10位	メキシコ	1億2,850万人
11位	エチオピア	1億2,650万人
12位	**日本**	**1億2,330万人**
13位	フィリピン	1億1,730万人
14位	エジプト	1億1,270万人
15位	コンゴ共和国	1億 230万人

までに達するのにわずか13年しかかかっていない。そして，次の大台に達するのは11年とさらに短縮し，1998年には世界人口は60億人に達し，2022年ついに80億人に到達した（**図1-1**）[2]。

　現代では世界的に乳児死亡率がより低く，平均寿命がより長く，年齢中央値がより高く，家族構成がより小さくなる方向に向かっているが，サハラ以南のアフリカの出生率は依然として高く，この推移について予測が難しく，世界人口は2064年に人口100億人弱でピークを迎え，2100年に90億人まで低下するとされる[3]が，国連の予測では今世紀末に110億人になり，減少せず穏やかな推移になるという[4]。そのため，貧困，食糧難，環境悪化などの問題が生じており，このような地球上の異常な人口増加は，核爆発になぞらえて人口爆発（population explosion）と呼ばれ，恐れられている。

　しかし，ヨーロッパ，日本を含めた東アジア，オーストラリアを含めた先進国では，1970年代より人口が減少傾向を示している。

2）世界の出生率

　地球規模での人口爆発は依然として続いているが，開発途上地域での人口増加率は減少している。それは開発途上地域での合計特殊出生率（TFR）が急激に減少しているからである。しかし地域間での格差は大きい（**図1-2**）。アジア，ラテン・アメリカの出生率は1970年代以降，順調に低下を続け，1995～2000年にはいずれもTFR 2.7となった。アジア内では中国を含む東アジアはTFR 1.8，東南アジアは2.8，インドを中心とした南アジアと西アジアはTFR 3.6と3.9である。他方，アフリカではサハラ以南でTFR 5.8と，依然として出生率が高い。

3）乳児死亡率の低下で変わる国々

　乳児死亡率とは，「出生時から満1歳に達する日までに死亡する確率」であり，出生1,000人あたりの死亡数で表す。乳児死亡率は，世界

1. 増え続けた世界の人口と人口減少が進む先進国　3

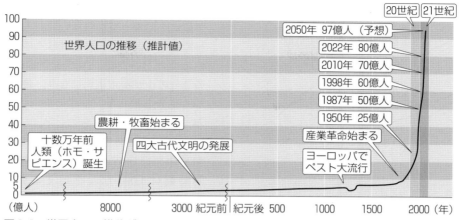

図 1-1　世界人口の推移グラフ
（国連人口基金駐日事務所：世界人口の推移グラフ，2024 年 7 月）

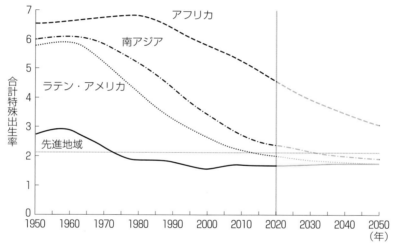

図 1-2　世界の合計特殊出生率
（国連資料より）

＊合計特殊出生率（total fertility rate; TFR）とは，1 人の女性が一生の間に出産する子どもの数で，15〜49 歳までの女性の年齢別出生率を合計したものである。

的に着実に低下していて，国による格差が減少している（**図 1-3**）[5), 6)]。サハラ以南のアフリカ，特にナイジェリア，チャド，ギニア，マリ，ソマリア，中央アフリカ共和国，シエラレオネなどは，乳児死亡率がかなり高かった。シエラレオネは，1950 年代初頭には 4 人にほぼ 1 人が 1 歳を迎えずに死亡していたが，今では 10 人に 1 人を切っている[7)]。

乳幼児の主な死亡原因は，出産時の合併症，肺炎などの感染症，下痢，マラリアである。清潔な水を飲むこと，石鹸での手洗い，良好な栄養摂取と適切な抗生物質の投与で合併症，肺炎，下痢を防ぐことができ，マラリアは防虫蚊帳を使い，妊産婦への予防的治療，殺虫剤の使用等を行うことが大切であり，教育の普及が乳児死亡率に直接的な影響を与えていることが統計分析によって明らかになっている[8)]。こうした教育拡大，特に女子教育によって妊産婦の健

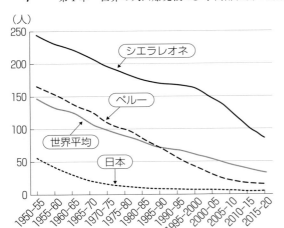

図1-3 乳児死亡率（1,000人あたり）世界平均と代表的な国（1950-2020年）
〔世界人口推計2022年版（World Population Prospects；The 2022 Revision）および U.S. infant mortality rate hits all-time low, CDC reports 2020 より作成〕

康改善も同時に進み，妊産婦死亡率も減少していく。助産師による母児ケアによって大きな改善がみられている。日本はかなり前から乳児死亡率が低く，1,000人あたり2人と世界でトップレベルであるが，アメリカなどの先進国では，国内での格差拡大に伴い十分な教育を受けられないことが問題になっており，アメリカの乳児死亡率は1,000人あたり5.5人ほどで，人種によって違いがある。

過去には女性1人あたり平均6人以上出産しなければ人口を保てない時代もあったが，乳児死亡率，妊産婦死亡率の改善によって，2.1～2.2人で人口は保たれる（人口置換水準）と考えられている。

アフリカでは，未だ高い出生率と乳児の死亡率の低下が合わさって爆発的に人口が増えている。サハラ以南の人口は1950年には2億人に満たなかったが，今では10億人を越えていて，2100年には40億人近くなると国連は予測している。そしてアフリカ内では人々が非都市部から都市部へ移動し[9]，一部はアフリカを出てヨーロッパ大陸への移民となっており，各国で大きな政治問題になりつつある。

4）急速な都市化がもたらしたもの

農耕が始まってから長い間，人口の大半は農村で農業に従事し，町にはほんの一部が住んでいるだけだったが，20世紀半ばには世界人口の3分の1が都市市民になり，最近では世界人口の半分を越えた。世界の都市は大きくなり，かつ多くなりつつある。人口が500万人～1,000万人の間の都市は2018年に48あったが，2030年には66まで増えると予想されている。同時期に1,000万人を超える都市（メガシティ）は33から43に増えると考えられている[10]。

都市化の進行は，新型コロナウイルス感染症のようなパンデミック，財政破綻，災害などの危険にさらされている。現在ではIT（情報技術）の利用によって必ずしも都市で過ごさずに暮らしていける生活も模索されているが，伝統に縛られない新しい生き方を求めて，ますます都市に人が集まっている。

また，途上国では農村から都市への人口流入だけでなく，都市での自然増加の比率が高い。経済成長を伴わない都市化に付随する大きな社会問題は，都市の貧困層の増大である。また都市におけるHIV感染者の増加も心配される。

これまで都市化を制限するような政策は，先進国含めことごとく失敗している。大都市が経済・社会・文化に果たす役割の重要性を認識し，移動者の都市への適応を援助するような政策が望ましい。

5）出生率が低い社会の共通点

1950～2021年に，世界の合計特殊出生率（TFR）は，4.84から2.23へ減少した。世界の年間出生数は，2016年に1億4,200万とピークに達した後，2021年には1億2,900万まで減少した[11]。

スウェーデンの統計学者ハンス・ロスリングは，かつて，子どもの増えないこの現象を「ピーク・チャイルド」と呼んだ[12]。

出生率は1950年以降すべての国・地域で低下し，2021年にTFRが2.1（人口置換水準出

生率）を上回ったのは 94 の国・地域（46.1％）であった。この 94 の中にはサハラ以南のアフリカ 46 か国中 44 か国が含まれる。将来にわたって出生率は世界的に低下を続け，世界全体の TFR は 2050 年に 1.83，2100 年に 1.59 と予測された。出生率が人口置換水準を上回る国・地域は 2050 年には 49（24.0％），2100 年にはわずか 6（2.9％）と予測され，この 6 か国は世界銀行の定義する低所得グループに含まれ，すべてがサハラ以南のアフリカに位置していた。今世紀末にはほぼすべての国の出生数が人口を維持できない水準まで低下し，世界の出生数の大半を貧しい国が占めるようになる見通しである[11]。

人口置換水準を下回る TFR は西欧と北アメリカから，南欧，旧共産圏，東アジアへと広がっていった。当初，低出生率は裕福な地域ならではのものだったが，今では世界各地に広がり，経済との関連性はかなり薄れている。人口爆発の危険性から中国では一人っ子政策をとっていたが，経済発展に伴った急激な都市化，生活水準や女子教育の向上のなかで，経済的に豊かになった中国のカップルは，子どものライフチャンスを最大限保障することを望んでいる。そのため 2016 年に一人っ子政策から二人っ子政策へと人口抑制が緩和され，2021 年には第 3 子の容認も打ち出されたが，TFR は 1.2 から 1.5 ぐらいといわれており，政策の効果はほとんど現れていない。インドの出生率低下は中国より遅く始まり，かつなだらかに推移している。その結果インドは世界一の人口大国になった。今後はインドの経済規模も中国に肉薄することが予想されている。

先進国ではこの低出生率の改善のために数々の子育て支援や経済的サポート等を行っているが，ほとんど成功していない。国の政策で出産を制限することはできてもたくさん産むよう奨励するのは難しいといえる。ヨーロッパの低出生率の国々に共通しているのは，女性の教育機会は大いに拡大しているのに，その一方で伝統的な価値観が残っていることである。女性の教

育を奨励しておきながら，女性に仕事と家庭を両立させようとすると，少子化にならざるを得ない。また婚外出生が低い東アジアでは独身率の高さがそのまま出生率に響き，伝統的規範の切り崩しのほうが出生率の改善に大いにつながるとの報告もある[4]。

また最近では，若い世代はその前の世代ほどパートナーとの長期的関係，結婚，出産に熱心ではないことが明らかになっている。日本の 40 歳未満成人の 4 人に 1 人は異性間交渉の経験がなく（2015 年），しかもその割合は増えつつある[13]。今まで日本とは状況が違うと思われていたイタリアでも若者の性交渉の頻度は低下し，それは男性の性欲減退が原因だとされている。アメリカのミレニアム世代（1980 年代前半〜1990 年代半ば生まれ）の性行為の頻度は前世代の半分とされ，コンドームの販売も右肩下がりが続いている。伝統的な男女の役割が曖昧になってきたことも何らかの関係があるかもしれないと言及する人口学者もいる[4]。

6）人口問題と食糧，教育そして社会

低出生率と高齢者の死亡率の低下によって，世界の人類の平均寿命は，1950 年の 40 歳代半ばから現在の 70 歳代前半へと驚異的に延びてきた。平均寿命トップの日本では，全人口の 28％が 65 歳以上で，この割合は世界でも群を抜いて高い。これは生産年齢人口がピークに達した 1990 年頃から日本の経済が低成長，マイナス成長になったこと，デフレに陥ったことと無関係ではない。それまでの人口増加と生産性向上によってもたらされた人口ボーナス*1 による経済成長とその後の人口減少と経済の停滞は，世界が今後直面する新しい高齢化モデルである。この高齢化社会のなかで医療費などの財務需要は増大し，政府債務残高は増大していく。新規加入者が少なくなっていく公的年金制

---

*1 人口ボーナス：総人口に占める生産年齢人口の割合が上昇し，労働力増加率が人口増加率よりも高くなり，人口に対する労働力が豊富な状態となることで経済成長が促進されることを指す。

度は自転車操業のポンジ・スキーム[*2]という人もおり，どうやって解決していくのか世界が注目している。そういった社会課題に対して，老化と長寿を支える新しい介護テクノロジーや孤独な高齢者の話し相手となるロボットやAIなどを活用していく試みも新たに生まれている。

　大規模な人口移動が起こりやすい国々では，人口構成が変わりつつある。西欧諸国の場合，アフリカやアジア，カリブ諸国からの移住に加え，旧共産圏の国々からの流入が増えてきており，例えばロンドンでは市民の3分の1以上が外国生まれになっている。アメリカでは2016年，2024年にドナルド・トランプが大統領選に勝利したが，経済格差や金融システムの破綻より移民や人口構成の変化を心配するのがトランプ支持者の特徴の1つだったと推測されている。

　1960年以降の世界人口の増加と食糧問題についての懸念が報じられてきたなか，1968年のポール・エーリック著『人口爆弾』[14]のまえがきには，「人類のすべてに食糧を与えようという戦いをこれ以上進めるのは，もはや不可能である。1970年代の飢餓は，すでにわれわれにおそいかかっており，おそらく80年代に入る前に，今後も何百万何千万人という餓死者が出るにちがいない」と記されており，当時の恐怖が表れている。その後，主要穀物の生産量は，人工肥料や品種改良，生産性の増加により，人口の伸びによる必要量より増えている。またアメリカでは，成人の3分の1以上が過食による肥満であり，平均寿命の伸び悩みにつながっており，新たな問題を引き起こしている。しかしながら，こうした食糧問題に対して，教育が農業生産性を高めたことは注目すべきである。また国の発展においても，教育によって女性が男性と同じように修学の機会に恵まれ，男

女平等を勝ち取ることで，国を貧困から脱出させた例は枚挙に暇がない。

2. 世界の未来を表す日本の少子・超高齢社会

1）人口統計

　もともと人口統計は，人口現象が社会に種々の影響を与えるという人口問題の視点から集められた統計である。そして，人口統計の対象とする人口現象は，人および基礎的な人の集団としての世帯の数や状態が変化することであり，人のいる状態すなわち人口を1つの時点でとらえた「人口静態統計」と，人が増えたり減ったりする2つの時点間の人口を変化させる要因である出生数，死亡数，移動数の統計である「人口動態統計」がある。

　人口静態統計の代表的なものに「国勢調査」がある。これは1920（大正9）年に初めて実施され，それ以降は1945（昭和20）年（1947年に実施）を除いて5年ごとに実施され，最新の国勢調査は2020（令和2）年である。その結果により，わが国の人口総数，男女年齢別人口，配偶関係別人口，地域別人口などの基本的な人口統計が得られ，総務庁から『国勢調査報告』として刊行されている。国勢調査は5年ごとであるが，その間の人口は総務庁統計局により毎年男女年齢別に推計されている。また，住民基本台帳からも人口は把握されている。

　人口動態統計のうち，出生数と死亡数は厚生労働省統計情報部の「人口動態統計」から得られ，この統計はすでに1899（明治32）年から刊行されており，出生，死亡，婚姻，離婚および死産の統計が掲載されている。出生数については，年齢別，出生順位別など，また死亡数については年齢別，死因別などの属性別に把握できるようになっている。

　家族計画に関する統計には，毎日新聞社人口問題調査会の「全国家族計画世論調査報告」があり，これはすでに1950（昭和25）年から2000（平成12）年5月まで25回にわたって実

[*2] ポンジ・スキーム：高配当を約束して顧客を集めるが，実際には運用を行わない，あるいは制度的に破綻するもの。

施されていた。なお，母子保健に関する統計は，上記の「人口動態統計」からも把握できるが，それらをさらに詳細に分析して母子衛生研究会から『母子保健の主なる統計』として刊行されている。

2) 人口の動向

わが国で古代国家が形成された有史以前の社会は縄文時代が最も古いが，この時代は新石器文化に属し，その文化は数千年も続いたものと考えられている。そして，縄文時代の遺跡から出土する人骨をみると，その頃の人類は現代の日本人とはいくつかの点で違いがみられている。しかし，本質的には同一の系統に連なっており，日本人の祖型ともいえるものがこの時代に形成されたと考えられている。そしてその後，いろいろな時期に渡来した周辺の人びととの混血や環境の変化により，今日みる日本人ができあがったものと思われる（**表 1-2**）。

a. 縄文時代から弥生時代へ

縄文時代の住居は，地面を掘り込んでつくられた竪穴住居で，1戸に数人から10人ぐらい

表 1-2　日本の人口の推移と推計

年次	人口数
・縄文時代 　（約 10,000-300B.C.）	
早期	21.9 ┐
中期	262.5 │
後期	161.0 │
・弥生時代	601.5 │（×1,000 人）
（約 300B.C.-300A.D.）	│
・奈良時代（750）	5,589.1 │
・平安時代（900）	6,437.6 ┘
・安土桃山時代（1600）	1,227 万人
・江戸時代（1721-1846）	3,127 万- 3,242 万人
・明治時代 5-45 年 　（1872-1912）	3,480 万- 5,057 万人
・大正時代 2-14 年 　（1913-1925）	5,130 万- 5,973 万人
・昭和時代 2-63 年 　（1927-1988）	6,165 万-12,278 万人
・平成時代 1-30 年 10 月 　（1989-2018）	12,325 万-12,644 万人
・令和時代 1-5 年 10 月 　（2019-2023）	12,655 万-12,435 万人

の家族が住み，これらがいくつか集まって1つの集落を形成していたと思われる。その頃の人口がどれくらいであったかは不明であるが，推定によると縄文早期には，2 万 1,900 人とされ，その後数千年を経て縄文中期に至り 26 万 2,500 人に増加したが，後期には再び 16 万 1,000 人に減少し，人口増加がいかに遅々としたものであったかがうかがえる。

一方，中国大陸では，紀元前 5000 年から 4000 年頃，黄河中流域で畑作が起こり，長江（揚子江）下流域でも稲作が始まり，農耕社会が成立した。紀元前 6 世紀頃には，青銅器に代わって鉄器も実用化され始めた。そして諸国の抗争のなかから，紀元前 3 世紀には秦・漢（前漢）という強大な統一国家が現れ，その文化は周辺諸民族にも波及した。日本でもこのような大陸情勢の影響を受け，紀元前 4 世紀頃，九州北部に新しい文化が起こり，農耕社会の成立をみた。この新しい文化は，水稲農業と金属器の使用を特徴とし，またこれまでの縄文土器に代わって，弥生土器とよばれる薄手で赤褐色の土器が使用された。この文化を弥生文化とよび，紀元 3 世紀頃まで続いた。その時代の人口は 60 万 1,500 人と推定され，弥生時代を紀元前 300 年から紀元後 300 年の 600 年とすれば，当時わが国の人口はきわめて少数であったことがわかる。

b. 奈良時代から江戸時代へ

奈良時代（750 年）の人口は 558 万人となり，850 年後の安土桃山時代（1600 年）には倍増して 1,227 万人に増加している。そして徳川家康により天下統一がなされた江戸時代（1603〜1868 年）末期には 3,000 万人台となった。その間わが国では珍しく長期に安定した政治体制の時代となるが，その 260 数年という長い時代にもかかわらず，その前半の人口増加に比べ後半は増加率が鈍って，人口は停滞状態になったと考えられる。この人口の停滞した理由としては，社会の発展が最高レベルに達し，人口を収容して拡大する余地を失い，特に人口収容力の低下は農村において影響が大きかったた

めと考えられている。

　江戸時代という長い歴史のなかで，おそらく当時の人口はおよそ3,000万から3,200万人が維持され，決して人口は増加傾向にはなかったと考えられている。一般に，人口は増加するのが法則であるといわれているが，江戸時代における人口の停滞は，凶作による食糧難，疾病の大流行，天変地異など自然がもたらす要因と，人為的な人口増加の抑制手段として，堕胎，乳児殺しがあげられる。また農村では「うば捨て」伝承にみられるように，江戸時代では特に農村ではいつも食糧難に苦しめられ，領主に納める年貢が上がって生活が苦しくなれば，やむをえず堕胎，乳児殺しが行われたという。口減らしの方法としてこのような行為は悲惨ではあったが，日本人は苦しい状態に直面したとき，自らの考えと行動で，その苦しみをさらに深刻なものにしないように努力するという点で，他国に比して際だっていたという。生活を防衛して向上するために自ら行動をとろうとする意識の強さや，歴史的に堕胎の風習があった事実が，第二次世界大戦後，わが国におけるおびただしい数の人工妊娠中絶による出生抑制につながったと解釈する学者もいる。

c．明治時代

　わが国の歴史のなかで明治時代は比較的長く続き，その間の人口はそれまでに比べ増加傾向にあったといえる。1872（明治5）年の人口は3,480万人であったが，40年後の1912（明治45）年には5,057万人となっている。この時代にもコレラの流行，日清・日露戦争などがあったが，西欧文明を積極的に取り入れた近代化により，産業の躍進，生産力の著しい増大が人口増加を可能にしたものと考えられる。それは当時の経済成長率が人口増加率を凌駕して，国力を蓄えていたからであるといえよう。

d．大正時代

　1912（大正元）年，わが国の人口は5,000万人以上に達し，その後さらに1926（大正15）年までに約1,000万人が増加している。その間第一次世界大戦（1914〜1918年）が勃発した

が，戦争の影響で経済規模はむしろ増大して好況となった。しかし，大戦後は経済不況で失業問題が深刻となり，1918（大正7）年には「米騒動」が起こる事態となった。このような社会環境を背景に労働運動が活発となり，労働者の団結，生活向上や生活防衛運動として産児制限が提唱される時代となった。そして，この大正時代にはサンガー女史が訪日しているが，それがきっかけで1922（大正11）年にペッサリーが推奨された。そして，太田典礼博士の精力的な研究により避妊リングの開発があり，わが国におけるIUD（子宮内避妊用具）の夜明けでもあった。また，1924（大正13）年には荻野久作博士による排卵に関するいわゆる荻野学説が発表され，これは広く避妊法のルーツとして利用されているオギノ式の基礎をなすもので，いずれも今日の受胎調節や避妊法につながるものである。

e．昭和・平成・令和時代

　昭和に入ると人口の増加はますます加速されていった。それは，明治以降の欧米諸国に追いつけ追い越せという西洋的科学的合理主義により，近代化にいっそう拍車がかかり，欧米列強に伍して帝国主義的な思想が台頭していったからである。

　1927（昭和2）年6,100万人であった人口は，年々増加の一途を辿り，1939（昭和14）年には国策として「産めよ，増やせよ」のスローガンが打ち出され，産児制限や受胎調節は弾圧されるようになった。それは，わが国が戦争への準備を強め，1931（昭和6）年には満州事変，そして1937（昭和12）年には日中戦争が始まり，1941（昭和16）年12月8日には，ついに太平洋戦争から世界大戦へと突入して多くの人材を必要としたからである。そして太平洋戦争によるわが国の被害は，死亡のみでも軍人155万人（陸軍114万人，海軍41万人），一般国民39万人に及ぶ膨大なものであった。

　1945（昭和20）年，敗戦時の人口は7,214万人と記録されている。戦後多くの軍人の復員と旧植民地からの引き揚げ者があり，それに加え

2. 世界の未来を表す日本の少子・超高齢社会　9

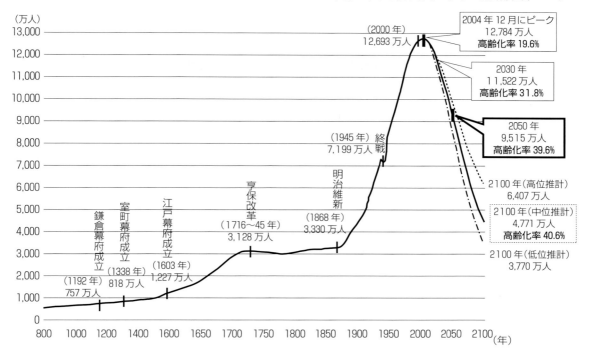

わが国の総人口は、2004年をピークに、今後100年間で100年前（明治時代後半）の水準に戻っていく可能性。
この変化は、千年単位でみても類を見ない、極めて急激な減少。

図1-4　わが国における総人口の長期的推移
(国土交通省：「国土の長期展望」中間とりまとめ概要，平成23年2月21日国土審議会政策部会長期展望委員会
https://www.mlit.go.jp/common/000135837.pdf)

て戦後3～5年間のいわゆる第一次ベビーブームが生じ，著しい人口増加をもたらした。その結果，食うに食糧は不足し，住むに家なく，生活は著しく困窮し，特に大都市ではその影響が大きかった。そしてアメリカなどの占領軍による放出物質の配給により，飢えをしのいだのである。

しかし，1950（昭和25）年に朝鮮戦争が勃発し，その影響でわが国ではにわかに特需景気となり，日本経済は潤って進展した。その後1960（昭和35）年には高度経済成長政策と産業構造の改新などにより，国民所得も著しく増加していった。1967（昭和42）年，ついにわが国の人口は1億19万人と1億人の大台にのり，1971～1974（昭和46～49）年のいわゆる第二次ベビーブームを経てその後も人口は増加したが，2004（平成16）年をピークとして，減少傾向に転じ，2005（平成17）年1億2,776万人，2018（平成30）年1億2,644万人，2030（令和12）年1億1,522万人，2050（令和32）年9,515万人，2100（令和82）年4,711万人になることが予測されている（**図1-4**）。

3）なぜ子どもは減るのか？

2000年から2015年までは年率1.1％程度の出生数の減少率だったのが，2016年以降は加速して年3.7％になっている。出生数年間80万人割れが2030年と見込まれていたが，早くも2022年になっており，年間100万人あった出生数がわずか7年で20％以上減少している。団塊ジュニア世代の出生数が年間200万人以上あったことを考えると，1世代毎に4割減っていることになる（**図1-5**）[15), 16)]。

これは親となる出産期人口の減少と非婚・晩婚化が大きな理由であるが，若い世代が結婚しても子どもを欲しいと思う出生意欲の低下もあ

10　第1章　世界の人口爆発後の少子高齢社会の到来

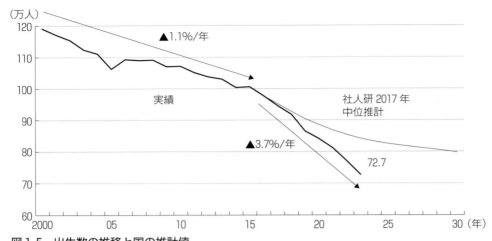

図1-5　出生数の推移と国の推計値
〔厚生労働省：令和5年（2023）人口動態統計（確定数）の概況，第2表-1，2024年9月および国立社会保障・人口問題研究所：日本の将来推計人口（平成29年推計），表1-8（J），2017年4月より作成〕

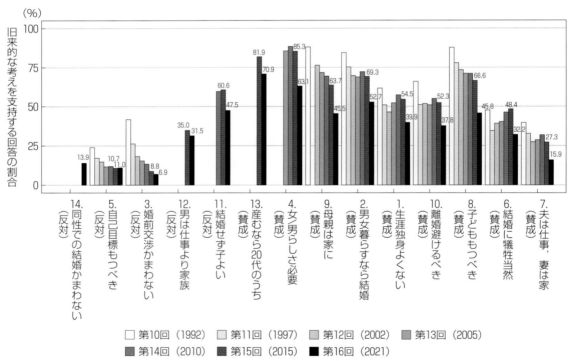

図1-6　調査別にみた，結婚・家族に関する妻の意識（旧来的な考えを支持する割合）
（国立社会保障・人口問題研究所：2021年社会保障・人口問題基本調査，p.95，2022年9月）

ると分析されている[17]。国立社会保障・人口問題研究所の「2021年社会保障・人口問題基本調査」[18]によると，結婚したら「子どもをもつべき」の賛成割合が女性では2015年に67.4％であったのが，2021年に36.6％まで低下している。男性でも75.4％から55.0％に低下している。その他に変化が大きいのが女性らしさ，男らしさへのこだわりで，大きく減少している。また興味深いことに，「結婚相手の経済力を重視・考慮する」未婚者の割合において，男性の割合が2002年頃まで30％程度くらいで推移していたものが，2010年頃からどんどん高まり，2021年では5割近くになっている。性の多様性を認める社会のなかで，男らしさや女らしさ，子どもをもつべきといったこだわりが，急激に変化しているといえる（図1-6）。

4）有効な少子化対策とは？

子育て支援のための方法として，京都大学の柴田悠氏は著書『子育て支援が日本を救う』[19]のなかで，OECDデータを用いて合計特殊出生率に影響を与える因子について検討し，移民の受け入れと保育の充実のみが出生率向上に寄与し，経済的な援助や住宅補助，児童手当は出生率向上につながらなかったと分析している。こうした研究を経て，現金給付より現物給付が有効であるとの認識から日本でも保育環境の整備や育児休暇取得推進が実践されてきた。保育所の充実化が2010年頃から始まり，現在では待機児童問題はほぼ解決してきたが，出生率の低下は止まっていない。韓国では2023年の合計特殊出生率は0.72となり，1年間に23万人しか生まれなかった。少子化対策は待ったなしであるが，両国とも未だ有効な手立てを打てていない。

少子化対策先進国といわれ，子育て支援策のモデル国であったフィンランドも2010年代から出生率が急降下した。携帯電話で当時世界No.1だったノキアがスマートフォンの出現に対応できず倒産寸前となり，フィンランドの経済事情が悪化したことと関係していると思われる。逆に当時のドイツはEU内で経済的に一人勝ちであり，若い世代の出生意欲が高まった。このように経済成長は少子化対策に不可欠であり，安定した雇用と実質賃金の上昇は必要である。

文献

1) 国連人口基金；世界人口白書2023, 2023年4月 https://tokyo.unfpa.org/ja/publications/世界人口白書2023（2025年1月22日アクセス）

2) 国連人口基金駐日事務所：世界人口の推移グラフ，2024年7月 https://tokyo.unfpa.org/ja/publications/世界人口の推移グラフ（日本語）（2025年1月22日アクセス）

3) Vollset SE, Goren E, Yuan CW, et al.: Fertility, mortality, migration, and population scenarios for 195 countries and territories from 2017 to 2100: a forecasting analysis for the Global Burden of Disease Study, Lancet 396（10258）:1285-1306, 2020

4) ポール・モーランド著，橘明美訳：人口は未来を語る，NHK出版，2024

5) 世界人口推計2022年版（World Population Prospects；The 2022 Revision），2022

6) U.S. infant mortality rate hits all-time low, CDC reports 2020

7) ユニセフ：世界子供白書2023, 2023年4月 https://www.unicef.or.jp/sowc/pdf/UNICEF_SOWC_2023_table2.pdf（2025年1月22日アクセス）

8) Kiross GT, et al.: The Effect of maternal education on infant mortality in Ethiopia；a systematic review and meta-analysis, PLOS One 14（7）: e0220076, 2019

9) Kazeem Y：The most common destination for African migrants is neither Europe nor North America, Quartz, 28 March 2019 https://qz.com/africa/1582771/african-migrants-more-likely-to-move-in-africa-not-us-europe（2025年1月22日アクセス）

10) 国際連合：世界都市人口予測2018年版（World Urbanization Prospects2018），2018

11) GBD 2021 Fertility and Forecasting Collaborators：Global fertility in 204 countries and territories, 1950-2021, with forecasts to 2100；a comprehensive demographic analysis for the Global Burden of Disease Study 2021, Lancet 403（10440）: 2057-2209, 2024

12) Rosling H：TED Talks；Religions and babies, TED x Summit, April 2012

https://www.ted.com/talks/hans_rosling_religions_and_babies/transcript（2025 年 1 月 22 日アクセス）

13) Mack E：A quarter of Japanese adults under 40 are virgins, and the number is increasing, Forbes, 7 April 2019
https://www.forbes.com/sites/ericmack/2019/04/07/a-quarter-of-japanese-adults-under-40-are-virgins-and-the-number-is-increasing/?sh=56099a6b7e4d（2024 年 10 月 4 日アクセス）

14) ポール・R. エーリック著，宮川毅訳：人口爆弾，1974

15) 厚生労働省：令和 5 年（2023）人口動態統計（確定数）の概況，第 2 表-1，2024 年 9 月

16) 国立社会保障・人口問題研究所：日本の将来推計人口（平成 29 年推計），表 1-8（J），2017 年 4 月

17) 藤波匠：なぜ少子化は止められないのか，日経プレミアシリーズ，日経 BP，2023

18) 国立社会保障・人口問題研究所：2021 年社会保障・人口問題基本調査，2022 年 9 月
https://www.ipss.go.jp/ps-doukou/j/doukou16/JNFS16gaiyo.pdf（2025 年 1 月 22 日アクセス）

19) 柴田悠：子育て支援が日本を救う，勁草書房，2016

第 2 章

性意識と性行動

1. 男女の性差

1) 社会的側面

近年，わが国では女性の高学歴化の浸透と社会進出により，晩婚化が進み，独身志向が高まるなど，女性を取り巻く社会的環境は著しく変化している。また，男女雇用機会均等法の普及もあって，経済的にも自立が容易になり，女性の社会的地位は向上してきており，男性と女性の社会的な性差は縮められている。特に今日の社会は経済的発展が著しく，産業構造は三次産業の占める割合が増加して女性の活躍する場が多くなっている。そして人口は地方から都市へ集中し，集合住宅化と核家族化が進行して，男女の生き方や考え方，価値観も大きく変わってきている。

しかし，女性を解剖・生理学的な立場からみると，そこには男性との間に明確な違いのあることは事実であり，社会的に性差が縮小しているとはいえ，生物学的には歴然とした相違があることを否定することはできない。

2) 生物学的側面

性と生殖の立場から女性と男性の性差をみると，その違いは大きい（**表 2-1**）。女性は，生下時すでに一側の卵巣内に約 100 万個の卵子を保持している。しかし，その後は消費されるのみで新生されることはない。性染色体は X 染色体のみで，卵子は能動的に自ら動けない。思春期に初経を認め，その後月経周期を確立して性成熟期となり，その間に妊娠・出産・授乳をすることができる。性成熟期には卵巣ホルモンが活発に分泌されて女性の生理機能を調節している。しかし，これには限度があり，平均 50.5 歳で閉経して卵巣機能は停止する。

一方，男性では思春期以降，精子が産生されるが，これには X と Y 染色体とがあり，性を決定する重要な働きをもっている。精子は自ら運動能力を有し，終生産生され続けることがで

表 2-1　女と男の違い―性差

女性	男性
・月経周期をもつ ・妊娠することができる ・授乳することができる ・卵子は X 染色体のみである ・卵子は自ら動くことはない ・出生時に卵巣内に卵子を 200 万個有し，その後，新たに卵子をつくりだすことはない ・思春期頃より排卵が起こり，初めて受精可能な状態となる ・50 歳頃に閉経を迎え，妊娠することはない	・妊娠させることができる ・性を決定することができる ・精子は X と Y 染色体をもつ ・精子は自ら動くことができる ・精子は思春期頃よりつくられ始め，たとえ 80 歳になっても新たにつくられ続ける ・その数は億単位でつくられる

きる。

生殖には女性と男性が対等にかかわらなければ成立しない。それぞれの性が役割を果たして，次世代へと種族を継承することができるのである。

2. 性意識・性行動の変化

1) 太平洋戦争後の日本の変化

1945（昭和 20）年 8 月 15 日，わが国は太平洋戦争に敗れ，それを契機に新しい制度が次々と導入され，それらは政治・経済・社会面や国民の価値観に大きな影響を与えた。政治面では戦争を放棄して平和主義に徹し，男尊女卑から男女平等の考え方への移行が推進された。経済面では，敗戦からの復興を遂げ，高度経済成長期を迎え，一時は GNP（国民総生産）が世界第 2 位の経済大国になった（2024 年現在，アメリカ，中国，ドイツに次いで第 4 位）。社会面では産業構造が変化して核家族化が浸透し，多様な価値観が容認されるようになった（**表2-2**）。その一方で，功利主義的で自己中心的な考え方が横行し，個人の意思が何よりも尊重され，規範意識が低下してきた。

また，マスメディアの発達による情報化社会

表2-2　日本が終戦以降に変わったこと

```
政治面
 • 軍国主義から平和主義へ
 • 封建主義から民主主義へ
 • 男尊女卑から男女平等へ
経済面
 • 経済大国へ
      経済至上主義
      拝金主義の風潮
 • バブル経済の崩壊
社会面
 • 産業構造の変化
 • 価値観の多様化
 • 性の自由化：抑制から解放へ
 • 情報化時代：IT革命，情報過多
 • 女性の高学歴化
```

が到来し，IT革命により国際的に情報が共有されるようになった。そのなかで世界的な性に関する情報が，表現の自由や報道の自由のもとで無制限に氾濫し，わが国の性意識を大きく変えた。価値観が未形成である若年者は，それらの変化に大きく影響され，性意識が著しく変化した。以前は婚姻の有無で容認されていた性交の規範もなくなり，男女は婚姻に関係なく性交をするようになり，無防備な性行動によりさまざまな問題が派生している。

2）女性の社会意識の変化

　戦前，日本女性の平均寿命は49.6歳（1935年）で，女性の高等教育への道は閉ざされており，女性の職場は女工哀史を例とするように劣悪な労働条件であった。成人した女性は花嫁修業として家事を学び，結婚し，妊娠・出産・育児を行うことが，ごく一般的なライフスタイルとして広く認容されていた。

　戦後，女性の高等教育が普及し，現在では女子の大学進学率は男子を凌駕する勢いで，社会進出も著しく，就職して働くことは一般化した。男性と平等な条件で，総合職として仕事に従事する女性や専門職を目指す女性も増え，そこに自己実現を見いだす女性も増加している。そのため結婚・妊娠・出産が先送りされ，いつかは結婚する思いをもちつつそのまま年齢を重ねて，出産の機会を逸してしまう場合もある。

3）男女の地位の平等と職業に対する意識

　わが国の社会では根強い男性中心の歴史があり，長い間，女性は男性を支える存在で，個人の生き方よりも妻としての従属的生き方を選ばされてきた。女性のなかには男性に従属する生き方のほうが楽でよいとする意識をもつ者もいて，自己主張するよりも，相手の意見に同調する生き方のほうが素直で男性に好まれる，とする風潮は未だ残っている。

　一方，1945（昭和20）年12月の衆議院議員選挙法の改正により女性に参政権が与えられてからすでに80年が経過し，男女平等意識が定着してきている。特に女性の労働力率について20〜59歳でみると，1982（昭和57）年では50％台であったが，その後女性の社会進出は著しく，2012（平成24）年には67〜77％，2022（令和4）年には75〜87％に増加している（図2-1）[1]。そして女性雇用者の数をみると，1953（昭和28）年の467万人から2007（平成19）年には2,768万人，2022（令和4）年には3,096万人となり，雇用者全体に占める女性の割合は1953年の28.1％から2007年には41.4％，2022年には44.9％に増加している[2,3]。

　一般的に女性が職業をもつことに対する男女の意識は，2000（平成12）年以降大きく変化している。それまでは「こどもができたら職業をやめ，大きくなったら再び職業をもつ方がよい」が男女とも最も多かったが，「こどもができても，ずっと職業を続ける方がよい」が，男性は2000年から，女性は2002（平成14）年から最も多くなっており，2022（令和4）年には男性52.7％，女性61.3％となった。また，「夫は外で働き，妻は家庭を守るべきである」という意識も，2002年に全体で反対が賛成を上回り，女性の反対は53.8％，次いで男性の賛成49.8％，男性の反対43.3％，女性の賛成41.3％の順になり，2022年では全体で反対64.3％になった[4]。しかし，諸外国に比較すると女性の社会進出は未だ低く，2019（令和元）年版の「男女共同参画白書」における研究者に占める女性の割合は，最も高いアイスランドが47.2％，

16　第2章　性意識と性行動

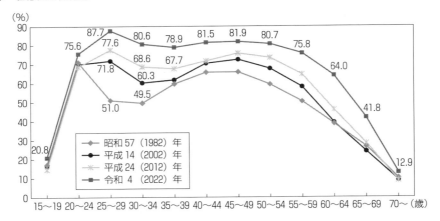

(備考) 1. 総務省「労働力調査（基本集計）」より作成。
　　　 2. 労働力人口比率は，「労働力人口（就業者＋完全失業者）」／「15歳以上人口」×100。

図 2-1　女性の年齢階級別労働力人口比率の推移
（内閣府男女共同参画局：令和5年版男女共同参画白書，p.10, 特-3図, 2023）

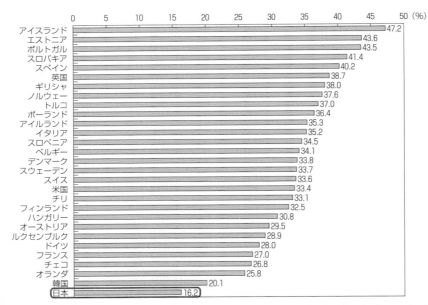

(備考) 1. 総務省「科学技術研究調査」（平成30年），OECD "Main Science and Technology Indicators"，米国国立科学財団（National Science Foundation：NSF）"Science and Engineering Indicators 2018" より作成。
　　　 2. 日本の数値は，平成30（2018）年3月31日現在の値。トルコ，チェコ及び韓国は平成29（2017）年値，アイスランド，エストニア，ポルトガル，スロバキア，スペイン，英国，ノルウェー，ポーランド，イタリア，スロベニア，チリ，フィンランド，ハンガリー及びオランダは平成28（2016）年値，その他の国は，平成27（2015）年値。推定値及び暫定値を含む。
　　　 3. 米国の数値は，雇用されている科学者（Scientists）における女性の割合（人文科学の一部及び社会科学を含む）。技術者（Engineers）を含んだ場合，全体に占める女性科学者・技術者の割合は28.4%。

図 2-2　研究者に占める女性の割合の国際比較
（内閣府男女共同参画局：令和元年版男女共同参画白書，p.36, I-特-25図, 2019）

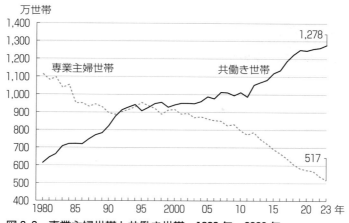

図 2-3　専業主婦世帯と共働き世帯　1980 年〜2023 年
(労働政策研究・研修機構：統計情報，早わかり　グラフでみる長期統計，図 12　専業主婦世帯と共働き世帯，2024)

次いでエストニア 43.6％，ポルトガル 43.5％であるのに比べ，日本は 29 位の 16.2％である。なお，2013（平成 25）年の 14.0％（31 位）よりは増加してきている（**図 2-2**）[5]。

1980（昭和 55）年以降，共働き世帯が年々増加し，1997（平成 9）年以降は片働き世帯を上回っている。2000（平成 12）年は片働き世帯 916 万世帯・共働き世帯 942 万世帯，2005（平成 17）年は片働き世帯 863 万世帯・共働き世帯 988 万世帯，2023（令和 5）年は片働き世帯 517 万世帯・共働き世帯 1278 万世帯となり，共働き世帯が著しく増加している（**図 2-3**）[6]。

総務省統計局の「社会生活基本調査」によれば，6 歳未満児のいる夫婦の家事関連に費やす時間は，2001（平成 13）年では夫 48 分・妻 7 時間 41 分，2021（令和 3）年では夫 1 時間 54 分・妻 7 時間 28 分であり，夫の時間は約 2 倍に増加しているものの，家事関連の負担は依然として妻に集中している状況がある[7]。また，欧米諸国と比較すると，妻は有償労働が 2 番目に長く，夫の有償労働は世界で最も長い。無償労働（家事など）はとくに男性で最も短く，女性も各国より必ずしも長いわけではないが，有償労働の長さのため合計の労働時間は米国に次ぐ長さとなっている（**図 2-4**）[8]。

2004（平成 16）年 11 月の内閣府による「男女共同参画社会に関する世論調査」[9] によると，女性が女性自身について望ましいと思う姿は，「仕事と家庭生活・地域活動を両立」が最も多く 36.8％であるが，現状の姿としては 19.6％と少なく，「家庭生活・地域活動を優先している」ものが 44.8％であり，「仕事と家庭生活・地域生活の両立」を希望しても現実ではどちらかを優先せざるを得なく，望ましい姿と現実との間に大きなギャップがある。

3. 若者の性意識と性行動

1）性の情報源

若者の性の情報源は，コミック，雑誌，インターネットやソーシャルメディア，友人などが多く，興味本位で煽情的な快楽を中心とした情報を仲間同士で交換している状況がある。著者らの 2004（平成 16）年の調査では，中学生は「マスメディアから」が男子 80.4％・女子 87.6％，「友人から」が男子 58.7％・女子 62.5％，「両親から」が男子 23.9％・女子 25.0％で，「教師から」はわずか男子 6.5％，女子 3.2％であった。2024（令和 6）年の同調査では，男子・女子合わせての数になるが，「友達・先輩」62.9％，「インターネット」33.9％，「本・雑誌・漫画」

18　第2章　性意識と性行動

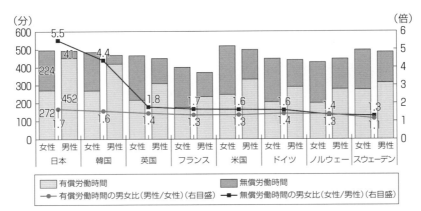

（備考）1. OECD "Balancing paid work, unpaid work and leisure（2021）" より作成。
2. 有償労働は，「paid work or study」に該当する生活時間，無償労働は「unpaid work」に該当する生活時間。
3. 「有償労働」は，「有償労働（すべての仕事）」，「通勤・通学」，「授業や講義・学校での活動等」，「調査・宿題」，「求職活動」，「その他の有償労働・学業関連行動」の時間の合計。「無償労働」は，「日常の家事」，「買い物」，「世帯員のケア」，「非世帯員のケア」，「ボランティア活動」，「家事関連活動のための移動」，「その他の無償労働」の時間の合計。
4. 日本は平成28（2016）年，韓国は平成26（2014）年，英国は平成26（2014）年，フランスは平成21（2009）年，米国は令和元（2019）年，ドイツは平成24（2012）年，ノルウェーは平成22（2010）年，スウェーデンは平成22（2010）年の数値。

図2-4　男女別に見た生活時間（週全体平均）（1日当たり，国際比較）
（内閣府男女共同参画局：令和5年版男女共同参画白書，p.15，特-10図，2023）

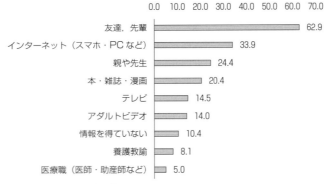

図2-5　中学生の性の情報源（2024年）
（齋藤益子，2024年7月調査）

20.4％であった（**図2-5**）。また，「それらの情報は役立ったか」では，「役立たなかった」と67.2％が答えている。

　また，高校生の性情報の入手法は，2003（平成15）年では「友達・先輩」66.7％，「本・雑誌・漫画」57.7％，「テレビ」39.7％などの順で[10]，2024年では，「友達・先輩」68.1％，続いて「インターネット」は24.3％から36.7％と高くなり，「親や先生」26.2％，「本・雑誌・漫画」22.4％の順で，「養護教諭」は14.1％から8.6％に低下し，「医療職（医師・助産師など）」は2.6％から5.7％に増加していた（**図2-6**）。

2）性交に対する意識

　著者らの調査では，高校生の性交に対する意識（**図2-7，2-8**）は，男子では1997（平成9）年は「してもよい」32.0％，「好きな人ならよい」37.0％と，69％が容認している。2024（令和6）年では，それぞれ31.5％，20.2％で51.7％と容認率は低下し，「しない方がよい」

3. 若者の性意識と性行動　19

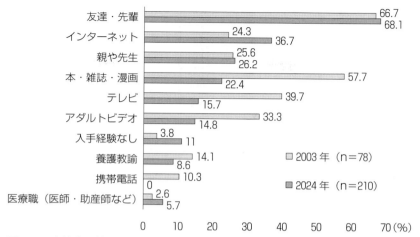

図2-6　高校生の性に関する情報源（2003年・2024年比較）
〔齋藤益子，根子寿枝，木村好秀：高校生の購読頻度が高い雑誌の性情報と彼らがそれに期待する内容．思春期学 24（2）：345-351, 2006 および齋藤益子，2024年7月調査より作成〕

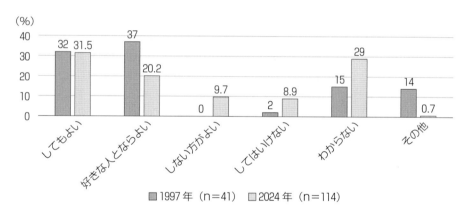

図2-7　男子の性交容認度（1997年・2024年比較）
〔齋藤益子，木村好秀：高校生の性意識と性行動に関する実態　都内某公立高校における調査成績．思春期学 17（2）：268-274, 1999 および齋藤益子，2024年7月調査より作成〕

9.7％，「してはいけない」8.9％，「わからない」が29％と増加している。女子では1997年は「してもよい」17％，「好きな人とならよい」62％で，容認率は79％であったが，2024年ではそれぞれ14.4％，26.7％で，41.1％と低下している。性交を肯定する者は，1997年の調査時よりも2024年時の調査で減少傾向にある[11]。

3）性行動の実態

日本性教育協会の調査[12]によると，中学生の性交経験率は1987（昭和62）年の調査開始以来，常に5％を下回っている。高校生の性交経験率は，男女とも1970年代から80年代初頭まではほぼ横ばいであったが，男子は1981（昭和56）年から2005（平成17）年にかけて，女子は1987（昭和62）年から2005年にかけて大きく上昇してきた。それ以降は男女ともに経験率の低下がみられるが，2005年以降，女子の経験率のほうが男子よりも高い状態が続いている。2017（平成29）年時点では男女ともに2割を下回っており，低下傾向がみられ，2023（令和5）年ではさらに低下している。大学生

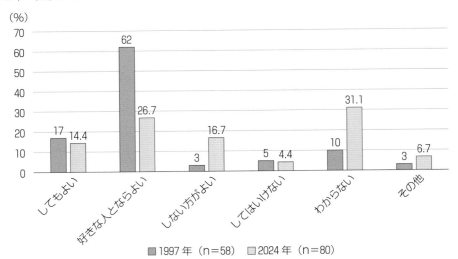

図2-8　女子の性交容認度（1997年・2024年比較）
〔齋藤益子，木村好秀：高校生の性意識と性行動に関する実態　都内某公立高校における調査成績．思春期学 17（2）：268-274, 1999 および齋藤益子，2024年7月調査より作成〕

の性交経験率は，1974（昭和49）年時点において男子で約23％，女子で約11％であったが1980年代，1990年代を通して上昇し続けてきた。経験率のピークは男女とも2005年で，男子は約63％，女子は約62％と性差が縮小し，男女差はほぼなくなっている。その後は2011（平成23）年にかけて経験率が男子で約9ポイント，女子で約16ポイントも低下し，2017（平成29）年にかけてはさらに男子で約7ポイント，女子で約9ポイント低下している。2023年の第9回調査結果では，男女ともに経験率はやや上昇しているが，10ポイントの性差は維持されている。

2023年に日本家族計画協会が行った「第9回男女の生活と意識に関する調査報告書」[13]によると，最初に性交を経験した年齢は，14歳以下は4.2％，15〜17歳は30.4％，18〜20歳は41.5％で，8割弱が20歳以下で経験していた。性交のきっかけは「愛していたから」が51.3％，「遊びや好奇心から」が20.7％で，初交年齢が若いほど「愛していたから」が多くなっていた。避妊については，「いつも避妊している」が32.8％に過ぎず，「避妊をしたり，しなかったり」が15.8％，「避妊はしない」が19％であった。

性に関しては，理性では理解していても感情に基づいて行動してしまうことがしばしばある。そのため，避妊も事前に方策をとらず事後処理的になってしまうことが多く，著者らの調査[16]でも「危ないと思ったが感情に任せた」は10代56.3％，20代46.1％，30代27.0％と，10代が著しく高く，性衝動の高まりを感情のままに性行為に移していることがうかがえる。

その結果，妊娠を恐れて緊急ピルを求めることや，予期しない妊娠により人工妊娠中絶を選択することになる。また，無防備な性交による性感染症（STI；sexually-transmitted infections），特にクラミジア感染症は10代に最も多くみられ，昨今は梅毒も若い女性に増加して[14]，大きな問題になっている。症状の乏しい性感染症は，感染していることを自覚しないまま，複数の性交相手との多様な性行動により次々と罹患者を増加させる問題があり，性交の開始に伴い性感染症予防教育を進めていく必要がある。

4）人工妊娠中絶と避妊に対する意識

人工妊娠中絶はこれまで増加傾向にあり社会

3. 若者の性意識と性行動　　21

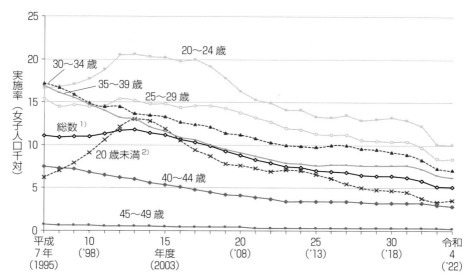

図 2-9　年齢階級別にみた人工妊娠中絶実施率（女子人口千対）の年次推移
（厚生労働省：令和4年度衛生行政報告例の概況，p.9, 図9, 2023）

問題になっていたが，昨今減少傾向がみられる。2001（平成13）年の10代の人工妊娠中絶件数は46,511件で全中絶件数の13.6％であったが，その後は減少傾向がみられ，2004（平成16）年には34,745件で10.5/人口千対，2009（平成21）年21,535件で7.3/人口千対，2018（平成30）年13,588件で4.7/人口千対で，2022（令和4）年は9,569件で3.6/人口千対となっている（図2-9）[15]。

2022（令和4）年度の人工妊娠中絶件数は総数が122,725件で，前年度に比べ3,449件（2.7％）減少している。「20歳未満」について年齢別でみると，「19歳」が4,620件と最も多く，次いで「18歳」が2,442件となっている。人工妊娠中絶実施率（女子人口千対）は5.1となっており，年齢階級別にみると，「20～24歳」が10.0，「25～29歳」が8.4となっている。「20歳未満」についてみると，「19歳」が8.3，

「18歳」が4.4となっている[15]。

「第9回男女の生活と意識に関する調査報告書」によると，避妊することやその方法についてパートナーと「よく相談している」44.0％，「あまり相談していない」32.9％，「全く相談していない」20.4％で，半数以上が相談していなかった。初めてのセックスのときに「避妊した」は76.5％で，16～19歳では50％と低率であった。そのときに避妊した者の避妊法は「コンドーム」が97.1％と圧倒的に多かった。「避妊しなかった」は14.1％で，避妊しなかった理由は，「避妊具がなかった」30％，「妊娠しないと思った」16.7％，「避妊についてよく知らなかった」13.1％，「避妊を言い出せなかった」11.1％などであり，避妊に関する知識不足がうかがえ，無防備な状態で性行動が先行していることがわかる[13]。

避妊法としては，全体でみると「コンドー

ム」87.7％，「腟外射精法」13.5％，「ピルなど
の女性ホルモン剤」11.6％であり，確実な避妊
が行われているとはいいがたい状況である[13]。

4. 婚外性交

婚姻が制度上みられるようになったのは孝徳
天皇の時代で，中大兄皇子による「大化の改
新」（645年）が行われて種々の規定が設けら
れた時代にさかのぼる。また，文武天皇の時代
には「大宝律令」（701年）が制定されて，婚
礼の儀が明らかにされたといわれている。

a. 平安時代

平安時代には一部の限られた範囲のなかでは
自由な恋愛が行われており，その結果として歌
集や物語を著す多くの才女が世に出たことが知
られている。しかし，平安時代末期の戦乱の世
になると，強者によって人妻や娘が奪われ，強
い者が女性を自由にする風習が出てきた。静御
前の哀話はこの時代を象徴しているものである
といえよう。

b. 鎌倉時代

わが国ではその長い歴史のなかで，女性は家
庭に入り，主婦として妊娠・出産・育児と，子
どもの成長を楽しみにして生活していくことが
一般的であった。そして，昔から伝統的に男性
の放蕩には寛大で，女性には貞節を強く求める
風習があった。それらが制度化されたのがこの
時代といえよう。すなわち，鎌倉時代になると
父権社会が確立し，それに伴う制度も改正され
て，「貞永式目（御成敗式目）」（1232年）で
は姦通に対する厳しい規定が設けられ，貞操感
にも変化がみられている。

c. 江戸時代

江戸時代には姦通，すなわち人妻が夫以外の
男性と性的関係をもつという例が多かったとい
われている。それは当時の結婚が親の命令によ
るもので，夫婦間の愛情が薄かったからであろ
う。

やがて姦通の刑罰が制度化され，1655（明暦
元）年に幕府は江戸中に定（江戸市中法度）を
交付し，他人の妻と通じた男はその場で殺して
もよいとされ，女も同罪という重いものであっ
た。その後，1742（寛保2）年の「御定書百
箇条」によると，密通した妻と相手の男は死罪
で，夫の報復権も認められており，現場を見つ
けしだい密通の妻と間男を殺しても夫は無罪と
なっている。しかし，姦通は死罪と決まってい
たが，実際には刑が執行された例は少なかった
という。それは金を払って示談にもちこむこと
ができたからである。

d. 明治時代とそれ以降

わが国では，近代国家が成立してから法律に
姦通罪が規定（1880年）され，一方的に女性
が不利な立場に立たされ処罰されてきた。しか
し，第二次世界大戦後，わが国でも新憲法によ
る夫婦同権と男女平等を基礎にし，姦通罪は削
除されるに至った。そして男女とも罰さない不
罰主義を採用したのである。

e. 今日の性の諸問題

●**夫婦の性**：現在，わが国では男性，ときには
女性の単身赴任が日常的に行われており，本
来，共同生活を営む夫婦がそれぞれ別れて生
活することが強いられることがある。また，
女性の高学歴化に伴う活発な社会進出により
有職率が増え，多くの異性との出会いが増加
し，従来とは異なった男女関係が生まれるこ
ともある。本来，性は自由や自発性を妨げる
ものであってはならないはずのもので，たと
え夫婦といえども性を束縛し合うことは，性
的自由を損ねる行為であるといえる。しか
し，愛情や信頼で結ばれている夫婦であれ
ば，夫婦の自由意志により性を束縛し合いた
いと望むのもまた無理からぬところである。
しかし性の問題は，あくまでも当事者の自主
性に任されて然るべきで，これに他人が介入
するのは，プライバシーの侵害であると思わ
れる。

●**未婚者の性**：「第9回男女の生活と意識に関
する調査報告書」によると，現在の性交渉す
る相手は，「配偶者」53％，「決まった交際相
手」19.9％，「それ以外」4.8％で，「性交相手

表2-3 平均初婚年齢

年	夫（歳）	妻（歳）
2000（平成 12）	28.8	27.0
2005（平成 17）	29.8	28.0
2010（平成 22）	30.5	28.8
2019（平成 31／令和 1）	31.2	29.6
2022（令和 4）	31.1	29.7

〔政府統計の総合窓口（e-Stat）：人口動態調査 人口動態統計 確定数 婚姻，表 9-12 都道府県別にみた年次別夫妻の平均初婚年齢より抜粋〕

はいない」は 22.6％であった。また，「配偶者以外で決まった交際相手がいて性生活をしている者」は 19.9％とあることから，未婚者に対しても適切な避妊指導が必要と考えられる。

一方，平均初婚年齢は年々高くなっており（**表 2-3**）[16]，結婚に対する意識について，「結婚意思あり」は 20 代女性で 64.6％であるが，30 代女性になると 46.4％と半数以下となる[17]。出生数が減少している状況から，結婚・妊娠を選択できる社会的環境の整備が望まれる。

5. 性の商品化

1）性情報の氾濫

現在のわが国では，性情報が氾濫している。スマートフォンではいつでもどこでもヘアヌードやアダルト動画がみられ，繁華街には風俗営業の店が多数あって，性に関するタブーは少なくなり，性的刺激が非常に多い。法的には 1957（昭和 32）年施行の売春防止法で売春は禁止されているはずであるが，実際にはいつでも商品として自由に性を楽しむことが可能なのが実態である。

2）性の考え方

本来，性は神聖なものであり，この世の生産力の象徴として尊重されていた。戦後のわが国

の大きな変化の 1 つに言論の自由があるが，1970 年アメリカのジョンソン大統領の諮問機関である「猥褻とポルノグラフィーに関する委員会」は，次のような報告書を提出している。すなわち「性を描いた本や映画などをみても，それが犯罪，非行，性または性以外の異常行為，高度の情緒不安など社会的個人的な悪影響を生じる原因となるという証拠は見当たらない」とし，成人に対するポルノの販売，陳列，配布の禁止に関する法律は，すべて撤廃すべきだと提言した。

確かに言論の自由が制限されたり抑制されたりすることには問題があるが，ここで問題になるのは，これらの出版物がもっぱら女性の性器を中心にした出版物で，女性の人格を無視した男性の性的欲望を満たすための独善的な性器露出文化であることである。もともと「商品」とは，人が使用するために一定の品物をつくり，その品物の有する価値を金額に換えて売ることができるものである。本来，人間は「商品」ではないはずであるが，昔から人が商品とされてきた歴史があることは否めない。一方，女性が自らを商品化するようにもなっている。自分を商品化して不特定多数との性交を経験することが，将来の自分の妊孕性を損なうことや性感染症罹患のリスクなどの問題があることを教育する必要がある。

3）性の商品化の歴史

売春は女性の最初の職業ともいわれ，広く世界各国いたるところでみられ，今日まで途切れることなく続いている。

平安時代に平安京（京都）では，市が開かれ，そこは品物を物々交換するだけでなく，性を売る場でもあったという。平安時代の「大和物語」には，男たちが市に出かけ人妻と性行為を楽しんだことが紹介されており，人妻たちはその代価として，布や食料品などを受け取ったというのである。そして，興味あることには，当時の価値観では品物には持ち主の魂が宿っているが，ひとたび市に出されると，その他人の

24 第2章 性意識と性行動

魂が祓われ品物が浄められると考えられた。人妻もまったく同じで，市では人妻に宿っていた夫の魂が祓い清められ，人妻も独身の女と変わりがなくなると考えられた。そこで人妻たちは何の罪悪感もなく男たちと性を楽しんだという。そして，室町時代には遊女屋を扱う役所が設けられ，税金を徴収するようになったという記録が残されている。ここに，幕府が公的に売春を認めることになり，これは公娼制度となって広く認められ，その後わが国では長い歴史を保ってきた。

4）売春防止法の成立と現況

第二次世界大戦後の 1956（昭和 31）年に売春防止法が制定され，売春は法律で禁止されるようになった。しかし性に関する問題は，取り締まられるようになると裏や陰に隠れてしまい，手をかえ品をかえ横行しているのが実状である。ここに望まない妊娠，人工妊娠中絶，性感染症，特に梅毒，クラミジア，淋菌，HPV（ヒトパピローマウイルス），HIV（ヒト免疫不全ウイルス）感染など，さまざまな問題を派生させている。

現在，性に関する情報はさまざまな手段で容易に入手できる。特に SNS では個人的な情報の発信ができるようになり，性交経験を自慢する女子生徒の書き込みを見た男子生徒が「僕にもさせて」と発信して，中学校で大きな問題になり，慌てて性感染症に関する講義が計画されることもある。これらの情報の多くは興味本位で煽情的なものが多く，未成熟な青少年への悪影響は計り知れない。愛情のない自己の性的欲望のための性行為は，レイプまがいのものとなりかねない。昨今，女子中・高校生が援助交際（パパ活）と称して，成人男性と金銭を媒介にして時間を共に過ごし，ときには性交渉に至る風潮がみられ，性の商品化は見えないところでエスカレートしていると考えられる。

5）援助交際で得るものと失うもの

援助交際は，援助をしてもらう交際ととらえ

ることで売春という意識が乏しく，最近ではインターネットの普及により出会い系サイトへのアクセスが容易となって，手軽に援助交際ができる環境にある。援助交際により，比較的短い時間で多額の金銭や高価な品物を入手できる。本人は孤独感から一時的に解放されたり，賞賛欲求が満たされたりするかもしれない。しかし，人間としてのプライド，自分の身体や性器のかけがえのなさ，将来のセックスへの期待感や男性への信頼感を失うことになり，さらには妊娠，性感染症のリスクにさらされ，ときには麻薬，望まぬ売春の強要などにより身の破滅につながることにもなりかねない。

6）メディアリテラシー

今日，SNS やインターネットから簡単に得られる情報には，さまざまな媒体を通して性を専ら快楽としてとらえているものが多く，未だ性の価値観が形成されていない若者の性行動に大きな刺激を与え，悪影響を及ぼしている。そこで，メディアから溢れる情報に対して，主体的かつ批判的に受け止め，読みこなし，活用する能力が求められる。それをメディアリテラシーと呼んでいる。そのためには，日頃から読書に親しみ，知性を高め，科学的な知識や合理的な思考を身につけ，ものごとの正誤，善悪，良否を判断するために情報を鵜呑みにせず批判的に臨むことが必要である。

現在はテレビやインターネットなどの映像・ビジュアル情報が圧倒的に多く，受身で動画などをみるため，中・高生の読書習慣が乏しくなっている。研究によると，読書は脳の「前頭前野」を活性化するため，注意力が増し，情緒が豊かになることが明らかになっている。

国立青少年教育振興機構青少年教育研究センターの報告によると，小・中・高での読書，は子どもの「自己理解力」「批判的思考力」「主体的行動力」に大きな影響を及ぼすとされ，読書に親しむことの重要性を認識させる必要がある[18]。

6. セックスレス

2006年に世界26か国で行われた、"Durex Sexual Wellbeing Global Survey 07/08"（性の健康に関する実態調査）によれば、1年間の成人1人のセックスの回数はギリシャが164回で最も多く、次いでブラジル145回、ロシアとポーランドが143回などの順で、日本は48回で最下位であった[19]。日本人はセックスの回数が少ない民族であることを示している。

そもそもセックスレスは、sexless marriage（性生活のない結婚）として1974年レメレが、そして1977年マルチンらによって「セックスがなくても楽しい生活ができるはず」のように、初めは肯定的に用いられていたという。

a. セックスレスの定義

セックスレスについては、現在なお国際的に明確な定義がなされているわけではない。わが国では、1991（平成3）年第11回日本性科学会学術集会で精神神経科医の阿部輝夫によって初めて報告されている。「特殊な事情がないにもかかわらず、カップルの合意した性交あるいはセクシャル・コンタクトが1か月以上なく、その後も長期にわたることが予想される場合」と定義されている。

阿部は、セクシャル・コンタクトとしてキスや抱擁、性器への愛撫、オーラルセックス、裸での同衾（共寝）などをあげている。また、お互いに暗黙の了解があれば、手をつなぐだけでもセクシャル・コンタクトとみなされる。セックスレスの原因疾患となりうるものは、性的な事柄すべてに拒絶的な性嫌悪症、性交痛のためセックスを拒否する性交疼痛症、腟けいれん、不安神経症や恐怖症などである。セックスレスの分類には、勃起障害、性交疼痛症、性的回避などにより「したくてもできない」ものと、2人の合意や飽きたからなどの理由で「しなくてもよい」ものがある[20]。

b. セックスレスの実態

「第7回男女の生活と意識に関する調査」[21]では、「最近1か月間に性交渉のない者」49.3％（男性48.3％・女性50.1％）、「最近1か月間に夫婦間で性交渉のない者」44.6％、「40〜44歳の夫婦で性交渉のない者」（女性65.3％・男性37.7％）、「45〜49歳の夫婦で性交

> **note** 吾唯知足——物質文明至上主義から精神文明重視への転換
>
> 昨今のさまざまな社会現象からは拝金主義への偏りが見て取れる。長時間の労働をしなくても大金を得られる援助交際、短時間で高額な報酬が得られるとの謳い文句に誘われて犯罪行為に加担することになる闇バイトなどは、いずれも金銭という物質的な価値のために、自分や他者の人間性を尊重するという精神性を犠牲にするものである。
>
> こうした行動は、その人の欲深さといった単純なものではなく、周囲の環境への不適応感、孤独感、賞賛獲得欲求、流行への同調、依存症などが背景にある場合も多い。
>
> これらの社会現象には、戦後に顕著になってきた物質文明至上主義が関わっているように思えてならない。この数十年で私たちの生活は格段に豊満さを増し、装飾的になったが、今や生活様式の簡素化を含めて問い直し、精神的な豊かさについて考えるべきであろう。
>
>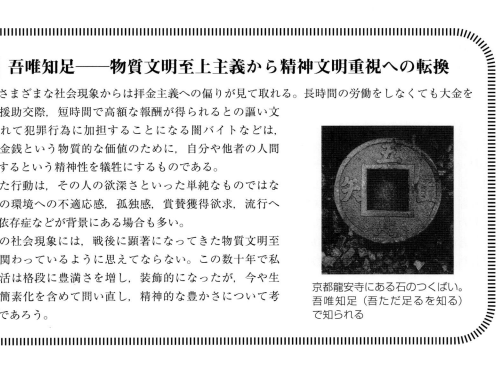
>
> 京都龍安寺にある石のつくばい。吾唯知足（吾ただ足るを知る）で知られる

渉のない者」（女性 56.8 ％・男性 38.8 ％）で
あった。また，「第 9 回男女の生活と意識に関
する調査」では，夫婦に限定はしていないが，
「この 1 か月間にセックスをした者」48.9 ％，
「セックスをしなかった者」49.5 ％と，ほぼ半
数ずつであった。セックスに積極的になれない
理由は，男性では「相手が応じてくれない」が
女性より高く，女性では「面倒くさい」「仕事
で疲れている」が多かった[13]。

c. セックスレスとペア形成

男性性・女性性の発達は，幼児期の成育環境
のなかで親から抱かれたり，愛撫を受けたりす
る経験などの周りからの影響がある。女性の性
嫌悪，腟けいれんなどは，その女性の発育環境
や性被害体験などから形成されてくるといわれ
る。

また，幼児・小児期を通じての母親と子ども
とのペア形成は，後年の男女のペア形成の前段
階ともとることができ，成熟してからのペア形
成は「性」を仲立ちとして発達するという。そ
して，性を媒介としたペア形成の意識は，人生
の高揚，生き甲斐，社会への奉仕感を抱かせる
ことになるとされている。しかし，このペア形
成は，生きていくために絶対に必要なものでは
なく，現在ではペア形成していない多くの人が
存在するのも事実である。

d. セックスレスの原因

セックスレスの原因は，さまざまなものが考
えられる（**表 2-4**）。

阿部は，7 年間の精神神経科受診者における
セックスレスの原因として，カップルでは未完
成婚（勃起障害，性的回避，アセクシャル，早
漏，性知識不足などによるもの）が 74 ％，勃
起障害（勃起不全，性的回避，夫婦間葛藤によ
るもの）が 25.5 ％であったと報告している。ま
た，男性単身受診者の大部分は勃起障害が主訴
であり，女性単身受診者の約半数は夫側の問題
であったという[20]。

なお，精神医学領域で最も普及した診断基準
であるアメリカ精神医学会の「精神障害の診
断・統計マニュアル」（略称 DSM-5-TR）で

表 2-4　セックスレスの原因

1. 結婚初期の失敗など，直接的な原因によるもの
2. 生活上の具体的な原因によるもの
3. 性交拒否によるもの
4. 特にはっきりした原因がなく，新婚 1〜2 週間で全く試みようとせず，その後もほとんど同じ状況にあるもの
5. やむをえぬ原因によるもの（例えば長期入院や単身赴任など）

は，性機能不全群として射精遅延，勃起障害，
女性オルガズム症，女性の性的関心・興奮障
害，性器-骨盤痛・挿入障害，男性の性欲低下
症，早漏などが挙げられている[22]。これらが
セックスレスの原因になると考えられている。

7. マイノリティの性

これまで「普通」「当たり前」とされてきた
性のあり方とは異なって生きる人々は，家庭，
学校，職場，地域そして医療の場において偏見
や差別，ときに暴力を経験しながら生きてき
た。「マイノリティの性」は，単に数が少ない
という意味だけでなく，偏見や差別の対象とさ
れ，社会的に不利な立場におかれているという
意味で用いられている。

今日では性に関する価値観・考え方は大きく
変化しており，以前は異常とみなされていた性
指向や性行動が人権の 1 つとして重要な要素に
なり，当たり前のこととして広く容認されてい
る。

1）生と性をめぐる 4 つの軸

性をめぐる考え方として 4 つの軸がある。①
生 ま れ つ き の 身 体 の 性（sex assigned at
birth），②性自認（gender identity），③性的
指向（sexual orientation），④性表現（gender
expression）の 4 つである。1 人ひとりの個人
は，これらの軸の組み合わせから成り立ってい
る。大多数の人々は，①②④が一致しており，
③が異性愛である。

一方，生まれつきの身体の性が男女のいずれ
とも判断されない人，性自認が異なる人，性的

指向が同性愛や両性愛の人もいる。これらの人々は「性的マイノリティ」や「LGBTI」「LGBTQ＋」と呼ばれて，国や地域，年代を問わず，人口の3〜10％いると考えられている。

SO（性的指向：どんな性別の人を好きになるか）とGI（性自認：自分をどんな性だと認識しているか）は，すべての人がもつ属性で，SOGI（ソジ/ソギ）と読む。

以下にL，G，B，T，I，Q，＋それぞれについて説明する。

L　Lesbian；性自認が女性で，同性に魅かれる人

G　Gay；性自認が男性で，同性に魅かれる人

B　Bisexual；魅かれる人の性別が，男性のことも女性のこともある

T　Transgender；生まれつきの身体の性と性自認が異なる人

I　Intersex；染色体やホルモン・生殖器管などにより判断される生まれつきの身体の性が，男女いずれとも判断されない人

Q　Questioning/Queer；自分の性のあり方がわからない，決めていない人

＋　プラス；多様な性で，LGBTQにカテゴライズされない人

2）同性愛（homosexuality）

同性愛（L，G）とは，異性愛や両性愛と並ぶ性的指向の1つで，性の対象として自分と同性を求め合うものである。性的指向は人間のあり方を構成するさまざまな要素の1つで幼少期に確立される。わが国では誤った報道などから性的倒錯や変態というイメージが定着していた。今日では同性愛の性的指向・行為とも正常であると考えられている。2004（平成16）年2月にはサンフランシスコ市が全米で初めて同性カップルに結婚証明書を発行し，15組以上が受領した。性的指向を変容させる試みは非科学的で不当であり，同性愛嫌悪は他の偏見と同様に生き方の多様性の抑圧であると考えられている。昨今では，性指向を隠蔽することなく，自分らしく生きようとしている人が増加してお

り，周囲の理解も進んできている。

専門職としては，「なぜ」の解明ではなく，性的指向の存在を理解し，同性愛者が孤立し傷つきやすく社会的権利が侵害されやすい存在であること，その人たちへの社会的資源が慢性的に不足していることを理解する必要がある。また，関連団体の連絡先・場所を知り，仲間との出会いに「癒し」の効果があることを理解して，支援につなげることが求められている。

3）性別不合・性別違和（性同一性障害）

肉体上の性と精神上の性別は一致しているのが当然だと考えられがちだが，一致しない場合がある。「肉体的には完全な女性（男性）であるのに，精神的には自分は男性（女性）で間違っているのは肉体のほうであると信じている状態」を従来，国際疾病分類（ICD-10）や，アメリカ精神医学会によるDSM-Ⅳ-TRでは性同一性障害（gender identity disorder）という精神疾患として扱ってきた。しかし，性に関するとらえ方や価値観が多様化してきた昨今，性同一性障害を精神疾患とみなすことに疑義が呈されるようになった。それを受けて，2013年のDSM-5以降は性別違和へと名称が変更され（最新版であるDSM-5-TRでも同様），指定されたジェンダーと体験・表出するジェンダーの不一致による苦痛に焦点をあてるものとなった。2019年に発表されたICD-11でも，性別不合（gender incongruence）として，精神疾患の範疇から除外されている。法律上は現在でも性同一性障害という語が用いられているが，GID（性同一性障害）学会が日本GI（性別不合）学会に名称を変更したように，社会的にも今後移行が進むものと思われる。

今日では精神的な性に合わせて性転換手術も行われるようになり，1998（平成10）年10月，埼玉医大総合医療センターで第1例目の性転換手術が行われた。2004（平成16）年7月には性同一性障害特例法が施行され，2024年現在，2人以上の医師が性同一性障害と診断している人で，18歳以上，現在結婚していない，

未成年の子どもがいない，生殖能力がない，変更後の性別の性器部分に近似する外観を備えているという条件が整えば，性別変更が可能となっている。生殖能力の欠如，性器の外観の変更など身体的損傷を求める条件については，個人の身体への侵襲を伴うものであり現在も検討が続いている。

8. 障害者の性

身体的・経済的に自立していない障害者の性について，認められてこなかった経緯がある。子どもをもつことや快楽・コミュニケーションのための性を求めることは，障害の有無には関係ないはずであるが，偏見があり認められてこなかった。昨今ではノーマライゼーションの考え方に基づき，障害の有無にかかわらずすべての人が地域で普通に生きていける社会の構築を目指すようになり，妊孕性も含めて障害者の性も認められてきている。

a. 障害者の性に関するノーマライゼーションの考え方

1950年代にノーマライゼーションを提唱したデンマークのバンク・ミケルセンは，法の下における平等を強調し，知的発達障害者の性と結婚の問題が重要な要素であるとした。1978年，ウィンフレッド・ケンプトンは，ノーマライゼーションの目指す具体的な目標の1つとして「男女両性のある世界で暮らすこと」を挙げ，性に関する基本を示している（**表2-5**）[23]。

b. 性のボランティア

オランダでは1982年に性のボランティア制度が設立され，障害者の性の悩みを心身両面から支援することを目的に，自治体が費用を補助し実際にセックスサービスまで行っている。当時，性のサービスをするボランティアは女性12名，男性3名がいて，男性の1人はゲイの障害者のためのボランティアだという。利用者は1995年には1,300人いて95％は男性障害者だった。サービス内容は性交，自慰の手伝いなどで，料金は邦貨に換算すると約1万円だとい

表2-5　知的発達障害者の性に関する基本

> 1) 地域社会の人たちと交流をもつために，性の社会的側面，行動に関する訓練を受ける権利
> 2) 理解し得る限り，性に関する知識を得る権利
> 3) 異性と性的に満たされることを含めて，愛し愛されることを享受する権利
> 4) 障害のない人たちに容認されている性の衝動を表現する機会をもつ権利
> 5) 障害者のニーズに応じた受胎調節のサービスを受ける権利
> 6) 結婚する権利
> 7) 自分の子どもを産むべきかどうかの議論に発言する権利
> 8) これらの諸権利を必要に応じて可能な限りとり入れたサービスを受ける権利

〔Kempton W：Sex education for the mentally handicapped. Sexuality and Disability 1（2）：137-146, 1978 より作表〕

う。これはボランティアとはいえ，明らかに性の商品化に通じるものがあると思われるが，オランダには売春を取り締まる法律はなく，女性セラピストはサービスを提供することは私の気持ちを捧げることだとしながらも，セックスは私にとって一種の遊びで，愛とは必ずしも同じではないという。一方，男性障害者は心がハッピーになったといい，個人的感情が起きないように相手を1人に限定しないという。そして互いの尊厳を守り，人間関係を深めているが，愛情とは一線を画すということで成立している制度と思われる。

わが国でも，2004（平成16）年6月に発刊された河合香織のノンフィクション『セックスボランティア』の中で，高齢者で在宅酸素療法患者の性交への援助や，無料で障害者の性の相手をするボランティア女性，障害者専用風俗店で働く女性などの存在が紹介されている[24]。障害者の性も，人間の基本的人権としてとらえ，かかわることができるようにしていくことが必要である。

9. 世界性の健康学会「性の権利宣言」

2014年，世界性の健康学会は「性の権利宣言」として，モントリオール宣言の8カ条にさ

表2-6 性の権利宣言16カ条（WAS2014）

1. 平等と差別されない権利
2. 生命，自由，および身体の安全を守る権利
3. 自律性と身体保全に関する権利
4. 拷問，及び残酷な，非人道的な又は品位を傷つける取り扱い又は刑罰から自由でいる権利
5. あらゆる暴力や強制・強要から自由でいる権利
6. プライバシーの権利
7. 楽しめて満足できかつ安全な性的経験をする可能性のある，性の健康を含む，望みうる最高の性の健康を享受する権利
8. 科学の進歩と応用の恩恵を享受する権利
9. 情報への権利
10. 教育を受ける権利，包括的な性教育を受ける権利
11. 平等かつ十分かつ自由な同意に基づいた婚姻関係又は他の類する形態を始め，築き，解消する権利
12. 子どもを持つか持たないか，子どもの人数や出産間隔を決定し，それを実現するための情報と手段を有する権利
13. 思想，意見，表現の自由に関する権利
14. 結社と平和的な集会の自由に関する権利
15. 公的・政治的生活に参画する権利
16. 正義，善後策および救済を求める権利

（世界性の健康学会：性の権利宣言，2014年採択）

らに追加がなされた16カ条を採択している（**表2-6**）[25]。また，その中で「性の健康とは，セクシュアリティに関する，身体的，情緒的，精神的，社会的に良好な状態（ウェルビーイング）にあることであり，単に疾患，機能不全又は虚弱でないというばかりではない。性の健康には，セクシュアリティや性的関係に対する肯定的かつ敬意あるアプローチと同時に，強要・差別・暴力を被ることなく，楽しく，安全な性的経験をする可能性をもつことが求められる」と記している。

文献

1) 内閣府男女共同参画局：令和5年版男女共同参画白書，p.10，特-3図，2023
2) 厚生労働省：平成18年版厚生労働白書，p.44，2006
3) 厚生労働省：第56回労働政策審議会雇用環境・均等分科会，参考資料1 男性労働者及び女性労働者のそれぞれの職業生活の動向，p.6，2023年2月17日
4) 内閣府男女共同参画局：男女共同参画社会に関する世論調査（令和4年11月調査）https://survey.gov-online.go.jp/r04/r04-danjo/2.html#midashi11（2025年1月22日アクセス）
5) 内閣府男女共同参画局：令和元年版男女共同参画白書，p.36，Ⅰ-特-25図，2019
6) 労働政策研究・研修機構：統計情報，早わかりグラフでみる長期統計，図12 専業主婦世帯と共働き世帯，2024 https://www.jil.go.jp/kokunai/statistics/timeseries/html/g0212.html（2025年1月22日アクセス）
7) 総務省統計局：令和3年社会生活基本調査，pp.4-5，2022 https://www.stat.go.jp/data/shakai/2021/pdf/gaiyoua.pdf（2025年1月22日アクセス）
8) 内閣府男女共同参画局：令和5年版男女共同参画白書，p.15，特-10図，2023
9) 内閣府男女共同参画局：平成17年版男女共同参画白書，第1-3-6図，2004
10) 齋藤益子，根子寿枝，木村好秀：高校生の購読頻度が高い雑誌の性情報と彼らがそれに期待する内容，思春期学 24（2）：345-351，2006
11) 齋藤益子，木村好秀：高校生の性意識と性行動に関する実態 都内某公立高校における調査成績，思春期学 17（2）：268-274，1999
12) 日本性教育協会編：東京性教育研修セミナー2024 第9回青少年の性行動全国調査結果報告，2024
13) 日本家族計画協会：第9回男女の生活と意識に関する調査報告書，日本家族計画協会，2024
14) 国立感染症研究所：日本の梅毒症例の動向について（2024年7月3日現在）．https://www.niid.go.jp/niid/ja/syphilis-m/syphilis-trend.html（2025年1月22日アクセス）
15) 厚生労働省：令和4年度衛生行政報告例の概況，2023 https://www.mhlw.go.jp/toukei/saikin/hw/eisei_houkoku/22/dl/kekka5.pdf（2025年1月22日アクセス）
16) 政府統計の総合窓口（e-Stat）：人口動態調査 人口動態統計 確定数 婚姻，表9-12 都道府県別にみた年次別夫妻の平均初婚年齢 https://www.e-stat.go.jp/dbview?sid=0003411845（2025年1月22日アクセス）
17) 男女共同参画局：男女共同参画白書 令和4年版，特-39図 今後の結婚願望（独身者）https://www.gender.go.jp/about_danjo/whitepaper/r04/zentai/html/zuhyo/zuhyo00-39.html（2025年1月22日アクセス）
18) 国立青少年教育振興機構：子どもの頃の読書活動の効果に関する調査研究，2021 https://www.niye.go.jp/about/report_list/524493

81061131aadbb53220210811093245.html（2025年1月22日アクセス）

19） セックス頻度国別ランキングとその推移，デュレックス社調査，朝日新聞 2014 年 1 月 1 日 https://honkawa2.sakura.ne.jp

20） 阿部輝夫：セックスレスの精神医学，筑摩書房，2004

21） 日本家族計画協会：第 7 回男女の生活と意識に関する調査報告書，2017

22） 日本精神神経学会監修：DSM-5-TR　精神疾患の診断・統計マニュアル，pp.462-493，医学書院，2023

23） Kempton W：Sex education for the mentally handicapped. Sexuality and Disability 1（2）：137-146, 1978

24） 河合香織：セックスボランティア，2004，新潮社

25） 世界性の健康学会：性の権利宣言，2014 年採択

第 3 章

産む性・産めない性・産まない性

A. 産む性

1. 性機能のメカニズム

ヒトは，小児期から思春期を経て性成熟期に移行していくが，生来有している女と男の固有の性差を第一次性徴といい，思春期前には間脳，下垂体，卵巣系の3大因子の機能は抑制されていて，いわば冬眠の状態である。

女性は8～9歳より17～18歳までの思春期の期間にこれらの機能の抑制が解かれて乳房発育，陰毛発生，月経発来の順に成熟・発達し，生殖機能が徐々に確立されていく。その過程は個人差が大きいが，子どもから大人へと成長・発達していき，また精神的にも大きな変化をしていく重要な時期である。ヒトとしての成熟には身体的成熟，精神的成熟，そして社会的成熟の三者がうまく融和していくことが必要である。

1）女性性機能のメカニズム

成熟女性の性機能の特徴は，毎月規則的な性周期を営みながら受胎可能な環境を体内に形成していることである。

成熟期になると，ほぼ1か月ごとに卵巣のいくつかの卵胞が発育し，原則としてそのうちの1個が成熟卵胞となっていく。卵巣から分泌されるホルモンは，子宮内膜に作用して受胎に適した環境をつくるが，妊娠が成立しなければ不要となる。この現象は周期的に更年期に至るまでくり返される。このような卵巣と子宮に生じる周期性変化は，視床下部と下垂体の機能によって巧みに調節されている。

a. 性機能の調節機序（図3-1）

月経周期の初めに，視床下部から分泌されるゴナドトロピン放出ホルモン（GnRH）が下垂体前葉を刺激して卵胞刺激ホルモン（FSH）の分泌を促す。次に卵胞刺激ホルモンは卵巣に

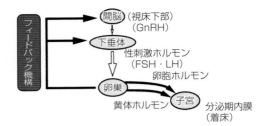

図3-1　性周期の調節機構

作用して，卵巣内の卵胞の発育を促すことになる。卵胞からは，卵胞ホルモン（エストロゲン）が分泌される。そして月経周期のほぼ中頃になると1個の卵胞が成熟して，他の同時に発育してきた卵胞が退行していくと，エストロゲン分泌は急増してピークをつくる。これは視床下部を介して下垂体前葉から黄体化ホルモン（LH）を急激に放出させ，これが成熟卵胞に作用して排卵を起こさせる。排卵後の卵胞には黄体が生じるが，これの機能は黄体化ホルモンによって促進され，ここからエストロゲンとプロゲステロンの2種類のホルモンが分泌される。この黄体の機能は妊娠が成立すれば引き続き維持されて妊娠の継続に役だつ。妊娠しなければ増量したプロゲステロンが視床下部に作用して黄体化ホルモンの分泌は抑制され，黄体は退行し始める。黄体の退行によって黄体から分泌されていたエストロゲンとプロゲステロンの分泌は減少し，これが子宮内膜血管に作用して月経が発来する。また，同時に視床下部に作用して，下垂体からの卵胞刺激ホルモンの分泌を促し，次の周期が再び規則的に作動する。

b. 卵巣の周期性変化（図3-2）

卵子はすでに胎生期にすべて生成され，出生時の女児の卵巣には両側で約200万個の原始卵胞があるといわれている。そして閉鎖卵胞となって自然に減少し，思春期には約20～30万個程度までに減少する。原始卵胞は未熟な卵子とそれを囲む1層の細胞からできている。これが卵胞刺激ホルモンにより発育・成熟して通常は毎月1個ずつ排卵する。この1個の成熟卵胞が排卵する過程でおよそ20個の発育卵胞が育

1. 性機能のメカニズム 33

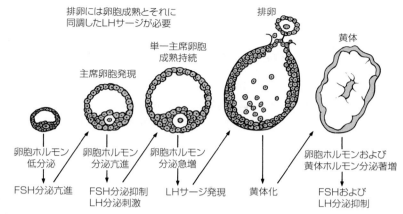

図 3-2 性成熟に伴う性ホルモン分泌調節機序

つが，これらの卵胞はやがて閉鎖卵胞となって死滅し，変性する。

月経周期の7日ぐらいから1個の卵胞だけが増大して，その月に排卵する。この増大は卵胞壁を形成する顆粒膜細胞の分裂・増殖によるものである。顆粒膜細胞が数層になると層内にすき間が生じてそこに卵胞液がたまる。顆粒膜の外側には莢膜ができて，ここからエストロゲンが産生され，顆粒膜に直接作用して増殖を促す。

卵胞液が増加すると卵胞腔は増大して卵子は一方に偏在するようになる。そして卵胞は直径20 mmくらいになると，卵巣の表面から隆起しているので開腹時にはこれを肉眼的にも認められるし，腟式超音波エコーでも容易に描出できる。このような卵胞を成熟卵胞という。

成熟卵胞に下垂体からの黄体化ホルモンが作用すると卵巣表面に最も近い点で卵胞壁が破れ，卵子は卵丘の部分の顆粒膜に包まれ，卵胞液とともに卵巣外に押し出される。これが排卵である。

月経の第1日から排卵に至るまでを卵胞期，排卵から次回月経開始の前日までを黄体期という。黄体期の長さは12〜16日でほぼ一定と考えられている。そこで排卵は次回月経前の12〜16日の5日間に起こると考えてよい。これが荻野久作博士による排卵学説である。

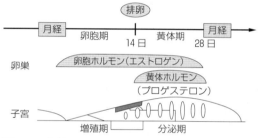

図 3-3 女性ホルモンと性周期

c. 黄体の形成

排卵後に卵胞は萎縮し顆粒膜細胞が肥大・増殖し，大型の顆粒膜黄体細胞となり，同時に内膜の細胞群も顆粒膜細胞の間に侵入して，両方の細胞により黄体が形成される。黄体からはエストロゲンとプロゲステロンが分泌され，これはルチン色素で黄色を呈し14日後には直径が15〜20 mmとなるが，妊娠が成立しなければ小さくなる。これが月経黄体で，その機能の持続期間は7〜11日とされている。妊娠が成立すれば直径25 mm以上となり，機能の持続も長く維持され，妊娠13週ぐらいで頂点に達して以後退行する。それが妊娠黄体である。

d. 子宮内膜の周期性変化（図 3-3）

子宮内膜には，卵巣機能の周期性変化に伴うエストロゲンとプロゲステロンの変動に対応した一定の変化が生じ，毎月1回，受胎に適した環境がつくられる。

- **増殖期**：これは卵巣の卵胞期に相当する時期で，エストロゲンが子宮内膜に作用する。着床しなかった子宮内膜の機能層は崩壊して月経となって体外に流出し，再び薄くなる。すると再び卵胞が発育してエストロゲン分泌が増していき，その作用で子宮内膜は徐々に増殖して腺は延長し，血管も増加し，間質も増殖する。

- **分泌期**：これは卵巣の黄体期に相当する時期で，エストロゲンとプロゲステロンの双方が子宮内膜に作用し始める。子宮内膜は分泌期性の変化を呈し，腺は迂曲を増加し，腺細胞には空胞やグリコーゲンの沈着が現れ，腺腔には分泌物が認められる。そして間質細胞は大きさを増して脱落膜細胞の形となり，これはあたかも海綿のようであり，血液に富み，タンパク質，グリコーゲン，ビタミンなどの物質に富む。これらの変化は妊娠前期性変化ともよばれ，受精卵の着床に都合がよい環境になっている。

e．月経のしくみ

月経とは，約1か月の間隔で起こり，限られた日数で自然に止まる子宮内膜からの周期的出血と定義されている。成熟女性での正常な月経は，中枢からのホルモン分泌による排卵を伴って，卵巣や子宮内膜の周期性変化として起こるものである。これは受精卵が着床するのに都合のよい環境を準備したのに，妊娠が成立しなくて，準備された子宮内膜が不要になったために剥離され，月経となって出血するのである。

2）男性性機能のメカニズム

a．精子の発生

精子は精巣（睾丸）の精細管でつくられ，最も未熟な精祖細胞から精母細胞，精子細胞を経て精子が形成されるが，その道程を精子発生といい，およそ74日間を必要とする。

この精子の発生には，女性と同様に中枢からの性腺刺激ホルモンであるFSHとLHをはじめ，男性ホルモンであるテストステロンが関与している。精子の発生は思春期から始まるが，女性のように胎生期につくられて有限個が備わっているものではなく，一生の間，継続的に形成されるのが特徴である（図3-4）。

精細管のなかには精子に至るまでのさまざまな段階の精細胞が混在しており（図3-5），精子形成系に重要な役割を演じるセルトリ細胞がある。精細管を取り囲む間質にはライディヒ細胞があり，LHの働きでテストステロンを生成している。また，セルトリ細胞はFSHの作用で活性化する。精子は精細管の上皮から遊離して精巣上体・精管を経て精嚢に運ばれ，そこに貯えられる。そこでテストステロンの影響を受け，精子は妊孕力をもつようになる。

b．精子と精液

精子は長さ55～65μm，頭部，頸部，中間部

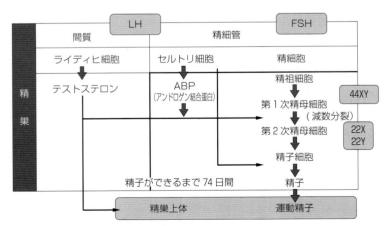

図3-4　精子がつくられるしくみ

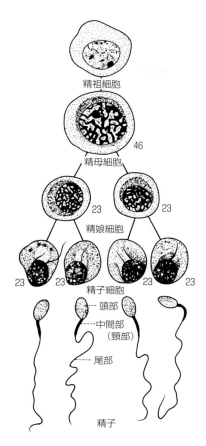

図 3-5　配偶子形成の模式図

（体部），尾部，末端部からなっている。頭部は扁平な卵形ないし楕円形で，側方からみると桃の形をしていて 4～5 μm，幅約 3 μm である。頭部の後方 2/3 は核で，核は染色質を含む。そして，ここに遺伝物質の保持体があり，中間部には精子のエネルギー代謝に必要な酵素があるといわれている。

　精囊に貯えられていた精子は性的興奮に伴い，尿道を介し，尿道口を経て体外に排泄されるが，これを射精という。そして，精子にはすでに精巣上体や精管の分泌液が混入しており，これに精嚢腺と前立腺の分泌液も混ざり，さらにクーパー腺などの尿道腺の分泌液も混ざって排泄されるのである。特に前立腺から分泌されるアルカリ性の分泌液は，腟内容の酸性の環境を中和して，精子を生存させるために必要となる。精子とこれら分泌腺からの混合物を精液という。

　精液は乳白色，ゼリー様の粘稠な液体で，栗の花の臭いに似た特有な臭気がある。1 回の射精で排泄される精液量は，平均 3 mL である。精子数は個人差が大きいものの，1 mL 中約 1 億程度であるといわれているが，最近，減少傾向にあることが指摘されている。精子の妊孕力は精子数のみでなく，異常精子の比率が 30％以上含まれていれば低下する。また，運動性にも左右される。

　精子の運動には前進運動，振子運動，旋回運動の 3 つがあるが，精子は前進運動により頸管内を通過して卵管に達する。精子の運動速度は精液中おおよそ 1 秒間に 20～60 μm とされている。仮に秒速 25 μm として，女性生殖器に障害物がなく最短距離で直進したとすれば，外子宮口から卵管腹腔端まで達するのに約 1 時間半は必要となる。しかし，実際には数時間ないし 10 数時間を必要とするものと考えられている。なお，子宮頸筋や腟壁の収縮も精子の子宮腔内への進入に役だっているといわれている。

2. 妊娠の成立

a. 精子の頸管内通過

　通常，子宮頸管は，その粘膜からの粘稠な分泌物で外子宮口があたかも栓のように閉ざされている。これは子宮内へ腟内細菌などが外部から侵入するのを防ぐ関所の役目を果たしている。

　頸管粘液は月経周期に伴って変化し，排卵期の直前になるとその量が増加し，平均 421 mg に達し，無色透明となって粘稠度も低下して，あたかも納豆の糸のように長く粘ってくる。これを牽糸性という。排卵後は再び粘液量は減少して白濁する。排卵期の頸管粘液を，スライドガラスに塗抹し乾燥させて鏡検すると，シダの葉状の美しい結晶形成現象が認められる。これらの一連の頸管粘液の性状の変化はエストロゲンの作用により促進され，プロゲステロンの作

用により抑制される。

頸管粘液が増加し，水様透明で低粘稠性の結晶形成現象がみられるときに精子受容性が良好となり，精子は頸管を通過することが可能となる。その時期は排卵前から排卵期にかけての12～72時間の間とされている。

b. 精子と卵子の会合（図3-6）

精子が頸管を通過して子宮腔内へ進入すると，その後は精子自身の前進運動により子宮腔，さらに卵管間質部を通過して卵管膨大部まで達する。一方，卵巣から排卵した卵子は，すぐに卵管腹腔口から卵管膨大部に吸い込まれるように進入する。精子と卵子の会合は，卵子が卵管内に進入するのとほぼ同時に精子がそこに到達するか，すでに精子が卵管膨大部に存在しているときに卵子が卵管内に進入してくれば，ここで精子は卵子のなかに進入して，受精が成立する。

なお，卵子の寿命は排卵されてから24時間以内で，それ以上経過すれば受精能力はなくなると考えられている。子宮腔内に進入した精子の寿命は，その受精能力の保有期間には個体差が大きいが，おおよそ30時間以上3日以内と推定されている。しかし例外的にはそれ以上の生存例もあり，この精子の生存期間の長さが男性の妊孕力を左右するといわれている。

c. 精子の卵子への進入・受精

精子は，卵子の周囲を被っている放線冠の顆粒膜細胞を結合しているヒアルロン酸を溶解する酵素を有している。多数の精子が卵子に到達すると，その酵素（ヒアルロニダーゼ）を放出してヒアルロン酸を溶解し，顆粒膜細胞を離散させ，卵子を裸出させる。そして精子は卵子の表面に接着して，1個の精子が進入することができる。その直後に卵子の細胞膜に変化が起こり，他の精子の進入が妨げられる。これを透明帯反応という。

d. 受精卵の発育

精子と卵子は減数分裂によりそれぞれの染色体数を半減しているが，精子の卵子内への進入と合体により，再び染色体はヒト固有の46個となる。これで受精は完了し，卵子は受精卵となる。

受精卵はすぐに細胞分裂を行って発育を始め，核も細胞質も二分され，それぞれ1個の核をもった2つの細胞となる。これを卵分割という。この細胞は次々と同様に分割していき細胞集団を形成する。そして，この細胞集団が桑の実のような形をしている時期を桑実期という。この時期までの細胞分裂は，透明帯内部で行われており，受精卵全体の大きさは変化しない。桑実胚の細胞は急速に分裂してその数を増し，その一部は透明帯に接して表面に整列し，内層の細胞と区別されるようになる。外層の細胞群は栄養外胚葉といい，これは絨毛膜へと分化して胎児の栄養を司る部分となり，内層の細胞群は内細胞塊といい，これは内・中・外の3胚葉に分化して胎児を形成する。

e. 受精卵の子宮腔への移動

受精卵は卵管の線毛運動と卵管壁の蠕動運動により，卵管峡部・卵管間質部を通過して，子宮腔内に輸送される。そして子宮腔に達するのは排卵後およそ3日とされている。もし卵管に炎症その他による通過障害があれば卵管内に留まり，異所性（子宮外）妊娠となる。

f. 着床

着床とは，受精卵が子宮内膜内に定着して受精卵と母体組織との間に有機的な結合ができあがることである。

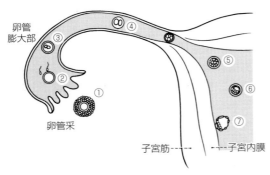

図3-6 卵の輸送と発育
①：排卵直後の卵丘に包まれた卵，②：受精，③：男性前核と女性前核，④：2細胞期，⑤：桑実胚，⑥：胞胚，⑦：着床

- **子宮内膜の準備**：受精卵が子宮内膜に達する時期の子宮内膜は，すでにエストロゲンとプロゲステロンの作用によりグリコーゲン，タンパク質，ビタミンなどに富んだ特有の形態学的・機能的な変化，すなわち子宮内膜の妊娠前期性変化をしており，ここに受精卵を着床させ，その後も引き続いて栄養の供給が可能な状態となっている。
- **受精卵の着床**：子宮腔内に輸送された受精卵は，栄養胚葉から分泌されるトリプシンという酵素の作用で，子宮内膜上皮および結合組織を融解し，徐々に自動的に子宮内膜の実質内に沈降・埋没していく。この時期は排卵後8〜13日とされている。一方，子宮内膜は月経の第18〜23日で分泌期の状態である。

B. 産めない性

1. 不妊症

1）不妊症の定義

生殖年齢の男女が妊娠を希望し，ある一定期間，避妊することなく，通常の性交を継続的に行っているにもかかわらず，妊娠の成立をみない場合を不妊症という。その一定期間については日本において1年というのが一般的である。アメリカでは女性の年齢が35歳以上で不妊期間6か月を経過した場合は，不妊検査を開始することが推奨されている。なお妊娠のために医学的介入が必要な場合は，期間を問わない。

月経周期ごとの妊孕能を monthly fecundity rate（MFR）といい，20代〜30代前半のカップルの場合は約20％である。その累積妊娠率は6か月で73.8％，12か月で93.1％となる[1]。

2）不妊の頻度・原因と検査
（1）頻度

子どもをもちたいと思いつつ，なかなか妊娠しないカップルは10組に1組とも5組に1組ともいわれる。ただしこの妊娠しやすさは女性の年齢で大きく変化する。

（2）原因と検査

1996年の WHO の発表では，不妊の原因が女性のみ41％，男性のみ24％，男女ともに不妊原因がある場合が24％，原因不明が11％であった。つまり，約半数は男性に不妊原因があるため，女性側だけでなく男性側の検査も同時に進めることが大切である。女性の月経周期を考慮に入れてより負担の少ないものから検査を行う。

a. 女性側因子
- **卵巣因子**：排卵障害，黄体機能不全，卵巣予備能低下などを原因とする。血清女性ホルモン基礎値（FSH，LH，エストラジオール），プロラクチン，TSH（甲状腺刺激ホルモン），卵巣予備能評価を行う。検査として，基礎体温測定や尿中 LH 検査，黄体期ホルモン検査を行う。
- **卵管因子**：卵管の通過性を認めない卵管閉塞や卵管周囲癒着により排卵後の卵子を取り込む（pick up）ことができないことが原因である。検査として子宮卵管造影検査，超音波検査，クラミジア検査を行う。
- **子宮因子**：粘膜下筋腫や慢性子宮内膜炎などの着床障害が原因である。検査として超音波検査，子宮鏡，MRI 検査を行う。

b. 男性側因子

精子数が減少している乏精子症や精子の運動率が低下する精子無力症，さらに精子奇形症がある。精路障害や ED（勃起不全・勃起障害）などの性機能障害なども原因である。また，抗精子抗体に伴う頸管粘液不適合による子宮頸管通過障害などの免疫因子も原因である。検査として超音波検査，精液検査，ホルモン検査，遺伝子検査などを行う。

2. 不妊症の治療（一般不妊治療）

不妊症の治療法は，その不妊原因に応じて治療法を選択するのが原則で，しかも侵襲の少ない方法から選ぶ。しかしながら女性の年齢や卵巣予備能，そして社会的状況から短期間でステップアップを図ることも十分考慮しなければならない。

1）タイミング療法

超音波や尿中LH検査（排卵検査キット）等で排卵日を推定し，性交を促す方法である。両側の卵管閉塞や重度の乏精子症・精子無力症を認めなければ，最初に行う治療であるが，年齢や卵巣予備能に留意する。時間的猶予がない場合は，早めに人工授精，ART（生殖補助医療）へのステップアップを検討する。

市販されている排卵検査キットは尿中のLHを検査しているが，卵胞径が18 mmぐらいになってエストロゲンが上昇して，LHサージが起こっていることを半定量的に検査している。LHサージのピークから12時間後ぐらいに排卵が起こるとされている[2]（図3-7）。

ただし，多嚢胞性卵巣症候群（PCOS）や高齢や早発閉経に近いケースでは，LHの基礎値が高いので，正確な検査にならない。

また，妊娠率は，排卵1，2日前の頸管粘液が多いときが最も高値であることが報告されており，一般的な認識と違っている[2]（図3-8）。

タイミング療法を続けていくと，強いられた性交を続けることになり，夫はEDに悩み，妻は夫の無理解に苦しむことも多い。性交障害のカップルに対してはシリンジ法（針のない注射器・シリンジで精液を回収し，腟内に注入する）も代用されている。

排卵障害の女性には，原因を明らかにしたうえで排卵誘発剤を用いた卵巣刺激を行う。クロミフェンやアロマターゼ阻害薬などの内服薬やhMG製剤（ヒト下垂体性性腺刺激ホルモン），リコンビナントFSH製剤（遺伝子組み換え型

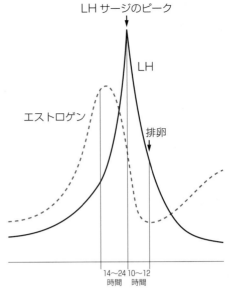

図3-7　エストロゲン，LHサージと排卵の時系列
エストロゲンの上昇からLHサージが起こり，そのピークから12時間後に排卵が起こる。

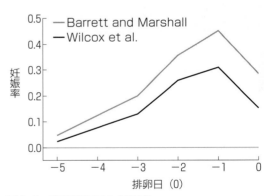

図3-8　推定排卵日と妊娠率
排卵1，2日前の性交により妊娠率が最も高値となり，排卵日の性交では妊娠率が低下する。
〔Dunson DB, Baird DD, Wilcox AJ, Weinberg CR：Day-specific probabilities of clinical pregnancy based on two studies with imperfect measures of ovulation, Human Reproduction 14 (7)：1835-1839, 1999 より〕

ヒトFSH製剤）による注射療法がある。卵巣刺激が強くなるほど，排卵効果は高くなるが，過排卵に伴う多胎率の上昇が懸念されるため，単一卵胞を意識した薬剤投与にする。

2) 人工授精

精液から良好運動精子を回収し，排卵期の子宮腔に注入する手技であり，配偶者間人工授精（AIH；artificial insemination with husband's semen）と称する。男性因子による絶対的不妊の場合には，非配偶者間人工授精（AID；artificial insemination with donor's semen）として提供精子を利用した人工授精がある。

(1) AIH（配偶者間人工授精）の適応
- 性交障害がある場合：男性側に尿道下裂，性器の奇形，早漏，EDなどがあり，また女性側に腟狭窄，腟けいれんなどがあって，正常な性交ができない場合。
- 精液に異常がある場合：1回の射精量1.4 mL以下，精子数1,600万/mL以下，精子運動量42%以下などの場合[3]。
- 精子の子宮内への進入が障害される場合：精子の進入障害が起こる頸管粘液と精子の不適合（抗精子抗体の存在），腟・頸管の炎症，子宮頸管の狭窄，強度の子宮前・後屈などの位置異常がある場合などである。
- 機能性不妊の場合：不妊検査の結果，男女双方に特別な異常が見当たらないのに容易に妊娠しない，いわゆる機能性不妊の場合である。
- その他：さまざまな不妊治療を実施しても妊娠に至らない場合。

(2) 人工授精の妊娠率
人工授精の妊娠率は，年齢により異なる。治療周期あたり30歳で10%程度，35歳で8%程度，40歳で3〜5%程度であり[4]，5〜6周期以降は妊娠率が低下するためステップアップを早めに考慮する。

(3) 人工授精の時期
なるべく排卵に合わせて行うのが望ましい。そのため超音波検査で主席卵胞径を計測し，尿中LHを利用した排卵検査キット等を参考にしながらタイミングを調整する。

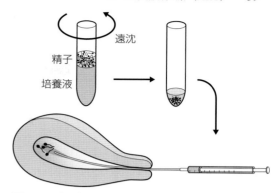

図3-9 人工授精の方法

(4) 人工授精の方法
以前は無調整の精液を子宮内に注入することがあったが，精液による感染のリスクや精液中のプロスタグランジンの子宮収縮作用による疼痛などがあり，現在では精液を調整したうえで子宮内に注入する。

密度勾配遠心分離法やswim up法などで運動良好精子を回収し，1 mLシリンジに人工授精用カテーテルを装着して子宮腔にゆっくり注入する（図3-9）。

3. 生殖補助医療（ART）

生殖補助医療（ART；assisted reproductive technology）は，妊娠を成立させるためにヒト卵子と精子，あるいは胚を取り扱うことを含む治療であり，一般的には体外受精-胚移植（IVF-ET；*in vitro* fertilization-embryo transfer），卵細胞質内精子注入（ICSI；intracytoplasmic sperm injection），および凍結融解胚移植などを指す。

1) 体外受精の適応
一般には，本法以外の治療行為では妊娠の成立が期待できないと判断されたものが対象となる。
- 卵管性不妊症：既往手術などにより，両側卵管が欠如していれば絶対的適応となる。クラミジアなどの感染によって卵管が閉塞または

狭窄する通過障害や，排卵した卵子をとりこむ（pick up）ことができない場合である。
- **乏精子症**：無精子症を除き，ホルモン療法，薬物療法，精索静脈瘤手術，配偶者間人工授精（AIH）などを反復しても，妊娠の成立をみない乏精子症の場合である。
- **免疫性不妊症**：抗精子抗体をもっていることで精子の運動や受精が妨げられる場合。
- **原因不明の不妊症**：はっきりした原因がないのに何度もタイミング療法や人工授精で妊娠に至らない場合。

2）実施方法
(1) 体外受精の原法（図3-10，図3-11）

1978年1月イギリスのエドワーズらによって初めて成功したIVF-ETは，排卵間近の卵胞を経腟または経腹的に超音波ガイド下に，もしくは腹腔鏡下に穿刺して，卵胞液とともに卵子を体外に吸引後，数時間培養して卵子の成熟を待って精子を加え（媒精），さらに24～48時間培養して卵子の受精または分割を確認してから子宮内に戻す方法である。

その後，不妊に対する生殖医学の研究が世界各国で活発となり，体外受精の変法が次々と用いられるようになり，それぞれ成果をあげている。

(2) 体外受精の変法
- **配偶子卵管内移植法**（GIFT；gamete intrafallopian transfer）：採取した卵子と精子を卵管内に移植する方法
- **接合子卵管内移植法**（ZIFT；zygote intrafallopian transfer）：受精卵を卵管内に移植する方法
- **前核期胚卵管内移植法**（PROST；pronuclear stage tubal transfer）：受精卵を卵管内に移植する方法
- **胚卵管内移植法**（TEST；tubal embryo stage transfer）：受精卵分割後に卵管内に移植する方法

また，体外受精で問題になる多胎妊娠の予防

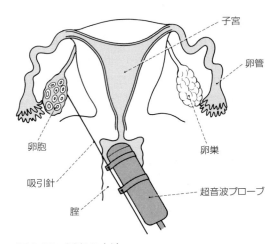

図3-10　採卵の方法
腟円蓋より針を挿入し卵胞液を吸引。
(American Society for Reproductive Medicine, A Guide to ART より一部改変)

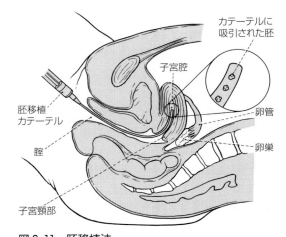

図3-11　胚移植法
(American Society for Reproductive Medicine, A Guide to ART より一部改変)

や，採卵あたりの妊娠率の向上，卵巣過剰刺激症候群の予防を考慮した凍結融解胚移植（cryopreserved thawed embryo transfer）が現在では主体となっている。

3）生殖補助医療の実際

生殖補助医療では，採卵を行うことで卵子を獲得することが前提であり，自然排卵がある場合でも調節卵巣刺激を行い，なるべく多くの卵子を獲得することで妊娠率を高めていく。卵子

は，減数分裂を開始し排卵直前に精子を受け入れ，受精可能となる。そのため意図しない排卵を防ぎつつ，多くの卵子を獲得するために過排卵刺激を行う。

患者の年齢，卵巣予備能，不妊原因や希望などをもとに卵巣刺激法を考慮する。

（1）卵巣刺激法

a. ゴナドトロピン放出ホルモンアゴニスト（GnRHアゴニスト）法：ロング法，ショート法

FSH製剤またはhMG製剤を投与することで卵巣内のエストロゲンが高まりLHサージが起こるが，これをGnRHアゴニストを連日投与することで防ぐ方法である。主席卵胞が18 mm程度になるまで刺激を継続し，その後はGnRHアゴニストを中止し，ヒト絨毛性ゴナドトロピン（hCG製剤）をLHサージの代替として利用し，36時間後ぐらいに採卵を行う。

GnRHアゴニストを排卵誘発前から使う場合をロング法，月経開始して排卵誘発と同時に使う場合をショート法という。

b. GnRHアンタゴニスト法

月経開始後にFSH製剤またはhMG製剤を投与して，卵胞が14 mm程度に達した段階からGnRHアンタゴニストの投与を併用し，内因性LHサージを抑制しつつ，卵胞発育を促す方法である。

卵胞成熟がみられたら，排卵を起こすために一般的にはhCG製剤を使用するが，卵巣過剰刺激症候群のリスクがある場合，GnRHアゴニストを利用することもできるため，より安全に卵巣刺激を行うことができる。

c. プロゲスチン併用卵巣刺激法（PPOS；progestin primed ovarian stimulation）

高温期に排卵誘発を行うと排卵が起こらずに卵子の質が変わらないことがわかってきた。胚の質を損なうことなく安全に胚凍結ができるようになって，臨床応用されてきている。月経開始後にプロゲスチン製剤を連日投与し，FSH製剤で卵巣刺激を行う。

比較的新しい排卵誘発法であるが，今までの卵巣刺激法と成績は同様で，卵巣過剰刺激症候群の副作用が少ないため広がりつつある。

d. 低刺激・自然周期採卵法

過度の卵巣刺激を行わず，卵子を1，2個育てて採卵する方法である。投薬などによる身体への負担を軽減できる反面，獲得できる卵子が少ない。強い卵巣刺激にもかかわらず多くの卵子が回収できない卵巣予備能が低い人や高齢者には選択されることも多い。

（2）採卵

採卵は，静脈麻酔または局所麻酔下で超音波ガイド下に経腟的方法で行われる。数時間後に帰宅できるが，まれに卵巣からの出血や感染，多臓器損傷がある。術後の発熱や下腹痛増大には十分気をつける。

a. 卵巣過剰刺激症候群（OHSS；ovarian hyperstimulation syndrome）

卵巣刺激に伴い，卵巣が手拳大またはそれ以上に腫大し，腹水貯留，著明な腹部膨満が生じる。時に悪心，嘔吐が出現し，重症化すると胸水貯留による呼吸障害や血栓症などが起こり，生命にかかわる可能性もある。生殖補助医療で一番重篤な副作用である。新鮮胚移植を行わず凍結胚移植を行うようになったのも，元来この卵巣過剰刺激症候群を防止するためである。

（3）媒精・培養

採卵された卵子と精子の受精を促す行為を媒精という。媒精方法には，卵子が入った培養液に一定濃度の運動良好精子を入れて受精成立を期待する体外受精（conventional IVF）と，顕微鏡下に卵子に精子を注入する顕微授精とがある。

採精された精液は，30分ほど常温におき，精液を液化させた後に精液中の白血球や細菌を取り除き，密度勾配法やswim up法を利用して運動良好精子を回収する。

顕微授精は，現在ほとんどが卵細胞質内精子注入（ICSI；intracytoplasmic sperm injection）であり，一般的には顕微授精をICSIと

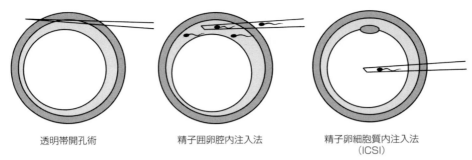

透明帯開孔術　　精子囲卵腔内注入法　　精子卵細胞質内注入法
（ICSI）

図 3-12　顕微授精法
主に 3 法がある。

称する．男性不妊や受精障害など，体外受精で受精しないと予測されたものが適応となる（図3-12）．

(4) 胚移植

受精卵が 2〜8 分割になった段階で，または受精から 5〜6 日経て胚盤胞に達した段階で，これを少量の培養液とともに子宮腔内に移植する．

胚移植後はしばらく安静を保ち，着床の条件をよくするためプロゲステロンの補充療法を行う．妊娠の確認は胚移植後 2 週以降に妊娠反応，血中 hCG や尿中 hCG の測定によってなされるが，その後経腟超音波エコーによりチェックし，子宮内に胎嚢，胎芽，心拍動が描出されれば妊娠の成立が確定される．

4. 卵子凍結

1) 卵子凍結の定義と卵子の特性

a. 定義

卵子凍結とは，将来の妊娠に備えて若いうちに自らの質のよい卵子を採取し，保存しておくことをいう．悪性腫瘍などの治療等，医学的介入により性腺機能低下をきたす可能性があるときに凍結する「医学的適応による卵子凍結」と，加齢による妊孕性低下を回避し，妊娠・出産できる未来を温存するための「社会的適応による卵子凍結」がある．凍結保存することで若いときの生殖能力を保ったまま長期間の保存が可能になる．

b. エイジングについて

不妊症の大きな原因にエイジング（加齢）の問題がある．年齢を重ねることで妊娠率が下がるのは，卵子の問題なのかそれとも子宮の問題なのか．自分の卵子を使って体外受精をした場合，年齢の進行とともに出産率は低下するのに対し，平均 28 歳の若い女性の卵子提供を受けて体外受精を行った場合の出産率は，年齢が進行してもあまり変わらない（図 3-13）[5]．若い卵子を提供された場合，年齢を重ねた子宮でも同じように出産できることがわかる．つまり子宮はあまり歳をとらない．エイジングの影響があるのは卵巣，特に卵巣の中にある卵子である．

c. 卵子の老化—卵子の量について

ヒトの体細胞は，日々めまぐるしく新しい細胞に更新される．赤血球は 120 日，胃の粘膜は 5 日で，髪や肌は 1 か月で入れ替わるのに対し，生殖細胞の卵子は，細胞の入れ替えがなく，ずっと減っていくのみである．

卵巣は卵子を産生する場所ではなく，蓄えているだけで，精子が 1 日 1 億匹ずつつくられているのと違うことを認識する必要がある．

胎児期には 700 万個ぐらいの卵子が出生時に 200 万個に減少し，思春期に 20 万個ぐらいになっていく（図 3-14）．35 歳では出生時の 1〜

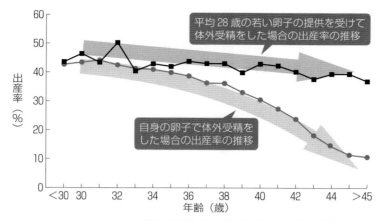

出典：2021年 米国CDC疾病予防管理センター

図3-13 自己卵子と提供卵子による出生率の違い
(Centers for Disease Control and Prevention : 2021 National ART Summary, Figure 3 より改変)

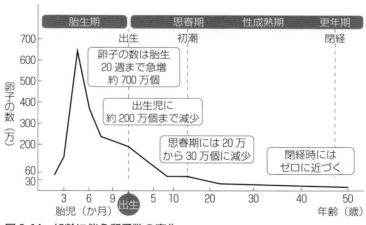

図3-14 加齢に伴う卵子数の変化

2%である2万個ほどしか残っておらず，これはピルを飲んで排卵を抑制してもあまり違いがなく，1回の月経周期で200〜1000個ほど死滅している。ただし，卵子の数は各人でかなり違いがある。その残存卵子の数を予測できる検査がAMH（抗ミュラー管ホルモン）である。

女性の卵巣内には卵子のもとが保存されていて，排卵に向けていくつかの卵子のもとが育ち始めると，卵胞からAMHが放出される。このAMHを計測すると，自分の原始卵胞がどのぐらい残っているか推測できる（図3-15）。

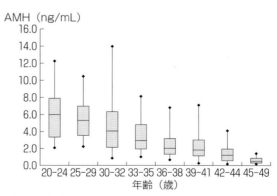

図3-15 年齢別のAMH値

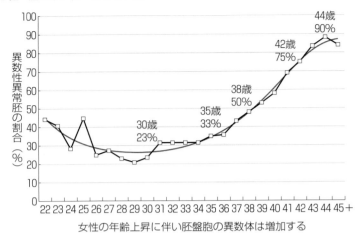

女性の年齢上昇に伴い胚盤胞の異数体は増加する

図 3-16　異数性異常胚の割合
〔Franasiak JM, et al: The nature of aneuploidy with increasing age of the female partner ; a review of 15,169 consecutive trophectoderm biopsies evaluated with comprehensive chromosomal screening. Fertil Steril 101（3）: 656-663, 2014 より一部改変〕

AMH 値が低ければ卵子の数が少なく，高ければ多くの卵子が残されている。この AMH は，体外受精施行時，採卵でどのぐらい卵子が回収できるかの指標となるが，あくまで卵子の数であって，卵子の質を示すものではない。

d. 卵子の老化—質について

卵子の質については，一番大きな要因が年齢である。卵子の質には，染色体異常も含まれ，卵子と精子が受精した受精卵（胚）の染色体異常の比率は年齢が上がる毎に上昇していく（図 3-16）[6]。

この胚の染色体異数体の原因は，排卵前の卵子の染色体の数的異常が原因である。女性の年齢が上がる毎に数的異常の頻度が高くなっているのが示されている。

この卵子の染色体異常以外に卵子の細胞質の優劣があり，酸化ストレスや糖化が進んでいないか，バランスのとれた栄養を日頃からとれているかが関係するが，卵子は生まれ変われないため，いったん細胞質が悪化すると改善するのが難しくなる。

こうした背景から，卵子を凍結保存することで加齢の影響をかなり軽減できることがわかり，女性の社会進出・晩婚化・選択の自由等か

表 3-1　年齢別にみた採卵数と妊娠率

	10 個	20 個	30 個	40 個
Donor 卵子（平均 28 歳）	80%	94%		
34 歳	75%	91%	95%	
37 歳	53%	75%	87%	92%
40 歳	30%	52%	65%	76%
42 歳	21%	36%	49%	60%
44 歳	7%	15%	21%	26%

〔Goldman RH, et al: Predicting the likelihood of live birth for elective oocyte cryopreservation: a counseling tool for physicians and patients. Hum Reprod 32（4）: 853-859, 2017 より作成〕

らも卵子凍結が広がりつつある。

2）卵子凍結における妊娠率

凍結によって保存した卵子を使って妊娠・出産するためには，卵子と精子とを受精させる顕微授精が必須となる（表 3-1）[7]。

凍結卵子を融解したときの卵子生存の確率と受精率

・融解後の卵子生存の確率　80〜95%
・その後，精子を注入した場合の受精率　60〜80%

女性の採卵時の年齢と妊娠率

　採卵時の年齢が上がると妊娠率は低下するが，胚移植を受けるときの年齢は妊娠率とあまり関係がない。20個確保できた場合でも40歳では約52％の妊娠率である（表3-1）[7]。卵子の数も減少しているため，数個の採卵が必要であり，なるべく40歳前，理想的には35歳までの卵子凍結が望ましいとされている。

5. 不育症

1）不育症の定義と頻度

a. 定義

　2回以上の流産（妊娠22週未満）や死産（妊娠22週以降）の経験がある場合，不育症（recurrent pregnancy loss）という。2回以上の流産を反復流産といい，3回以上を習慣流産という。

　異所性（子宮外）妊娠や絨毛性疾患（胞状奇胎など）は流産回数には含めないが，出産があっても2回以上の流・死産を経験している場合は，不育症に含まれる。妊娠反応の検査が陽性となったにもかかわらず，診察では子宮内に胎囊（赤ちゃんの袋）が確認されず，その後月経がくるものを生化学的妊娠（biochemical pregnancy）と呼び，現在のところ，日本並びにアメリカでは生化学的妊娠は不育症の流産回数には含めない。

b. 頻度

　妊娠成立後に10〜15％は流産となり，妊娠したことのある女性の4割は流産を経験するとされる。日本では2回以上の流産を経験した人は4.2％，3回以上の流産は0.88％であり[8]，欧米よりも高いとされる。妊娠初期流産の60〜80％は，胎児の染色体異常で起こる。女性の年齢が35歳以上となると流産率が上昇し，40歳以上では流産率が40〜50％と急激に上昇する。男性の年齢と流産率については相関がみられない。

2）不育症のリスク因子の検査と治療

　不育症を引き起こす原因は，甲状腺機能異常6.8％，抗リン脂質抗体陽性10.2％，血液凝固異常（第XII因子欠乏症）7.2％，血液凝固異常（プロテインS欠乏症）7.4％，子宮形態異常7.8％，夫婦染色体異常4.6％であるが，偶発的流産・リスク因子不明は65.3％もあり，不育症の原因がすべて判明しているわけではない[9]。

（1）抗リン脂質抗体検査で陽性（抗リン脂質抗体症候群）

　自己抗体である抗リン脂質抗体により血栓症や流・死産を引き起こす病気である。抗リン脂質抗体症候群の分類基準において，臨床基準（①妊娠10週以降で，ほかに原因のない正常形態胎児の1回以上の胎内死亡，②重症妊娠高血圧腎症，子癇または胎盤機能不全による妊娠34週以前の形態学的異常のない胎児の1回以上の早産，③妊娠10週以前の3回以上連続した，ほかに原因のない習慣流産）の1項目以上，かつ検査基準のうち1項目以上が12週間以上の間隔をあけて2回以上陽性であるとき，抗リン脂質抗体症候群と診断される。

a. 検査項目

　抗 β_2GPI 抗体 IgG/IgM，抗カルジオリピン抗体 IgG/IgM，β_2GPI 依存性抗カルジオリピン抗体，ループスアンチコアグラントその他保険診療になっていない β_2GPI ネオセルフ抗体，抗 PE 抗体 IgG/IgM，抗 PS/PT 抗体などの検査がある。

b. 治療

　低用量アスピリンやヘパリン療法を行うことで血栓を予防し，炎症を抑制することでおよそ8割が出産できる。

（2）血液凝固異常

　血液が固まりやすい素因（血栓性素因）は妊娠中の血栓形成の要因となるが，流産との関連は低いためヨーロッパでは不育症の検査に含まれていない。日本ではプロテインS活性，第XII因子活性はスクリーニングに含まれている。

治療法は，低用量アスピリン療法を行う。

（3）甲状腺機能異常

甲状腺機能低下と流産は明確な関連性があり，TSH，f-T$_4$値を測定し，異常があれば抗TPO抗体を測定する。

治療は，甲状腺機能低下の原因をはっきりさせたのちにチラーヂン®Sなどの甲状腺ホルモン製剤を使う。

（4）子宮形態異常

中隔子宮（子宮の内部が壁によって左右に分かれている状態）は流産リスクが高い。3D超音波検査やソノヒステログラフィー，子宮卵管造影検査（HSG），MRI検査などを行う。

治療は，中隔子宮について子宮鏡手術で中隔部分を切除すると出産率が高まる可能性があるが，中隔子宮で軽症の場合は手術をせず無事に出産できる可能性があるため，メリット・デメリットを考慮して治療法を決定する。

（5）夫婦染色体異常

夫婦のどちらかに均衡型転座やロバートソン転座などの染色体構造異常がある場合，流産をくり返すことになる。夫婦の染色体異常の検査を受ける場合，個人情報である遺伝情報の保護，検査の意義，起こりうる問題点などについて事前に説明を行う。

流産や不育症の原因と考えられる染色体異常がみつかった場合，着床前診断（PGT-A，PGT-SR）という選択肢がある。体外受精によって得られた胚の細胞の一部を採取して染色体の数や構造を調べる検査で，流産率が低い胚を選んだ後に子宮内に胚移植する。

● PGT-A（着床前胚染色体異数性検査）：体外受精によって得られた受精卵に偶発的に起きた染色体の数の異常を検査する。

● PGT-SR（着床前胚染色体構造異常検査）：夫婦の染色体に転座など何らかの構造異常がある場合に行う。

（6）偶発的流産・リスク因子不明

不育症の検査を一通り行っても原因やリスク因子が特定できない場合，偶発的な胎児の染色体異常による流産をくり返した可能性がある。このため流産時に胎児絨毛染色体検査（G分析法）を行うことで流産の原因を明らかにすることが大切である。

流・死産は人生のなかでも重大な出来事であり，不安や抑うつの発生率は高い。一般的に流・死産は何か悪いことをしたなど負の烙印ととらえられていることもあり，そうした周囲からの目により孤独感を募らせやすい。不育症カップルへの適切な情報提供が必要であると同時に，不育症女性がもつ不安やストレスを軽減させるためにテンダー・ラビング・ケア（TLC；Tender Loving Care）/支持的ケア（supportive care）を十分行うことが大切である。

6. プレコンセプションケア・妊娠しやすい身体づくり

1）プレコンセプションケアの定義

コンセプション（conception；受胎）とは，受精または着床，あるいはその両方を含む妊娠過程を意味している。したがってプレコンセプションケアとは，受胎前の健康についてのヘルスケアである。アメリカのCDC（Centers for Disease Control and Prevention，疾病予防管理センター）では，「女性の健康と妊娠転帰に対する医学的・行動的・社会的リスクを，予防と管理を通じて特定・修正することを目的とした一連の介入」と定義している。そして現在ではいつか子どもをもつ予定があるかどうかにかかわらず，すべての女性と男性そして子どもが長期的な健康増進に貢献し，健康寿命の延伸につながるライフコースアプローチをめざすべきであるとされる。

このプレコンセプションケアでは，望まない妊娠，効果的な避妊，多量飲酒，喫煙などに加え，高血圧，糖尿病，うつなどの疾患，そして適正体重，葉酸摂取，運動が10の主要な指標

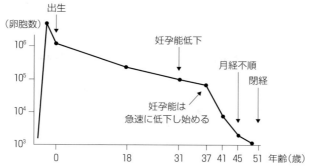

図3-17 加齢に伴う卵胞数の変化
〔Block E：Quantitative morphological investigations of the follicular system in women; variations at different ages, Act Anat (Basel) 14 (1-2)：108-123, 1952 より改変〕

とされている。最近では出産後の女性およびその次児の健康転帰を改善するために，次の妊娠までのケアを意味するインターコンセプションケアの重要性も認知されつつある。

従来，10組に1組のカップルが不妊であるとされていたが，近年不妊症が増加して，4.4組に1組は不妊治療経験があると報告されている。不妊が増加している背景には男女のライフスタイルが変化し晩婚・晩産化が進んでいることがあげられる。それにより子宮筋腫，子宮内膜症，子宮がん，乳がんなどの婦人科疾患が増えることや加齢による妊孕性の低下があげられる。また，初交開始年齢が低年齢化し性知識の乏しさから，クラミジア感染症をはじめとする性感染症の罹患や希望しない妊娠による人工妊娠中絶が増加し，それらが将来の不妊につながっている可能性が指摘されている。その他，現代社会のストレスから排卵障害や月経異常をきたしている場合や，食生活・嗜好品の影響も不妊の一因となっている。男性も精子数の減少やストレスによる勃起障害，射精障害などのトラブルを抱える人が増加している。

不妊の予防として，加齢に伴って原始卵胞数が減少することや，卵子は年齢とともに老化することを伝えていくことは重要である。キャリア開発を優先し，妊娠・出産を先送りしていて，気がついたときには40歳近くになり，不妊治療を余儀なくされる女性は多い。女性の妊娠出産の最も適切な時期は，25〜35歳であり，高齢になると妊娠しにくいことを思春期教育のなかで伝えておく必要がある（図3-17）[10]。

2）適正体重と「やせ」

わが国は，世界中の美味しい食べ物が集まって，いつでも買える，そんな飽食の国であるとのイメージがあるが，実は20代，30代女性の栄養失調が問題となっている。一般的に体格指数BMI（体重kg÷身長m^2）で18.5未満を「やせ」と判断するが，2019（令和元）年の「国民健康・栄養調査報告」によると，「やせ」に該当する成人女性は全年代平均で約1割，20代・30代女性では約2割を占める。こうした状況にもかかわらず，彼女らはもっとやせたいと望んでいる。

「日本人の食事摂取基準（2020年版）」によると身体活動レベルⅡ（ふつう）の20代女性の1日の推定エネルギー必要量は2,000 kcalなのに，平均エネルギー摂取量は1996（平成8）年で1,836 kcal，2019年で1,600 kcalと推移している。

成人女性の「やせ」の割合を国際比較したデータ（2016年）でみても，BMI 18.5未満の「やせ」の全女性の割合は，アメリカ，カナダ，北欧，EU諸国が5％以下であるのに対し，日本は10％でアフリカのナイジェリアと同じぐらいである[11]。

やせた若い女性は標準体重の若い女性に比べて，体重が少ないだけでなく，筋肉量が少なくその質も低下しており，身体活動量が少ないことがわかっている。そしてインスリン抵抗性（血糖値を下げるインスリンの効きにくさ）が肥満者以上に生じており，やせているのに肥満者と同じ代謝異常に陥っていることがわかっている（表3-2)[12]。こうした女性には潜在性鉄欠乏が生じ，低体温や月経異常が起こってくる。鉄分は酸素を運ぶヘモグロビンだけでなくコラーゲンや筋肉のミオグロビンの構成成分であるため，不足すると肌がかさつく，張りがなくなる，爪が割れやすくなる，肩のこりや青あざができやすいなどさまざまな影響が出現する。

3) 適切な栄養指導と妊娠しやすい身体づくり

a. 低栄養による生まれてくる児への影響

日本では2,500g未満で生まれる「低出生体重児」の割合が1970年代以降増え始め，2005（平成17）年から最近まで約10％になっており，これは日本人女性がやせている割合と同様，先進国のなかで最悪の状況である（図3-18)[13]。これは妊娠前の日本人女性がやせすぎていること，また妊娠した後も必要なエネルギー摂取量が不足していることが原因とされている。

この栄養不足の胎児は，胎内環境での飢餓状態に適応するような体質をもって生まれるため，出生後の過剰な栄養，運動不足，ストレスなどの環境要因が加わることで2型糖尿病，本態性高血圧，脂質異常症，虚血性心疾患などの生活習慣病のリスクが高まっていく。これはイギリスのデビッド・バーカー博士らが「出生体重が小さいと成人になってから心筋梗塞のリスクが高くなる」という疫学調査結果を報告したことによる。さらに博士は，子宮内で胎児が低栄養状態に曝されるとエネルギーをためこみやすい体質に変化し，生活習慣病の発症が遺伝子にプログラミングされることになるという「胎児プログラミング仮説」を提唱し，それが現在DOHaD学説（Developmental Origins of Health and Disease/生活習慣病胎児期発症起源説）へと発展した。

表3-2 やせた日本人若年女性耐糖能異常の割合

	標準体重の日本人若年女性	やせた日本人若年女性	参考：米国の肥満者
年齢	22.6歳	23.6歳	19～34歳
体格指数（BMI）	20.3	17.4	30以上
耐糖能異常の割合	1.8%	13.3%	10.6%

〔Sato M, Watada H, et al: Prevalence and Features of Impaired Glucose Tolerance in Young Underweight Japanese Women J Clin Endocrinol Metab 106 (5): e2053-e2062, 2021〕

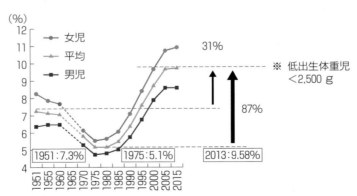

図3-18 低出生体重児の割合
（「母子保健の主なる統計」より）

妊娠前からの「やせ」と妊娠中の低栄養が児の栄養不足をもたらし，その児が大人になって妊娠するときにその影響が再び出るという3代先まで続く影響を私たちは理解したうえで，若い女性に適切な栄養指導をしなければならない。

昨今，子どもの発達障害が増えているとされており，原因についてさまざまな疫学的調査があるが，出生体重が軽くなるほど自閉スペクトラム症（ASD）の発症が増えることが認識されている[14,15]。ほかに低出生体重が注意欠如・多動症（ADHD）との関連，統合失調症，思春期のうつの危険因子になることもわかっている。

b．現代女性がしっかりとりたい栄養素

一般的にどれぐらい卵巣内に卵子が残っているかの指標となる AMH（抗ミュラー管ホルモン）は，BMI 18.5 以下の場合有意に平均の女性より減少していることがわかっている[16]。また著者は，総コレステロールと AMH の平均値を調べた研究で，総コレステロールが低いほど卵巣予備能が低下していることを明らかにしている（図3-19）[17]。

- **タンパク質**：血中コレステロールは，エネルギー摂取量およびタンパク質や脂質の摂取量と関係するため，若い女性が将来妊娠を希望するためには，必要なエネルギーを十分とることが大切であり，「日本人の食事摂取基準（2020年版）」では1日50g以上のタンパク質摂取が推奨されている。このタンパク質は蓄えられないので，毎食均等にとることが大切で，特に朝食のタンパク質不足は筋肉量低下をもたらすことがわかっている。

- **葉酸**：神経管閉鎖障害は，脳や脊髄のもとになる神経管が開いたままになる先天異常で，二分脊椎症と無脳症がある。妊娠前から葉酸を摂取すると二分脊椎症の比率が減少するという疫学的調査から，欧米ではシリアルなどの小麦製品への葉酸添加を法制化し，サプリメントからの葉酸摂取を徹底したことで先天異常が急減してきた。しかしながら日本では，2000（平成12）年に厚生労働省（以下，厚労省）が葉酸摂取の注意を喚起しているにもかかわらず，二分脊椎症の発症率が1万あたり5人で，30年前に比べ増えている。

  葉酸が不足すると体内に悪玉アミノ酸であるホモシステインが増え，血栓が生じやすくなる。妊娠中の重篤な合併症，常位胎盤早期剥離や妊娠高血圧症候群，早産にも関連していることが判明し，注目されている。葉酸摂取で流産の予防[18]や産後のうつ予防[19]，そして児の自閉スペクトラム症の発症リスクを下げるという報告もあり，葉酸を妊娠前から妊娠中，そして産後まで服用したほうがよいとされる。日本人は葉酸を活性葉酸にする酵素（MTHFR）の働きが遺伝子的に弱い者が多く，それらの女性は1日400μgの葉酸サプリだけでは足りないこともわかり，厚労省は推奨量の改善を計画している。

- **ビタミンD**：ビタミンDは腸管からのカルシウム吸収を促進し，骨や歯を強くするが，多くの日本人女性は日光に当たらず，魚の摂取も少なくなっており，ほとんどの女性で不足している。そのため完全母乳栄養の新生児はビタミンD欠乏症のためくる病を発症してしまう。人工乳だと防げるとされるが，母親は妊娠前からビタミンDを摂取することが大切である。

- **鉄**：鉄を含む食品は，レバーやひじき，ほうれん草などが有名であるが，赤身の肉や魚に

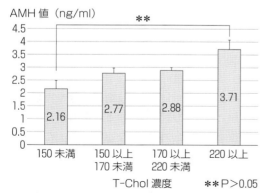

古賀文敏，2017年生殖医学会発表「O-35 抗ミュラー管ホルモンは，総コレステロールと相関する」

図3-19　総コレステロールとAMHの関係

多く含まれているので，ダイエット中や菜食主義などの食生活では不足することが多い。一般的には赤血球中のヘモグロビンで貧血かどうか判断されるが，鉄は前述したようにコラーゲンやミオグロビン，脳内の神経経路などになくてはならないものであり，隠れ貧血をフェリチンで判断する。月経前の頭痛，肩こりがひどい場合，打ち身の自覚がないのに青あざができたり，化粧ののりが悪く，肌のつやがないなどの自覚がある場合は，ヘモグロビンだけでなくフェリチンを計測したほうがよい。妊娠では，鉄の必要量がかなり増えるので，鉄については妊娠前から十分摂取しておくことが必要である。

●**亜鉛**：亜鉛不足によって，貧血や味覚障害だけでなく，肌荒れや抜け毛などの美容面，免疫機能の低下，男性不妊などさまざまな影響がある。亜鉛は細胞分裂やタンパク質合成に必須であるため，胎児や乳児の成長にも不可欠で，妊婦は上述の鉄と同様，亜鉛も不足しやすい。

●**n-3系脂肪酸**：数ある脂質のなかで n-3系脂肪酸と n-6系脂肪酸は体内でつくられず食事からとることが必要な必須脂肪酸である。大豆油やコーン油などの植物油（リノール酸）などに含まれる n-6系脂肪酸は日常的に摂取できている。一方，魚介類（DHAやEPA）や亜麻仁油（αリノレン酸）などに含まれる n-3系脂肪酸は，若々しい血管を維持し，アレルギーなどの炎症を抑える働きがあるため，意識的に摂取したい。また，心の健康という面から，妊娠中 n-3系脂肪酸を摂取すると産後うつになりにくく，子どものIQが高かったというデータもあり，妊娠前から妊娠後まで積極的にとりたい栄養素である[20]。

著者は，妊孕性を高める「女性に優しい生活8カ条」[21]，と「精子を守る10カ条」を指導している[22]。

●**女性に優しい生活8カ条**：①月経管理を含めた健康管理，②思春期からのライフプランづくり，③禁煙・適酒，④早寝早起き健康睡眠，⑤食事はゆっくりバランスよく野菜から，⑥性感染症の予防，⑦身体を動かし心地よい汗を，⑧自然にふれて心の健康

●**精子を守る10カ条**：①禁煙，②ブリーフよりもトランクス，③飲酒は適量に，④長風呂・長サウナは控える，⑤自転車・バイクに乗りすぎない，⑥放射線に要注意，⑦育毛薬を飲まない，⑧規則正しい生活，⑨膝上でノートパソコンを使わない，⑩禁欲しすぎない

7. 生殖技術の進展と倫理的問題

不妊症の治療で最も画期的なことは，1978年イギリスのステプトーとエドワーズによって初めて体外受精-胚移植（IVF-ET）が行われ，元気な女児が誕生したことである。それ以来，不妊治療の進歩は目覚ましく，これらの技術は，生殖補助医療（ART）と総称され，もはや全世界に広く普及している。さらに，女性の初婚年齢の高齢化によって不妊治療を希望する女性は増加しており，それに伴ってさまざまな倫理的問題も発生している。

日本産科婦人科学会のまとめで，2021（令和3）年に体外受精で生まれた子どもの数は，前年から9,416人増え，過去最多の6万9,797人となった。「人口動態統計」で2021年の出生数は81万1,622人だったので，11.6人に1人が体外受精で生まれたことになる。治療件数は，2016年以降は45万件前後で横ばいだったが，2021年は過去最多の49万8,140件となった。年齢別では，39歳が3万9,631件と最も多く，40歳，41歳と続いている。

このように体外受精の技術は，今や不妊治療の中核としての役割を確固としたものにし，日常診療上不可欠の領域となっている。このような生殖医学の急速な進歩は，倫理面から未解決な多くの問題を提示している。例えば，男女の産み分け，代理母，卵子提供，胚生検，減胎手術，精液の商品化などの問題がある。これらはいずれも脳死や臓器移植と同様に生命倫理に直

結した問題で，将来の人類の存在に大きな影響を与える危険があるため，慎重な対応が求められる。

1）生命の起源に関する考え方

受精卵の廃棄，着床前遺伝学的検査（PGT；preimplantation genetic test），研究目的の余剰胚の利用，胚性幹細胞（ESC；embryonic stem cell）作製への提供などに関して，「いつから人なのか」という課題に直面しており，世界で見解が異なっている。

2）配偶子提供

非配偶者間人工授精（AID）は日本では1948（昭和23）年から行われ，1万人以上のAID児が出生していると推測されている。これに対して卵子提供は体外受精により初めて可能となった技術である。現在では精子提供と同様に卵子提供を認めている国が多いが，日本ではまだ認められていない。2021年3月に「生殖補助医療の提供等及びこれにより出生した子の親子関係に関する民法の特例に関する法律」が施行され，「自己以外の女性の卵子（その卵子に由来する胚を含む）を用いた生殖補助医療により子を懐胎し，出産したときは，その出産した女性をその子の母とする」および「夫の同意を得て，夫以外の男性の精子（その精子に由来する胚を含む）を用いた生殖補助医療により懐胎した子」については，「その子が嫡出であることを否定することができない」とした。初めて配偶子提供による生殖補助医療による親子関係が規定されたことで，日本においての実施についても近く法律が定められる動きがある。

3）代理懐胎・代理出産・代理母

体外受精で得られた胚を第三者に移植し，妊娠する代理懐胎は，妊娠・分娩に伴うリスクをすべて引き受けることになり，日本産科婦人科学会の会告で禁じられている。世界的には貧困ビジネスとしての側面もあり，富裕層の夫婦が発展途上国の女性に依頼し高額のお礼が渡ることが許されるのかという議論がある。

4）子宮移植

代理懐胎の問題を解決する1つの方法として，子宮移植が提案され，2014年にスウェーデンで世界初の移植子宮からの生児が誕生した。現在は16か国19施設で92例の子宮移植が実施され，49人の児が誕生している（2022年10月現在）。日本では2021年7月に日本医学会が「子宮移植倫理に関する検討委員会報告書」を明らかにし，「最善の準備を整えたうえで，生体からの子宮移植を，症例数を少数に限定して，臨床研究として実施することを容認する」とした。

5）LGBTQ＋の家族形成

性的少数者であるLGBTQ＋は，性の多様性を示すが，世界各地で人権侵害や差別，迫害を受けてきた歴史があるなか，2010年ニューヨークで演説を行った国連事務総長は，世界各地での同性愛の犯罪指定解除と，LGBTQ＋の人々に対する暴力や差別に対して取り組む措置を求めた。LGBTQ＋の存在を考慮した社会の取り組みが少しずつ行われる一方で，戸籍，結婚，家族形成に関しては今なお多くの障害がある。特に家族形成に関しては自然に妊娠することが難しい女性同士やトランスジェンダーのカップルが，ドナー精子を用いた人工授精や体外受精を行うこともある。また，男性同士やトランスジェンダーのカップルが卵子提供を受け，体外受精にて作成した胚を代理母の子宮に移植することも考えられる。さらに，性別適合手術を受ける前に自身の卵子や精子を凍結保存で使うことも考えられるが，日本では未だ法整備がなされていないのが現状である。なお，婚姻制度では，2021年の法令で事実婚であっても，体外受精の保険適用を認めている。

6）出自を知る権利と家族関係の複雑化

第三者の精子や卵子の提供などによって子を授かることが技術的に可能となり，生まれてく

52 第3章 産む性・産めない性・産まない性

る子にとっては生み・育ての親のほかに遺伝上の親が存在する。体外受精が始まった当初は生まれた子が，その事実を知らされずに育っているケースが少なくなかったが，2000年代に入り第三者の精子を使った人工授精（AID）で生まれた子たちが親の病気や離婚，血液検査などで突然その出自を知ることが増えてきた。しかし，それまでドナーについて秘密裏で行われていたため実際に遺伝上の親が判明することはかなり難しい。海外でも出自を知る権利保障の動きがあり，新しい生殖補助医療法についても条件付きで認められる方向である。

子どもが大きくなってからよりも，幼い頃から少しずつ伝えて，成長段階に応じて話す内容を広げることが有効だといわれている。子どもが望まれて産まれてきたと感じられるよう，親の告知を支える体制を整えることも大切である。

また，AIDS感染精子の混在の問題や，海外では人工授精施行の医師が自己の精子を使用する事件，精子提供者が親権を出生児に主張して訪問権を獲得した事件も起きている。さらに，精子を商品化し，これが売買されている現実もある。男性から性別変更して女性になり，同性の女性との間に男性だったときの保存していた精子を用いて妊娠したという事案もある。

一方，卵子提供はその提供回数に制限がないので，すでに10回以上の提供者もあり，これは将来，近親結婚の可能性として発展することも考えられる。

母体提供についても，すでに代理母の母権主張事件が起きている。いずれも従来の妊娠・出産に関する夫婦や親子関係では説明ができない複雑な児の誕生経過がみられるようになってきた。

また，これまでの生殖倫理観では考えられない問題として，閉経期以後の女性の人工妊娠がある。アメリカやイギリスでは年齢制限を45歳としているが，日本は50歳であり，イタリアのアンティノリ医師はすでに50歳以上の女性47人に分娩を行わせ，最高は実に63歳で

あったという。そして彼は，理論的には70代でも妊娠が可能であるという。

男性は60歳以降のかなり高齢になっても受精能力を有していて，このような高齢者の児が生まれた場合，父親は高齢者施設に入る間際になることも多く，子どもの成長や養育に対する責任もあり，一部の富裕層のみが高価な医療によって自己満足を得ることに対する批判もあるという。

イギリスでは，人工妊娠中絶の胎児を利用して受精卵を作成することが提案されたが，胎児組織は法的に規制がないため，その乱用・悪用の危険があり，その研究は禁止された経緯がある。

ステプトーとエドワーズらによる体外受精の成功は，不妊症で悩む多くの人びとに福音を与えたが，人間のあくことのない研究心は生殖生理について多数の知見や新しい方法論を開発し，人間の倫理観がもはや追いつかない状況になっている。今後さらに方法論が先行していくと，長い人類の歴史のなかで禁じられてきた近親結婚的な生殖形態が増加し，今後の人類の健全な子孫の継承や繁栄が困難になることも予想される。

2006（平成18）年10月，子宮を摘出して子どもを産めなくなった30代の女性に代わり，その女性の卵子を用いて50代の母親が妊娠・出産していたことが報じられた。これは祖母が孫を産む形の代理出産であり，アメリカやイギリスではすでに4例実施されていたが，わが国では初めてのことであった。生まれた子どもは，遺伝上は卵子を提供した女性の子どもだが，出産という行為からみれば女性の弟妹に当たり，家族関係を極めて複雑にすることになり，この出産をめぐり生殖医療のあり方や，法律の整備について議論され，同年11月30日に法務大臣と厚生労働大臣が日本学術会議に対して代理出産の是非や基本的なルール，民法上の親子関係のあり方などについて審議を要請している。

昨今の倫理的問題として大きな話題になった

のは，精子凍結後に女性に性別変更した男性が，変更前に凍結した自分の精子を用いて同性愛の相手の女性に体外受精で妊娠した事例の親の権利が認められた案件である。同様なことは今後，凍結卵子においても考えられる。これらの凍結精子・卵子の使用においては，親の権利など非常に複雑な問題が派生している。遺伝上の親であることは確実であるが，ゲイの2人の父親とレズビアンの2人の母親が両親として存在するケースでは，非常に複雑な家庭環境になる。当事者の認識の問題と子どもへの説明などに関する倫理的問題への対応が急がれる。

さらに，他人の精子を用いた体外受精で出生した子どもの出自を知る権利についても未解決であり，今後の精子や卵子の提供に関する倫理指針も明確にしておく必要がある。このように，生殖医療技術の進歩が，人としての倫理観を逸脱することなく，正しいコンセンサスのなかで進展していくことが望まれる。

倫理に対する基本的な考え方は，生まれてくる子どもの人権を守り，関係する当事者の個人の選択する権利が他者に害を与えることを防ぐことにある。さまざまな事案があるが，決して同じものはない。1つひとつの事案に込められている当事者の思いを考慮しつつ，そのことを実施することで害を被る人はいないのか，当事者は本当に真剣に考えて選択しているのか，結果として関係者のすべての人の権利は守られるのかを真剣に考える必要がある。

C. 産まない性

▍1. 性と生殖における女性の権利

1) 女性の生き方とリプロダクティブ・ライツ

1994年9月エジプトのカイロで開かれた国際人口開発会議（通常カイロ会議と呼ばれている）を契機に，女性の生き方のなかで重要な比重を占める性と生殖について，女性の健康と権利として位置づけることが提唱され，広く世界で支持されている。この問題の根底には，これまでの時代は，女性が男性の従属的存在として生きてきた歴史的経緯がある。性と生殖の問題は，これまでわが国においては，家父長的な社会道徳や宗教，法律，人口政策，優生政策などの枠のなかで論じられてきた。このカイロ会議において，性と生殖をリプロダクティブ・ヘルス（reproductive health）とリプロダクティブ・ライツ（reproductive rights）として性に関する健康や女性に対する暴力まで含む広い概念として提唱され，これは具体的なサービスの内容までも意味する画期的なものである。

2) リプロダクティブ・ヘルス/ライツとは

リプロダクティブ・ヘルスとは，生殖のシステムおよびその機能とプロセスにかかわるすべての事象において，たんに病気や障害がないということではなく，身体的・精神的・社会的に完全に良好な状態（well-being）にあることをいう（表3-3）。

①男女とも自分が選んだ家族計画の方法と，その他の合法的な出生調節の方法について，その情報と手段を入手する権利。

②家族計画の方法は，安全で効果があり，無理なく支払える利用しやすいものであること。

③女性が安全に妊娠・出産できるよう，また

表3-3　リプロダクティブ・ヘルス

> 定義
> 　生殖の過程に病気や異常が存在しないだけでなく生殖過程が身体的，精神的および社会的に完全に良好な状態をいう
> 　　　　　　　　　　　　　　　　　　（Fathalla, 1991）
>
> 基本的4大要素
> 　1. 女性自らが妊孕性を調節し，抑制できること
> 　2. すべての女性にとって安全な妊娠と出産を享受できること
> 　3. すべての新生児が健全な小児期を享受できること
> 　4. 性感染症のおそれなしに性的関係をもてること
> 　　　　　　　　　　　　　　　　　　（Sciarra, 1993）

54 第3章 産む性・産めない性・産まない性

表3-4 リプロダクティブ・ライツ

> 1. すべてのカップルと個人が，自由にまた責任をもって子どもの数と産む時期，産む間隔を決めること
> 2. そのために必要な情報と手段を入手すること
> 3. 性と生殖に関する最良の健康を得ること。人には，差別や強制や暴力を受けず，自由に産むか産まないかを決める権利がある
>
> (行動計画第7章)

カップルが健康な乳児をもてるよう，適切なヘルスケア・サービスを受ける権利。

④リプロダクティブ・ヘルスケアには，セクシャル・ヘルス（性に関する健康）も含まれるが，その目的は人生や人間関係を高めることにあり，たんに妊娠・出産や性感染症に関するカウンセリングとケアにとどまるものではない（行動計画第7章）。

リプロダクティブ・ライツはすべてのカップルと個人の基本的権利で，各国の法律や国際文書で認められた人権のなかに含まれる。それは表3-4に示す内容を意味している。

以上はカイロ会議での行動計画に示されたものである。

3) リプロダクティブ・ヘルス/ライツの重要性

性と生殖に関することは男女両性にかかわることであるが，特にそれが女性にとって重要であることは以下の点からいえる。

①妊娠・出産・人工妊娠中絶の肉体的・精神的負担を負うのは女性である。

②世界的にみて，避妊は多くの場合に女性が行っている。したがって避妊の副作用によるリスクを負うのも女性である。

③女性の生殖器が体内にあることや女性の社会的地位が低く，診断・治療が遅れることなどの理由から，性感染症，HIV/AIDS の症状は，一般に女性のほうが深刻である。

④不妊に関しても，女性のほうが男性より精神的・社会的プレッシャーを受けやすい。

⑤女性の健康は子どもの健康にも直接的な影響を与える。

⑥女性にはジェンダー（生物学的性差ではなく，社会的・文化的につくられた性差）によるさまざまな差別や不公平がある。

4) 国連の女性の人権に関する活動

これまでの国連の活動を整理すると以下のようになる。

①1968年，国際人権会議（テヘラン）でテヘラン宣言が採択され，「両親は子どもの数と出産の間隔を自由にかつ責任をもって決める基本的人権をもつ」とうたわれた。

②1974年，世界人口会議（ブカレスト）で「世界人口行動計画」が採択され，「すべてのカップルと個人が子どもの数と産む時期，産む間隔を決めること……」とうたわれた。

③1975年，国際女性年会議（メキシコシティ）で，「人間の身体は女性であれ男性であれ侵すことはできず，それを尊重することは人間の尊厳と自由の基本である」とうたわれた。これは「私のからだは私のもの」「身体の自己決定権」につながるものであるといえよう。

④1979年，女性差別撤廃条約が国連総会で採択され，日本は1985年にこれを批准した。条約では「子どもの数と出産間隔を自由に決める権利」と「女性に対する差別となる既存の法律等の修正または廃止するための措置」について明記されている。

⑤1984年，国際人口会議（メキシコシティ）で，女性の役割と地位向上が独立した項目として取り上げられた。

⑥1992年，国連環境開発会議（リオデジャネイロ）で，開発と女性の問題に焦点があてられた。

⑦1993年，世界人権会議（ウィーン）で，ウィーン宣言と行動計画が採択された。女性が生涯を通して健康であることが重要であり，ヘルスケアと家族計画サービスに対する女性の権利が再確認された。

⑧1993年，女性に対する暴力撤廃宣言が，国連総会で採択された。肉体的・精神的・性的暴力などあらゆる形の暴力が含まれ，家庭内や社会で起きるもの，国家によるものすべてを対

象としている。

⑨1994 年，国際人口開発会議（カイロ）の行動計画に，リプロダクティブ・ヘルス/ライツの基本的行動が盛り込まれた。

⑩1995 年，社会開発サミット（コペンハーゲン）で，リプロダクティブ・ヘルスケアがプライマリ・ヘルスケアのシステムを通して誰にでも入手できるようにすることなどをうたっている。

⑪1995 年，第 4 回世界女性会議（北京）は「平等，開発，平和への行動」をテーマに，「法律や制度の平等」から「結果の平等」を目指して開かれた。女性に関して，貧困，教育と訓練，健康，暴力，経済，権限，メディアなど 12 の重要課題が取り上げられ，「行動綱領」が採択された。

⑫2000 年，国連特別総会「女性 2000 年会議」がニューヨーク国連本部において開催された。1995 年の第 4 回世界女性会議において採択された「北京行動綱領」採択 5 年後の実施状況を検討・評価するとともに，同行動綱領の完全実施に向けた戦略について協議する目的で開催され，各国の決意表明や理念をうたう「政治宣言」と北京行動綱領の実施促進のため，「更なる行動とイニシアティブに関する文書」を採択した。

⑬2005 年，第 49 回国連婦人の地位委員会がニューヨーク国連本部において開催された。1995 年の第 4 回世界女性会議において採択された「北京行動綱領」採択 10 年目，女性 2000 年会議より 5 年目を記念するハイレベル会合として「北京宣言及び行動綱領」および「女性 2000 年会議成果文書」の実施状況を検討評価した。宣言文と 10 本の決議がなされた。

2014 年 3 月，第 58 回国連婦人の地位委員会がニューヨーク国連本部において開催された。「女性及び女児に対するミレニアム開発目標（MDGs）実施における課題及び成果」が採択され，以下の決議がなされた。

決議

ア）「自然災害におけるジェンダー平等と女性のエンパワーメント」決議（日本提案，日本を含む 79 か国が共同提案国）。下記の点を強調するとともに，第 3 回国連防災世界会議（2015 年 3 月），兵庫行動枠組の後継枠組（HFA2）策定，ポスト 2015 開発アジェンダ策定，世界人道サミットを見据えて強化，補足したものとなっている。

・女性のセクシュアル・リプロダクティブ・ヘルスケア（性と生殖に関する健康）へのアクセスの必要性
・家をなくし避難を余儀なくされている女性の脆弱性
・あらゆる段階における女性の参画
・災害から回復する力を持つ社会の構築
・データ収集の重要性。

イ）パレスチナ女性の状況及びその支援
ウ）紛争下で捕虜とされた女性・児童及び拘置された者の釈放
エ）女性，女児と HIV 及び AIDS

⑮2015 年 9 月，国連持続可能な開発サミットがニューヨーク国連本部において開催された。150 を超える加盟国首脳の参加のもと，その成果文書として，「我々の世界を変革する：持続可能な開発のための 2030 アジェンダ」が採択された。その目標が，ミレニアム開発目標（MDGs）の後継であるところの，17 の目標と 169 のターゲットからなる「持続可能な開発目標（SDGs）」である。そのなかの目標 5（ジェンダー平等を実現しよう）が女性に直接的に関係している。

⑯2024 年 3 月，第 68 回国連女性の地位委員会がニューヨークの国連本部において開催された。

以上，約 50 余年の国連の動きの一部である。これらをみても女性のさまざまな権利が国際的に行動化されたのは決して古いことではない。まだまだ，女性や子どもの人権は十分に守られているとはいえない。これらが価値観として根づくにはさらに今後の努力が必要である。表 3-5 にわが国のリプロダクティブ・ヘルスの主

表3-5　わが国のリプロダクティブ・ヘルスの主な指標

平均寿命	2023年　男性　81.09歳　女性　87.14歳
合計特殊出生率	2015年　1.46　　2023年　1.20
初婚年齢	男性　2015年　31.1歳　　　2023年　31.1歳 女性　2015年　29.4歳　　　2023年　29.4歳
大学・短大進学率	2012年　55.6%　　　2023年　57.7%
雇用者に占める女性の割合	1975年　32.0% 1994年　38.8% 2004年　41.1% 2014年　43.5% 2022年　44.9%
婚姻率	1975年　8.5　　1995年　6.4　　2023年　3.0
離婚率	1975年　1.07　　1995年　1.60　　2023年　1.19
婚姻件数	2023年　6,262組
離婚件数	2023年　2,511組

な指標を示す。

5) リプロダクティブ・ライツの確立に向けての努力事項

- **性と生殖に関する一貫した価値観の形成と系統的な教育**：思春期から更年期までの生殖年齢を中心に，性と生殖に関する一貫した教育を実施する。そのなかで産む自由，産まない自由を考えた避妊に対する正確な知識を与え，個人が自己決定できる情報を提供する必要がある。また，性を生殖性，連帯性，快楽性という三側面からとらえ，人間としての尊厳のもとに性生活が営めるような環境づくりを進めていくことが大切である。

  女性が自分の身体についての知識をもち，思春期から心身両面の成長をはかるような支援体制が必要である。

- **女性特有の病気に対する対策**：月経困難症や更年期障害，女性器疾患などをはじめ，老化に伴う骨粗鬆症や尿失禁の問題などは，かつては成長・加齢に伴う仕方のないことだとあきらめて生活していた。しかし，今後は女性のQOLの向上を目指した対策が必要である。

- **性感染症の問題**：性交渉を介して感染する疾病に対して予防教育を徹底する。

- **人工妊娠中絶の予防と避妊指導の徹底**：女性が主体的に避妊を実行するように啓発していく。また，人工妊娠中絶が合法化されない国での合法化の促進が必要であろう。

- **不妊と生殖技術における生命倫理の確立**

- **障害者の性の問題**：障害者の基本的人権として今後の検討課題である。

- **労働問題と女性の健康**：家事，育児に関しては，もっぱら女性の仕事とされてきた経緯がある。1999（平成11）年，労働基準法が改正され，女性が男性と平等に時間外労働や深夜労働に従事するようになった。しかし，現実には，職場や家庭において従来からの女性の家事的な仕事に対する期待感は残っている。男女平等の観点から，再度身体的な違いを踏まえた平等を考えていく必要がある。

- **高齢社会のなかでの介護問題**：年老いた親の介護が，妻や嫁の仕事とされ，重責を担っている女性が多い。介護している女性も高齢であるケースも多く，過労で健康を害する場合もある。また，高齢者に対する虐待の問題もあり，高齢社会における問題は女性の健康問題とともに介護のあり方など，多くの課題を包含しており，早急な支援体制づくりが求められている。

2. 人工妊娠中絶

1) わが国における人工妊娠中絶の適応

現在，わが国では，母体保護法（平成8年9月，法律第105号優生保護法から名称変更一部改正）第14条のもとで次の事項に該当する場合は，本人または配偶者の同意を得て，人工妊娠中絶を行うことができるとしている。

①妊娠の継続又は分娩が身体的又は経済的理由により母体の健康を著しく害するおそれのあるもの。

②暴行若しくは脅迫によって又は抵抗若しくは拒絶することができない間に姦淫されて妊娠したもの。

前項の同意は，配偶者が知れないとき若しくはその意思を表示することができないとき又は妊娠後に配偶者が亡くなったときには本人の同意だけで足りる。

2) 人工妊娠中絶の動向

厚労省の統計[23]によると，2022（令和4）年度の人工妊娠中絶数は122,725件であり，1955（昭和30）年1,170,143件をピークに減少している。全妊娠に対する中絶の比はほぼ2.7：1で推移していたが，1995年以降はほぼ3.5：1となり，やや減少はしているものの中絶がまだまだ多いことを物語っている。また，20歳未満では出産数は横ばいであるが，中絶件数は減少している。

3) 人工妊娠中絶の方法

人工妊娠中絶は，子宮のなかに着床した胎芽（胎児）およびその付属物を人工的に母体外に排出することをいい，その術式は妊娠週数によって異なる。

(1) 早期妊娠中絶法

●**子宮頸管の拡張**：一般に，金属製の拡張器（ヘガールなど）によって拡張する急速拡張法と，ラミナリア桿などを使用する緩徐拡張法がある。妊娠週数により拡張する程度の基準があり，胎盤鉗子を使用する場合は妊娠8週でヘガールでほぼ10～12号，妊娠12週で12～15号である。スーパーサクションによる吸引法の場合，これよりやや少ない号数でもよい。

●**子宮内容除去術**：胎盤鉗子とキュレットを用いるD&C法（dilatation and curettage）と，電動式あるいは手動式の吸引器を用いて子宮内容物を吸引除去するD&E法（dilatation and evacuation）がある。電動式をEVA（electric vacuum aspiration），手動式をMVA（manual vacuum aspiration）と呼ぶ。D&C法は，子宮頸管を拡張した後，左手で子宮頸部を有鉤鉗子で手前に引き，胎盤鉗子を閉じたまま子宮腔の方向に沿って挿入し，胎囊や絨毛膜などの成分を挟んで徐々に牽引抜去する。

D&E法は，陰圧を利用して挿入した吸引管を通して内容を排出するものであり，D&C法に比べ子宮腔癒着や子宮内膜の菲薄化などが起こりにくい。WHOやアメリカ，イギリスなどでの安全な中絶に関するガイドラインではD&C法は推奨されていない。

●**薬物による人工妊娠中絶**：海外では，ミフェプリストンとミソプロストールを用いた薬物法（メフィーゴ®パック）による人工妊娠中絶が，子宮に器具を入れることなく，子宮にも精神的にも負担が少ない方法として取り入れられていた。WHOも安全な中絶法として経口中絶薬を推奨してきており，2023（令和5）年4月より日本でも経口中絶薬が新しく承認されている[24]。

ミフェプリストンは選択的プロゲステロン受容体調節薬の1つで，妊娠の維持に必要な子宮内膜や子宮筋のプロゲステロンの作用を阻害する。ミソプロストールはプロスタグランジンE_1製剤で，子宮収縮や頸管熟化の作用を有している。

妊娠9週までの人工妊娠中絶ではミフェプ

リストン 200 mg を内服し，その 24～48 時間後にミソプロストールを舌下投与する。薬物法による人工妊娠中絶の成功率は 92～98％とされている。

この薬剤が処方できる医療機関は母体保護法指定医で入院可能な医療機関・診療所に限られている。

（2）中期妊娠中絶法

中期中絶は，妊娠の安定した時期の中絶であり，胎盤血行の確立や胎児の成長などがあり，中絶が困難な時期である。また入院日数の延長，経済的負担の増加など問題が多い。

● **子宮頸管の拡張**：中期中絶の場合は，原則としてラミナリア桿などによる緩徐拡張法を用いる。

ヘガールで拡張した後，妊娠週数に応じてラミナリア桿などの数本を頸管内に挿入する。ガーゼタンポンを挿入して約 24 時間後に抜去し，開大が不十分であれば再度ラミナリア桿などを挿入して拡張をはかる。

● **メトロイリンテルの挿入**：各種のメトロイリンテルを子宮腔内に留置して，その機械的刺激により陣痛を誘発し，頸管を拡張して内容を娩出させる方法である。

メトロイリンテルまたはコルポイリンテル内に 150～350 mL の滅菌蒸留水を入れて膨らませ，100～400 g の錘をつけて牽引する。陣痛開始後は自然脱出にまかせる。

その他，類似したものにブジー法，バルーン法などがあるが，現在はあまり用いられない。

● **薬物的誘導法**：種々の適応で行われる分娩誘発法に準じ，薬物により子宮の収縮を促す方法であるが，従来，この時期に有効な薬剤は乏しかった。しかし，中期中絶はプロスタグランジン E_1 腟錠（プレグランディン® 腟坐剤）の登場により著しく容易になった。使用法は本剤を後腟円蓋部に挿入する方法である。3 時間ごとに 1 錠挿入し，5 錠まで用いる。頸管拡張が十分行われていると効果的である。上記の器械的方法と併用されることが多い。

4）人工妊娠中絶の母体に及ぼす影響と支援

人工妊娠中絶の身体的影響には直接障害と後遺症がある。

直接障害：子宮頸管および体部の損傷（頸管裂傷，穿孔），出血，感染，内容遺残，麻酔による障害。

RPOC（retained products of conception）は，流産あるいは児娩出後の子宮内妊娠組織遺残物の総称で，胎盤遺残および胎盤ポリープであると定義されている。中期中絶や出産時の癒着胎盤後に起こる異常出血の原因となり，注目されている。

超音波所見として 10 mm 以上の子宮内膜の肥厚や腫瘤性病変を認め，カラードプラ法で子宮内腔や周囲子宮筋層に血流が確認される。経過観察のみで治療できることもあるが，時として子宮動脈塞栓術または子宮全摘術を選択せざるを得ない場合があり，その重篤性と管理の緊急性から知っておかなければならない合併症である。

後遺症：習慣流・早産，続発不妊症，子宮外妊娠，胎盤癒着，月経異常，不正出血，不定愁訴など。

精神的影響：中絶をしたことに対する罪悪感，胎児に対する哀れみ，次回妊娠に対する不安，性行為への嫌悪感，男性に対する不信感など。

妊娠した場合には，妊娠を継続するか否かについての自己決定を支援する。そして，人工妊娠中絶を選択した場合には，手術前後のカウンセリングを丁寧に行い，手術後の心身の良好な経過を送れるような支援が必要である。未婚であり，10 代で妊娠した場合は，その後の生活への影響が大きいのでカウンセリングが大切である（表 3-6，表 3-7）。

表3-6　若年で妊娠した場合のカウンセリング

> 1) 妊娠したことに対する不安な気持ちを受け止める
>   妊娠したことの受け止め
> 2) 妊娠を継続するか否かに関する相談
>   (1) 妊娠継続の影響について
>   生活・学業，学費の現状
>   自分の将来の夢
>   (2) 妊娠を継続するならばどうするか
>   ・親やパートナーと相談
>   ・育児への支援
>   ・育児は長期にわたる愛情や手間が必要（児童
>   虐待）
>   ・「私の赤ちゃん」感傷論ではないか
>   (3) 中絶する選択をしたら

表3-7　10代の人工妊娠中絶後のカウンセリング

> 1) 手術後の良好な予後を得るための指導
>   身体的負担の大きい授業　体育などに配慮（本
>   人の承諾）
> 2) 望まない妊娠をくり返さないための指導
>   避妊指導の必要性
>   従来の避妊法は何であったか
> 3) 心身ともに健康な状態を取り戻すためのケア
>   ・罪悪感として批判される行為ではない
>   ・中絶した女性の心情に対するパートナーの共
>   感と支持
>   ・女性の哀しみを和らげ将来への希望を回復
>   ・中絶を人生の糧とするような前向きの支援

5）人工妊娠中絶を受ける男女の心理

これまで，人工妊娠中絶については安全性と身体への影響に主眼がおかれ，その際の心の問題はどちらかといえば軽視されてきた。しかし，女性にとって人工妊娠中絶を受けることは身体的にも苦痛であるが，さらに精神心理的にも多大な影響を及ぼす。2008（平成20）年の「第4回男女の生活と意識に関する調査」[25]では，中絶を決めたときの女性の気持ちは「胎児に対して申し訳ない」45%，「自分を責める」16%，「人生において必要な選択」13%，「手術への不安」7%であり，相手の男性の気持ちは「相手に対して申し訳ない」22%，「胎児に対して申し訳ない」28%，「自分を責める気持ち」13%，「人生にとって必要な選択」11%，「手術への不安」2%，「相手への怒り」2%の順であった。また，2023（令和5）年の第9回の同調査[26]では，「胎児に対して申し訳ない気持ち」は女性50%，男性39.4%，「自分の人生に

おいて必要な選択である」は女性29.6%，男性18.2%，「自分を責める気持ち」は女性7.4%，男性12.1%であり，「相手に対して申し訳ない気持ち」は男性12.1%で女性はゼロであった。15年前と比較しても中絶する女性の気持ちは「胎児への憐憫・申し訳ない気持ち」が強く，自分を責めている。一方，「自分の人生において必要な選択」は約2倍以上となり，女性が主体的に自分の人生をとらえていることがうかがえる。

著者らの中絶した女性135名への調査では，妊娠と診断されたときの思いは「悩んだ」が60.7%，「戸惑った」27.4%，「驚いた」21.5%，その他「困った」，「嬉しかった」，「焦った」などの思いがみられ，複雑な気持ちで妊娠を受け止めていた。中絶に対する思いは「妊娠からの解放感」50%，手術前は「疼痛の不安」98.5%，「手術の不安」96.1%で，術後の不安は「漠然とした不安」81.3%，「訳もない不安」74.6%であった。術後は「安心した」57.5%，「気持ちが楽になった」52.2%，「赤ちゃんをダメにした」91.7%，「中絶した子どものことを考える」88.1%，「時々気持ちが落ち込む」75.0%，「気分が晴れない」65.9%であった。そして夫・パートナーとの関係は「性交が怖くなった」80.0%，「夫が優しくなった」71.1%であった[27, 28]。

中絶実施女性は，できれば中絶したくないという胎児への思いや手術への不安感を抱えて手術を受けており，術後の不安や憂うつ感が残っていることが明らかで，中絶により気分が楽になる，明るくなるは半数以下であった。中絶は女性のリプロダクティブ・ライツとして肯定されて妊娠から解放されたとはいえ，医療者は手術後も引き続きこれらの心理状態を考慮したきめ細かなケアを行っていくことが必要である。

6）中期中絶の実態

現行の法律では，人工妊娠中絶が許される妊娠週数は22週未満と規定されている。一般に，妊娠12週以降の中期中絶では子宮頸管の拡張と陣痛の誘発が必要となり，通常の分娩経過に

近い処置を必要とする。そのため身体的・精神的影響をはじめ，入院期間の延長による経済的な負担増もあり，初期中絶とはだいぶ様相を異にするものである。

厚労省の2022（令和4）年の人口動態統計によると，全人工妊娠中絶数12万2,725件中，妊娠12週以降の中期中絶の占める割合は6.0%であった[29]。

著者の厚生省の研究班でまとめた某診療所における1988（昭和63）年から6年間の成績では，総人工妊娠中絶数977例のうち中期中絶は100例で10.2%を占め，その77%が未婚女性であった。

7）人工妊娠中絶と避妊に関する調査成績

著者の都内某病院での人工妊娠中絶希望者に対するアンケート調査結果を示す。調査対象は，1985（昭和60）年から1998（平成10）年までの13年間で，人工妊娠中絶を希望した女性619名（未婚213名，既婚406名）である。中絶決定時の妊娠週数は未婚女性8.8±3.9週，既婚女性7.3±2.7週で，未婚女性に中絶時週数の遅延がみられた。中絶決定者は，未婚女性は59.6%が本人自身であり，既婚女性は69%がパートナーと相談していた。中絶の理由は，未婚女性では「結婚前の妊娠」51%，「希望しない妊娠」50%，「経済的理由」30%の順であり，既婚女性では「希望しない妊娠」39%，「健康上の理由」33%，「職業上の理由」24%などで，結婚の有無により，その理由がかなり相違していた（図3-20）[30]。

また，2023（令和5）年に家族計画協会が行った「第9回男女の生活と意識に関する調査」[26]によると，中絶の理由は「相手と結婚していないから」女性35.2%，男性30.3%，「経済的な余裕がない」女性9.3%，男性36.4%であった。

前調査[25]の従来の避妊法は，未婚・既婚女性ともにコンドーム，腟外射精，オギノ式の利用が多く，今回の中絶に至った妊娠時にもコンドーム，腟外射精，オギノ式などを利用していたといい，それらの避妊法の不確実性を示していた。今回妊娠時の避妊に対する評価は，未婚・既婚女性ともにパートナーは避妊に協力的で，「避妊は大丈夫と思った」が未婚女性は54%，既婚女性では49%にみられた。そして，未婚女性は43%，既婚女性は19%が「感情に任せた」と答えていた。著者の所属した科でも

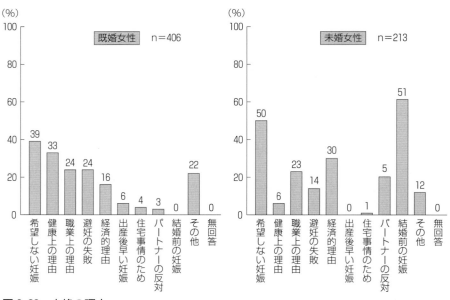

図3-20　中絶の理由

未婚者の中絶数が増加し，人工妊娠中絶はいずれにせよ望まない妊娠の帰結であり，そのほかに健康上，職業上，経済上の理由をあげている。そして，注目すべき問題として2人のうち1人はコンドームで避妊したつもりであり，また，未婚女性の3人に1人は膣外射精で失敗していることである。しかもその際，避妊に十分注意していたが感情に任せてしまい妊娠への不安を感じていたのである。ここに避妊の困難性があり，また指導の重要性があるといえよう。中絶実施後の避妊法は図に示すように，膣外射精が減少し，2つ以上の避妊法が増加しており，中絶手術後は，確実な避妊をする意識が高くなっていることがわかる（図3-21，図3-22）[31]。

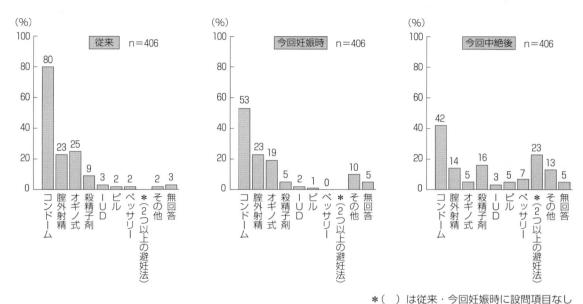

図3-21 避妊法の変化（既婚女性）

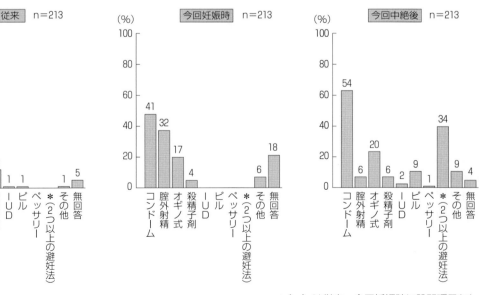

図3-22 避妊法の変化（未婚女性）

3. 家族計画

1）家族計画の定義

これまで家族計画（family planning）とは，母体の健康状態や家庭の経済力に応じて，最も適切な時期と間隔を決めて妊娠・出産し，望まない妊娠を避けて幸せな家庭を築き上げることであるとされてきた。

a. 価値観の変化

わが国では，戦後の急速な産業構造の変化，女性の高学歴化と社会進出，人口の都市集中化，少子高齢社会，晩婚化，独身志向の進行，男女共同参画社会，夫婦別姓，婚外子の容認を求める動きなど，価値観が比較的短い期間に激変し，そのためおのずと従来の家族計画の意義も変化しつつあるのが現状である。

b. 家族計画と避妊の概念の変化

従来，特定な男女の公な立場での長期に及ぶ性生活は，結婚という社会的・法律的な約束を経て認容されていたが，今日では，必ずしも結婚を前提にした者同士に限らず性交渉が営まれるようになり，避妊法の進歩もあいまって，性交渉が生殖性と快楽性の二元論的に説明されるようになってきた。性交開始年齢の若年化も進み，今や家族計画の意義は，いかに適切な避妊を行うかにあるともいえよう。その意味では，従来の家族計画を必要としない男女の存在があり，妊娠の成立を人為的に防ぐ方法として家族計画とか受胎調節といった表現をするより，医学上，かねてからこれを避妊とよんでおり，今日ではむしろこの用語のほうが適切であると思われる。

また女性の社会進出は，産む性，産まない性，産めない性の選択を迫られることになり，パートナーの社会的制約もあって適当な時期や間隔を選んで妊娠・出産することは，必ずしも容易ではなくなっているのが現状である。近年のわが国における少産化傾向は，妊娠可能年齢層における価値観や社会環境に伴う意識の大きな変化によるものと考えられる。

急速な科学技術の進歩は，本来，自然に委ねられていた生殖の領域に多くの新しい方法論を導入し，その進歩に倫理的裏づけが追いつかないほどである。これらの社会状況を考えたなかで，家族計画の意義は従来の家族をつくるという概念に縛られることなく，広く男女の生き方の指針を含めたものととらえることが適切であると考える。

2）家族計画に関する用語と概念

従来，妊娠や出産を制限することに関連した用語には多くのものが使用されてきた。産児制限，産児調節，妊娠制限，妊娠調節，出産制限，出産調節，計画妊娠，計画出産，計画分娩，避妊などである。これらの用語のなかで，産児制限や産児調節は戦後間もなく広く一般的に用いられてきたが，現在ではすでに死語になっている。

産児制限（birth control）という言葉は，1914年，有名なマーガレット・サンガー（Margaret Sanger）女史によって初めてつくられた言葉である。しかし，この産児制限や産児調節という言葉の意味には，すでに妊娠しているにもかかわらず妊娠を中絶する人工妊娠中絶も包括され，産まれた児をすぐに死亡させても産児制限になるため不適当な表現と考えられ，現在ではほとんど用いられていない。

また，妊娠の成立を人為的に防ぐ方法として避妊という言葉が用いられ，家族計画と同義語に広く使用されている。

a. 避妊法の分類

避妊法には，避妊効果が一時的であるか永久的であるかにより，一時的避妊法と永久的避妊法に分けられる。

- ・一時的避妊法：受胎調節
- ・永久的避妊法：不妊法（卵管結紮法，精管結紮法など）
  去勢法（精腺摘出術，X線照射など）

そして，一時的避妊法に対して受胎調節とい

う言葉が同義語的に用いられている。

b. 受胎調節とは

受胎調節（contraception）とは受胎能力を障害することなく，ある一定の期間だけ妊娠の成立を防止して，出産回数や出産間隔を調節することであると定義され，これには永久的避妊法や妊娠後にこれを中絶する人工妊娠中絶は含めない。

また，家族計画（family planning）とは受胎調節に関する方法論を用いて，家族の幸せのために計画的に妊娠・出産することをいい，医師や助産師などが指導にあたるもので，施設によって家族計画指導外来を設置して対応している所もある。

3）家族計画（避妊法）の歴史

妊娠を避けようとする試みや，出産を避けるための堕胎などは，おそらく人間の歴史の始まりから行われていたと考えてよい。それは個人的な必要や食糧の自給，住居，生活環境などの制約もあり，長い人間の歴史のなかでたいへんな努力がなされてきたものと想像できる。

（1）有史前の避妊法

避妊の歴史は人間の歴史とともに古いものであると思われるが，その記録は残されておらず，たまたま発掘された遺跡などや，現在なお未開の原住民の生活習慣などの研究から類推して考えるしかない。

● **呪術による避妊**：呪術師による呪文や，ある種の薬草を用いたものと考えられる。また，護符（お守り）として不快なものや気味の悪いもの，例えば，猫の肝臓や睾丸，鼬（イタチ）の睾丸，小児の歯などが用いられていたと考えられている。いずれも今日ではまったく科学的根拠のないものばかりである。

● **堕胎薬**：妊娠成立後に，種々の薬草を用いて妊娠を中絶させるもので，それにはマメ科の植物が用いられていた。

● **洗浄法**：性交後の腟内に，レモンの果汁液とマホガニーの殻を混ぜて洗浄する方法が伝えられている。これはクエン酸と止血作用のあるものである。

● **性交中絶法**：何も用いないで行われる避妊法であり，現在でも広くかなり高い頻度で利用されているが，南米のペルーや中国での記述があるといわれている。

（2）エジプト・ヘブライ・ギリシャ時代

a. 古代エジプト時代

最も古いものでは，エジプトのパピルスの類に原始時代からの避妊の方法を記載したものが知られている。ワニやゾウの糞とか，ゴムと蜜を混ぜて腟内に詰める方法があげられている。これは腟内充填避妊法の原型ともいえる。また，避妊用ジェリーの原型ともいえるアラビアゴムとアカシヤの木片を混ぜて発酵させたものが用いられたという。これはバリア効果と，乳酸による殺精子効果を期待したものと考えられる。

古代エジプトの女王クレオパトラは，シーザーとアントニーとの間に3回の妊娠をしたと伝えられている。そして避妊法としてヒマラヤスギの油，鉛の軟膏，オリーブ油や乳香などで子宮頸部を塞いでいたといわれている。

b. 古代ヘブライ時代

この時代にも種々の避妊法があったと伝えられており，特に旧約聖書にみられるオナンについての記述はあまりにも有名である。それは，オナンは死んだ自分の兄の嫁つまり義理の姉と結婚したが，宗教上の理由から子どもをつくることは許されず，性交の際に精液を地に漏らしたという。これは現在でも広く行われている性交中絶法の最初の記述である。そして「オナニー」すなわち自慰という言葉も，その語源はオナンであるといわれている。

c. 古代ギリシャ・ローマ時代

その後，ギリシャ・ローマ時代になると，医聖として称えられているヒポクラテスが登場して，医学もしだいに科学的に発達するようになり，避妊の技術も進歩していった。なかでもソラノスは当時すぐれた婦人科医であり，避妊を

奨励して，堕胎，乳児殺しを戒めた。彼は受胎調節の始祖として知られ，種々の化学物質を腔内に挿入する腔内充填法による避妊を教えたと伝えられている。

また，ギリシャの医師アエチオスもその著書に避妊法を記載している。避妊のため受胎しやすい時期には禁欲すること，男子が射精するとき女性は呼吸を止め精液が子宮内に進入しないように腰を引き，膝を折って座りくしゃみをすること，またペッサリーの使用，殺精子剤の使用などにも及んでいる。今日の避妊法に近い考え方のものもあった。

(3) 東洋の避妊法

一方，東洋での避妊法をみると，古くは中国，インドの文献に記述が残されている。

中国の「千金方」「千金断方」という古典医学書には内服の避妊薬があげられている。それらは小麦粉，インゲン豆，アンズの粒をパン酵母で発酵させたものなどであるが，現在考えれば効果は疑わしい。

また，インドの有名な性医学の古典である「カーマスートラ」にも内服の避妊薬について記述がある。それは豆科植物で，これを食べるとメトキノン・ハイドロキノンが働いて避妊効果を現すと考えられ，1955（昭和30）年の第5回国際家族計画会議で発表され，一時，注目を浴びたことがあったという。

(4) 中世

ヨーロッパでは中世とは6世紀から15世紀までを指すが，この長い歴史において，今日の科学的な避妊法という点では，宗教上の問題が大きくかかわったため，むしろ一歩後退した時代といえよう。

この時代で最も注目すべきものは，性交中絶法が実用的な方法として広く普及したことにあるといえる。この方法は，現在でも広く世界で行われている方法で，特に宗教上の理由から人工妊娠中絶が認められなかった多くのカトリック教国では盛んに行われている。

(5) 近世

近世に入ると避妊は単に個人的な問題としてとらえられるばかりでなく，社会改良運動や組織的な大衆運動としての家族計画がとらえられるようになった。今日，人口問題は家族や国家単位を越え，世界的ないし地球規模で論じられ，20世紀の人口の急増と21世紀における人類生存の危機すら唱えられており，今や重要な国際問題である。

●**マルサスの人口論**：現在では家族計画が人口問題，経済問題，環境問題などとリンクして論じられているが，これの先鞭をつけたのはイギリスの経済学者T. R.マルサスである。彼は18世紀の後半に生まれ，1798年「マルサスの人口論」を出版して一躍有名になった。現在，わが国でも戦後70年以上を経て，女性の晩婚化，独身志向などが増加して問題となっているが，時代背景や社会環境は大いに異なっていたのに，すでに200年以上前に世界の人口問題を予言したことは驚くばかりである。

●**新マルサス主義**：マルサスは，人口問題の解決策として「禁欲」と「晩婚」による問題の予防を説いたが，やがてこれに対する修正運動が起こってきた。1822年イギリスの学者プレースは，その著書「人口原理の論証」を出版し，マルサスのいう道徳的抑制に反対し，むしろ早婚を勧め，結婚のなかで避妊を実行するという考え方を示した。

このプレースによる新マルサス主義こそ近代的受胎調節運動の提唱なのである。この呼び名は現在ではほとんど用いられていないが，ヨーロッパでは19世紀の初め頃からしばらくの間盛んに使われていたという。プレースは具体的な避妊法としてスポンジ法と性交中絶法をあげている。

イギリスで1780年代後半から，紡績業を中心に始まった産業革命は，やがて資本家が強大となり労働者が従属的に扱われるようになっていくが，その時代背景のなかで「賃金基金説」が唱えられた。この学説はジェーム

ス・ミルによって完成され，その論点の主旨
は，労働者に与えられる報酬の総額は一定で
あり，1人あたりの受領額を増加させるため
には，その総額を分配する労働者の人数を減
らすことが必要であるという考え方である。
換言すれば，いかに労働過程を合理化して人
減らしを実行するかということである。それ
は労働者の生活向上には受胎調節が必要であ
るということにつながっていくことになる。

●**新マルサス主義の展開**：20世紀に入ってか
ら新マルサス主義の運動は国際性を高めて
いった。1900年パリでその第1回国際大会
が開かれ，その後も第2回が1905年ベル
ギーのリエージュ，第3回は1910年にオラ
ンダのハーグで，第4回は1911年ドイツの
ドレスデン，第5回は1922年ロンドンで開
催されている。特にロンドン会議は「新マル
サス主義および産児制限国際会議」とよば
れ，会議の目的が明確になっている。しか
し，第7回スイスのチューリッヒでの会議を
最後に，その後は第二次世界大戦に突入し，
国際情勢の大きな変化により，組織は消滅す
るに至った。

4）避妊法の種類

受胎調節法や避妊法は，国や民族，習慣，宗
教，伝統，文化，時代，社会環境などによりさ
まざまな方法があり，いくつかの分類が行われ
ている。

（1）主な避妊法

①腟外射精法（withdrawal method）または
性交中絶法（coitus interruptus）
②子宮キャップ法（cervical cap method）
③洗浄法（vaginal douche method）
④オギノ式定期禁欲法（rhythm method）
⑤基礎体温法（BBT method）
⑥コンドーム法（condom method）
⑦ペッサリー法（diaphragma method）
⑧殺精子剤による方法（spermatocidal or
chemical method）

⑨子宮内避妊用具法（IUD method）
⑩経 口 避 妊 薬〔oral contraceptive（pill）
method〕
⑪その他の方法

現在でも，国や地域によっては科学的に受胎
調節や避妊に役立たないものも用いられている
可能性はあり，古くからの経験に基づいた民間
に伝承されている器具や薬草などがある。

ここで欧米諸国と比較したわが国の避妊法の
特徴についてみると，わが国では男性に依存し
たコンドーム法が多いが，欧米では，インプラ
ントや避妊手術，ピルなど女性が主体的に選ぶ
避妊法が多く選択されている[32]。また，アフリ
カにおいては，貧しい女性たちが避妊すること
なく，たくさんの子どもを出産し，さらに貧し
い生活をしている実態がある。アフリカの女性
が避妊しない原因は，①避妊に対する教育がな
されておらず意識が低いこと，②避妊具を入手
する機会がなく，また，貧しいために購入でき
ないためである。

（2）避妊法の分類

いろいろな分類法があるが，その代表的なも
のを述べる。

a．シーガル（J. Seagal）の分類

①迷信的避妊法
・呪術による避妊
・肉体運動による避妊（男性精液排除）
・性交体位による避妊
・女性オルガズム抑制による避妊
・授乳延長による避妊
・その他
②古典的・因習的避妊法
・腟外射精法
・射精抑制法
・タンポン法
・ペッサリー法
・子宮キャップ法
・洗浄法
・オギノ式
・コンドーム法

・基礎体温法

・殺精子剤による方法

・その他

③近代的避妊法

・子宮内避妊用具法（IUD）

・経口避妊薬（ピル）

④その他

・免疫法

・ミニピル法

・注射法

・腟リング法

b. 石浜らの分類

専門家を必要とするか否かで分類している。

①専門家を必要とする方法

・IUD法

・経口避妊薬

・注射法

・免疫法

②専門家を必要とせず自分でできる方法

・精子が腟内に入るのを防ぐ方法（腟外射精法, コンドーム法）

・精子が子宮内に入るのを防ぐ方法（殺精子剤による方法, ペッサリー法, タンポン法, 子宮キャップ法, 洗浄法）

・排卵日を避ける方法（オギノ式禁欲法, 基礎体温法, リズム法）

c. 著者らの分類

著者らは, 現在では女性が自立して主体的に避妊法を選択する時代となりつつあるので, 男女別に利用者を主体にして現在使用できるものを主に分類した（表3-8）。

5）避妊法の理想的条件

避妊の実行は, それぞれの人生設計である生殖家族をどのように計画するかの基本である。すなわち, 妊娠したいときは確実に妊娠でき, 避妊したいときは確実に妊娠を避けられるように調節できることが理想である。そこで考えられる避妊法の理想的条件を以下にあげてみる。

①避妊効果が高い（確実に妊娠を避けられる）：現在, 避妊率が100％のものはないが,

表 3-8　受胎調節法の種類（著者らの分類）
男女別に利用者を主体にした分類

```
A. 女性が利用する方法
  ・性周期を利用する方法
    オギノ式禁欲法, 基礎体温法, 排卵自覚法
    （リズム法）
  ・子宮内避妊用具（IUD）法
  ・経口避妊薬（ピル）
B. 男性が利用する方法
  ・腟外射精法, コンドーム法
C. 永久避妊法
  ・卵管結紮法, 精管結紮法, 放射線照射法
```

比較的100％に近いものにピル, IUDがある。この2つの方法は近代的避妊法ともいわれ, 他の方法に比べると効果が確実である。そして, ピルの服用上の注意点を徹底させることや, IUDの管理を的確に行うことで効果はより確実となる。また, 基礎体温法にコンドームを組み合わせることで, 基礎体温で排卵日を知って活用する古典的といわれている避妊法でも効果を高めることが可能である。

②男女の健康に影響を及ぼさないこと：健康への影響は何よりも重視する必要がある。薬剤を使用して避妊効果を高めても健康に害があるものは使用しない。また, 今日のように性交渉が必ずしも夫婦間に限定されていない時代では, 積極的に健康管理を考えた避妊法が必要であり, 性感染症（STI）の予防には二元論的にコンドームを併用することが必要である。

③避妊中止後は再び妊孕性を回復できること：いつでも産みたいときに妊娠できることは大切であり, 避妊する際も再び妊孕性を回復できる方法で実行することが望ましい。その意味で, 卵管結紮法や精管切除結紮法は, 永久避妊法として受胎調節法から除外される。

④万一, 妊娠しても胎児に害がない：避妊に失敗して妊娠した場合, 胎児に悪影響があれば, それが原因で人工妊娠中絶を選択することになる。妊娠した場合, 産む選択ができるように胎児に影響のない避妊法を選ぶ必要がある。

⑤男女の性感を損なわない：性交は, 男女の心理的側面が満たされて初めて満足できるものとなる。避妊法は, 男女の性心理にそったもの

で性感を損なわないものが望ましい。コンドームや腟錠は使用法によっては性感を高める効果も期待できる。

⑥夫婦に性的不満を残さない：夫婦のどちらか一方に性的不満が残るようなものであってはならない。不自然なものや，性交中絶法などの不完全な方法は，真の避妊法とはいえない。完全な性交を行いながら避妊を確実にする方法が望ましい。

⑦経済的な負担が少ない：避妊効果が高くても経済的に高価なものは一部の限られた人にしか利用できない。比較的誰もが入手可能な価格であることも必要である。

⑧理解しやすく，操作が簡単で，受け入れやすいこと：性交は人間にとって情緒的な営みである。その途中に科学的な避妊という操作を入れることは，性的興奮状態を鎮めてしまいがちである。特に煩雑な方法はそれを助長することになる。感情におぼれてしまって失敗した例が多いことは，いかに避妊操作が感情とは別の次元であるかを物語っているともいえる。避妊のために簡単で受け入れやすいことは，失敗を少なくするためにも重要な条件である。

⑨それぞれの国の文化，宗教，社会体制においても受容される：避妊法は，それぞれの国の文化や伝統または宗教，時に社会体制に強く影響されることがあり，それらを越えて利用できる方法のものが望ましい。

夫婦の条件と避妊方法の選択について表3-9に示した。

6）避妊法の利用状況

2023（令和5）年「第9回男女の生活と意識に関する調査」[26]によれば，避妊法として利用されているものは，コンドーム87.7%，腟外射精13.5%，オギノ式3.2%，経口避妊薬11.6%，IUD4.8%，基礎体温法0.6%などであった。2006（平成18）年に比較して，経口避妊薬が4倍に増加している。IUDは一時減少したが，約3倍に増加している。欧米諸国においては，IUDやピルの利用率が高いが，わが国におい

表3-9　夫婦の条件と避妊方法の選択

条件＼方法	コンドーム	錠剤	ゼリー	ペッサリー	オギノ式	基礎体温	IUD	ピル
夫があまり協力しない	×	△	△	○	×	×	○	○
妻が消極的	○	△	△	△	○	△	×	×
月経不順	○	△	○	○	×	×	○	○
産後無月経	○	△	○	○	×	×	△	○
早漏ぎみ	○	×	○	○	○	○	○	○
妻の分泌物が少ない	△	×	△	△	○	○	○	○
子宮位置異常	○	△	○	×	×	○	△	○
妻が高年齢	○	△	○	○	○	○	×	×
結婚直後	○	△	○	△	○	○	×	○
性交時間が長い	○	△	△	○	○	○	○	○
異常体位	○	×	×	△	○	○	○	○
寝室に子どもなどがいる	△	○	×	×	○	○	○	○
金をかけたくない	△	△	△	△	○	○	×	×
よく酔っぱらう夫	×	×	×	×	○	○	○	○
軽度の子宮腟部びらん	△	×	×	×	○	○	○	○

○……適している
×……適していない
△……やや適している

ても今回の調査でIUD4.8%，ピル11.6%と増加がみられる（表3-10）。これは，女性の意識が変容してきていることを示すものと思われる。

7）避妊法の効果判定法

妊娠のメカニズムは身体的・精神的・環境的因子など複雑であり，また人間の受胎の機会は月に数日で，性交の時期によっては全く避妊しなくても妊娠しないこともあり，逆に不妊症の場合などもある。したがって，避妊法の効果を評価するのは容易でなく，年齢，性交日，教育水準，避妊動機，避妊法の実行法，社会環境などに影響される。そのため避妊法の効果はそれを利用する母集団によって差異が出てくる。

現在では，職業や住宅事情などから結婚後も数年間は積極的に避妊する人が増えている。しかし，実際には約10%は不妊症のカップルがあり，避妊をやめても妊娠しないことがある。ピルのように確実な避妊が期待できる方法でもその服用法を誤れば妊娠率は高くなる。

そこで避妊法の効果判定には，ある一定の集団を一定の期間観察して評価するのが普通である。効果判定にはいくつかの方法があるが，こ

68 第3章　産む性・産めない性・産まない性

表3-10　避妊法の実施率の推移

種類	2006年 (461)	2010年 (406)	2014年 (266)	2023年 (310)
コンドーム	82.8	82.2	85.5	87.7
腟外射精（性交中絶法）	17	18.7	16	13.5
オギノ式避妊法	3.2	3.6	6.1	3.2
経口避妊薬（ピル）	1.2	3.6	4.6	11.6
基礎体温法	3.7	2.2	3.1	0.6
子宮内避妊器具	1.5	1.5	0.4	4.8
不妊手術（女性）	2	1.7	1.5	0.6
不妊手術（男性）	0.2	0.5	0.4	1.6

（家族計画協会：男女の生活と意識に関する調査，2023）

こではパールの妊娠率について述べることにする。

（1）パールの妊娠率

ある期間に行った避妊法の効果を判定する方法で，現在これが広く用いられている。

パールの妊娠率＝その期間の妊娠総数/妊娠の危険にさらされた総月数×1,200（100×婦人年）

妊娠の危険にさらされた総月数＝同棲期間（月）−（別居＋その他妊娠の危険のない期間）

妊娠の危険のない期間＝別居期間（月）＋妊娠期間（9か月＋産褥1か月，計10か月）＋自然および人工流産（すべて4か月とする）の総月数

これに対して古屋・久保ら[33]は，分娩の場合の産褥期間を6か月とし，早産の場合は妊娠期間＋6か月，流産の場合は妊娠期間＋1か月として計算する変法を提唱しているが，これは分母が少なくなるので失敗率は高くなりさらに厳しくなる。

（2）ある地域，ある集団の避妊効果を判定する方法

妊娠率＝ある地域集団で1年間に起こったすべての妊娠/50歳未満の妊娠の可能性のある有配偶女性数

妊娠の可能性のある女性とは，不妊症と診断された女性，不妊手術を受けた女性，現在妊娠中の女性，分娩後間もない女性，最近，流・早・死産のあった女性，出稼ぎ・入院・別居中の女性などを除いたすべての女性のことである。

避妊法の効果判定にはこのようにさまざまな方法があるが，100人以上の女性について1年以上の観察を行い（これを一般に100婦人年とよんでいる），パールの計算法に従って，その期間中に妊娠した総数を，使用した総婦人月数（total woman months）で割れば，大体の妊娠率を評価できる。

アメリカの食品医薬品局（FDA）の資料による「100人の女性が使用1年目で何人妊娠するか」の成績では，例えば経口避妊薬（ピル）0.1人に対して，コンドーム2〜12人であり，その避妊の確実性は経口避妊薬の妊娠率1に対してコンドームは20ないし120倍の大きな差があることが報告されている（表3-11）。そこでわが国でも，経口避妊薬（ピル）の使用により，望まない妊娠の確実な減少が期待される（表3-12，表3-13）。

表3-11　各種避妊法の避妊効果

100人の女性が使用1年目で何人妊娠するか	
経口避妊薬（ピル）	0.1人
不妊手術（男性）	0.1人
（女性）	0.2人
IUD	1.0人
コンドーム	2－12人
オギノ式	2－20人
殺精子剤	3－21人

（アメリカ FDA より）

表3-12　各種避妊法使用開始1年間の失敗率（妊娠率）

避妊法	理想的な使用*（%）	一般的な使用**（%）	1年間の継続率（%）
ピル（OC）	0.3	9	67
コンドーム	2	18	43
殺精子剤	18	28	42
ペッサリー	6	12	57
薬物添加 IUD	0.1〜0.6	0.2〜0.8	78〜80
リズム法	0.4〜5	24	47
女性避妊手術	0.5	0.5	100
男性避妊手術	0.1	0.15	100
避妊せず	85	85	

緊急避妊薬の失敗率は1回の使用で1.34%

＊：理想的な使用とは，選んだ避妊法を正しく続けて
　　使用している場合

＊＊：一般的な使用とは，飲み忘れを含め一般的に使
　　　用している場合

(Trussell J: Contraceptive efficacy Hatcher RA, Trussell J et al: ContraceptiveTechnology Ardent Media, 2011 より)

文献

1) Evers, JL：Female subfertility, Lancet 360 （9327）：151-159, 2002

2) 黒田恵司，竹田省，田中温編集：データから考える不妊症・不育症治療　改訂第2版，メジカルビュー社，p.52, 2022

3) WHO：WHO laboratory manual for the examination and processing of human semen, Sixth edition, 2021

4) 日本産婦人科医会：研修ノート　No112　基本から学ぶ不妊治療（2）一般不妊治療
https://www.jaog.or.jp/note/%EF%BC%882%EF%BC%89%E4%B8%80%E8%88%AC%E4%B8%8D%E5%A6%8A%E6%B2%BB%E7%99%82/（2025年1月22日アクセス）

表3-13　わが国の避妊法の動向（低用量ピル承認以降）

年	出来事
1999年	低用量ピルの承認・発売。ゼリー型殺精子剤（FPゼリー）発売中止
2000年	女性用コンドーム（マイフェミ）発売
2001年	フィルム型殺精子剤（マイルーラ）製造中止（3月）
2005年	銅付加子宮内避妊具「マルチロードCU250」「ノバT380」発売 日本産科婦人科学会編「低用量経口避妊薬の使用に関するガイドライン（改訂版）」を作成
2006年	女性用コンドーム（フェミドーム）発売
2007年	黄体ホルモン放出型子宮内避妊システム（ミレーナ52mg）発売
2008年	低用量EP剤「ルナベル配合錠」発売／ユウセイリング発売中止
2010年	低用量EP剤「ヤーズ配合錠」発売
2011年	6月女性用コンドーム発売中止。緊急避妊薬「ノルレボ錠」承認・発売 日本産科婦人科学会編「緊急避妊法の適正使用に関する指針」発表 低用量ピルのジェネリック発売「ファボワール錠21・28」 殺精子錠剤「ネオサンプーン・ループ錠」製造中止
2012年	低用量ピルのジェネリック発売「ラベルフィーユ錠21・28」
2013年	IUD「マルチロード」発売中止
2014年	「ルナベル配合錠ULD」「ルナベル配合錠LD」発売
2015年	低用量EP剤のジェネリック「フリウェル配合錠LD」発売
2020年	緊急避妊薬のオンライン診療開始
2023年	経口人工妊娠中絶治療薬の認可

5) Centers for Disease Control and Prevention：2021 National ART Summary, Figure3 https://www.cdc.gov/art/reports/2021/summary.html（2024年9月4日アクセス）

6) Franasiak JM, et al：The nature of aneuploidy with increasing age of the female partner；a review of 15,169 consecutive trophectoderm biopsies evaluated with comprehensive chromosomal screening. Fertil Steril 101（3）：656-663, 2014

7) Goldman RH, et al：Predicting the likelihood of live birth for elective oocyte cryopreservation：a counseling tool for physicians and patients. Hum Reprod 32（4）：853-859, 2017

8) 「不育症管理に関する提言」改訂委員会：不育症管理に関する提言　2021．令和2年度厚生労働省

科学研究費補助金　成育疾患克服等次世代育成基盤研究事業（健やか次世代育成総合研究事業分野），2021
http://fuiku.jp/common/teigen001.pdf（2025 年 1 月 22 日アクセス）

9) AMED 研究　不育症の原因解明，予防治療に関する研究を基にした不育症管理に関する提言 2019 厚生労働省研究班—不育症研究ホームページ

10) Block E：Quantitative morphological investigations of the follicular system in women；variations at different ages, Act Anat（Basel）14（1-2）：108-123, 1952

11) 吉池信男，小山達也，三好美紀：国内外の女性のやせの動向. 肥満研究 24（1）：16-21, 2018

12) Sato M, Watada H, et al：Prevalence and features of impaired glucose tolerance in young underweight Japanese women. J Clin Endocrinol Metab 106（5）：e2053-e2062, 2021

13) 福岡秀興：DOHaD の概念. 産婦人科の実際 66（8）：943-949, 2017

14) Lampi KM, Lehtonen L, et al：Risk of autism spectrum disorders in low birth weight and small for gestational age infants. J Pediatr 161（5）：830-836, 2012

15) Schendel D, Bhasin TK,：Birth weight and gestational age characteristics of children with autism, including a comparison with other developmental disabilities. Pediatrics 121（6）：1155-1164,2008

16) Honda Y, Suzuki M, et al：Decreased serum anti-müllerian hormone level is associated with vitamin D deficiency in healthy Japanese women. Juntendo medical journal 62（2）：153-159, 2016

17) 古賀文敏，定真理子：卵子の老化に負けない「妊娠体質」に変わる栄養セラピー，青春出版社，p.25, 2017

18) Gaskins AJ, et al.：Maternal pregnancy folate intake and risk of spontaneous abortion and stillbirth. Obstet Gynecol 124（1）：23-31, 2014

19) Yan J, et al.：Association between duration of folic acid supplementation during pregnancy and risk of postpartum depression. Nutrients 9（11）：1206, 2017

20) Koga F, et al.：Relationship between nutrition and reproduction. Reprod Med Biol 19（3）：254-264, 2020

21) 性の健康医学財団編，齋藤益子編集代表：性の健康と相談のためのガイドブック，p.129，中央法規出版，2014

22) 前掲書 21），p.37

23) 厚生労働省：令和 4 年度衛生行政報告例の概況，図 9，2023 年 10 月
www.mhlw.go.jp/toukei/saikin/hw/eisei_houkoku/22/dl/kekka5.pdf（2025 年 1 月 22 日アクセス）

24) 日本家族計画協会：家族と健康，ニュース・トピックス，経口人工妊娠中絶薬，5 月正式承認へ—厚労省，2023 年 4 月
https://www.jfpa.or.jp/kazokutokenko/topics/001749.html（2025 年 1 月 22 日アクセス）

25) 日本家族計画協会：第 4 回男女の生活と意識に関する調査，人口妊娠中絶，2008

26) 日本家族計画協会：第 9 回男女の生活と意識に関する調査，人工妊娠中絶，p.151-162, 2024

27) 木村好秀，齋藤益子：人工妊娠中絶を選択した女性の心理（第一報　中絶決定の背景），第 32 回女性心身医学会学術集会抄録，p45, 2003

28) 木村好秀，齋藤益子：人工妊娠中絶を選択した女性の心理（第二報　中絶実施前後の心理），第 32 回女性心身医学会学術集会抄録，p45, 2003

29) 厚生の指標増刊　国民衛生の動向 2024/2025, 71（9）：65，厚生労働統計協会，2024

30) 木村好秀，菅睦男：人工妊娠中絶実施者に関する社会医学的研究（第 1 報）13 年 3 カ月間における実態とその背景，母性衛生 42（2）：363-376, 2001

31) 木村好秀，菅睦男：人工妊娠中絶実施者に関する社会医学的研究（第 2 報）13 年 3 カ月間における避妊法の実態とその意識，母性衛生 42（2）：377-385, 2001

32) United Nations：Contraceptive use by Method 2019
https://www.un.org/development/desa/pd/sites/www.un.org.development.desa.pd/files/files/documents/2020/Jan/un_2019_contraceptiveusebymethod_databooklet.pdf（2025 年 1 月 22 日アクセス）

33) 古屋芳雄，久保秀史他：日本農村の家族計画 7 年の実験成績，日本醫事新報第 1787 号，1958 年 7 月 26 日

第 **4** 章

受胎調節法の実際
（各種避妊法）

72　第4章　受胎調節法の実際（各種避妊法）

今日，リプロダクティブ・ヘルス/ライツの理念が浸透して，女性自らが妊娠したいときに妊娠し，妊娠したくないときに避妊することを決定することができるようになった。そこで，希望しない妊娠を避けるための避妊法について，以下，著者らの分類に従って述べる。

A. 女性が利用する方法：性周期を利用する方法

1. オギノ式避妊法

1) 歴史

1924（大正13）年，荻野久作博士は女性の排卵期と受胎期に関する学説を発表した。すなわち「女性の排卵期は，月経周期の長短にかかわらず，次回月経開始前の12日から16日の5日間である」とし，したがって「女性の受胎期は，月経周期の長短にかかわらず次回月経開始前の12日から19日の8日間である」という考えである。これは，荻野博士の排卵学説に精子の受精能力の保有期間3日を加えたものである。この荻野学説は幾多の議論を経て，世界的に認められ，避妊にも応用されるようになった。この荻野学説を用いて避妊に応用したものがオギノ式避妊法である。オギノ式では，この8日間を受胎期（危険期）として禁欲するか，他の避妊法を用いて妊娠を避けるようにしていくものである。

2) オギノ式避妊法の原理と特徴
a. オギノ式の原理

この方法は，周期的禁欲法（periodische Enthaltsamkeit），周期法（rhythm method），安全期法（safe-period method）ともいわれている。本法は，荻野博士の排卵期および受胎期に関する学説を基本として考案された受胎調節法である。すなわち，次回の月経開始前12日か

ら16日の5日間の排卵期に，精子の受精能力の保有期間3日を加えた8日間を受胎期（危険期）として，過去の経験的な月経周期より算出して公式を定め，次回月経予定日より逆算して受胎期を算出するものである。

b. オギノ式の効果

月経周期はときに変動することがある。過去6回の月経周期から最大・最小の月経周期を知っても，7回目の周期がさらに3日以上最大月経周期よりも長くなる，あるいは短くなる確率が10%はあるといわれている。この危険率を重視してオギノ式そのものを否定するか，自然な性行為ができる点を活用するか，意見の分かれるところである。なお，基礎体温との併用により，避妊の失敗率を低下させることができる。

副作用もなく費用もかからないが，月経記録を長期間つける必要があり，精神的にわずらわしく感じることがある。

c. オギノ式の特徴

わが国では，かつて40%近い普及率であったが，理解が困難であることや指導が不十分であったりして，失敗率が高かったこともあり，現在の普及率は3〜5%程度にすぎない[1]。著者の調査によれば人工妊娠中絶予定者の本法の正しい理解度は未婚者69%，既婚者72%であった[2]。

●長所

①なんらの器具・薬品を必要としない。

②自然の性交が行える。

③性感を損なわない。

④副作用も後遺症もない。

⑤きわめて経済的である。

●短所

①理解がやや困難である。

②次回月経を基準にしているので不安定である。とくに更年期の女性では排卵日が変動しやすいので，活用が困難である。

③少なくとも半年から1年の準備期間が必要である。

④月経不順の者は利用できない。

⑤月経周期の長短の差が10日以上あるとき

は利用できない。

⑥思春期・授乳期・更年期などは利用できない。

● 利用できない場合

①月経記録のない者

②思春期・授乳期・更年期など，月経周期が乱れやすい時期

③大病罹患後，手術後，ホルモン剤使用中（平常に復するまで待つ。）

④原因不明の月経周期の乱れや月経不順の者

3) オギノ式の実際

①月経周期を少なくとも半年，理想的には1年間記録する。

②過去の月経記録のなかから月経周期の最も短かったものを最小周期（最短周期）とし，最も長かった周期を最大周期（最長周期）とする。

③次の公式から毎月の受胎期（危険期）または禁欲期を計算する。これをオギノ式計算法という。

受胎期（禁欲日）の初日
$$= 10日＋（最小周期－28日）$$

受胎期（禁欲日）の終日
$$= 17日＋（最大周期－28日）$$

または次の簡便法で計算してもよい。

受胎期（禁欲日）の初日＝最小周期－18

受胎期（禁欲日）の終日＝最大周期－11

実際には安全期と危険期が一目でわかる各種の計算暦・計算器がつくられている。

● 計算の実例

A子は1月から月経の記録を開始した。月経の初日は，1月6日，2月9日，3月13日，4月13日，5月9日，6月6日，7月9日であった。A子の受胎期は，以下により計算できる。

①月経周期を計算する。

1月6日

2月9日，34日（最大月経周期）

3月13日，33日

4月13日，31日

5月9日，26日（最小月経周期）

6月6日，28日

7月9日，33日

②最大月経周期と最小月経周期をみつける。

最大周期：34日　最小周期：26日

③最大周期と最小周期から8月の予定月経を考える。

8月の月経が最小周期で発来すると8月4日が次回の月経初日になり，最大周期で発来するとすれば8月12日となる。

④2つの予定月経からそれぞれの受胎期を計算する。

・8月4日が予定月経の初日の場合，受胎期は7月19日から26日までになる。

・8月12日が予定月経の初日の場合，受胎期は7月27日から8月3日までになる。

⑤それぞれの受胎期をまとめると，7月19日から8月3日までが受胎期となる。前後に2日ずつの余裕を考えて，7月の17日から8月5日までが他の避妊法を使用する時期である。

このように月経周期の記録をベースに次回の月経予定日を考え，そこから逆算して予定排卵日と妊娠する可能性がある期間を推定し，その間を受胎期として避妊に活用するわけである。女性の細かな記録を必要とするが，基礎体温法と併用することで，避妊器具を使用しなくてもよい時期を見つけることができる。

しかし，オギノ式は実際には，計算の誤りがあったり，あらかじめ受胎期を算出しておくのは容易ではなかったりするため，避妊に失敗することが多いことを知っておく必要がある。

2. 基礎体温法

1) 歴史

女性の体温が月経周期に伴って一定の変動を示すことは，古くはバンデベルデ（1905），シュピーマン（1919），ハーベラック（1921），フラスカンプ（1928）をはじめ，わが国の藤井（1935），武田（1936），篠田（1937）ら，そしてルビンシュタイン（1937），ツック（1938）ら多数の研究により次第に明らかになってきた。

臨床検査法としての基礎体温（BBT；basal body temperature）を確立したのは，ルビンシュタイン（1937）であるといわれている。彼は毎朝，覚醒時に1回口腔内で検温し，これを体温表に記入して曲線をつくると，1日数回測定した体温表よりも明らかな変動を認めうることを見いだし，基礎体温（BBT）と名づけた。

2) 基礎体温の意義

女性には，生理的にさまざまな変化が周期的にくり返されている。月経はその代表的なものである。卵巣周期と月経周期を合わせて性周期という。そして，女性の体温も性周期にそって一定の変化をくり返している。この変化は非常にわずかな変化であり，体温が安定しているとき，つまり朝，目を覚まし身体がまだ活動していないときに測定し，グラフにつけて判断する。この早朝覚醒時の体温を基礎体温といっている。

健康な女性の基礎体温は性周期に伴って変化し，月経中とその後しばらくの間体温が比較的低い時期が続く。この時期を低温相という。低温相がしばらく続くと，次に0.3〜0.5度ほど体温が高くなり，今度は体温の高い時期がしばらく続く。この時期を高温相という。そして低温相の最後の日に排卵があり，排卵後は高温相を示すようになり，高温相の体温が下がると月経が始まる（図4-1）。

月経の開始から次の月経の前日までを月経周期という。月経周期は個人により，また時期により変動するが，普通はほぼ28日から32日の周期で反復していることが多い。そして通常はどんな月経周期であっても高温相は約2週間（12〜16日）と一定している。低温相の日数は

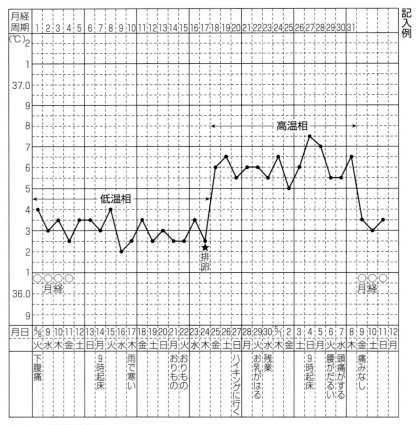

図4-1　基礎体温表

不定であり，高温相の日数は一定であるということは，排卵から次の月経までの日数はほぼ一定であるということである。

3）基礎体温が二相性を示すメカニズム

月経が開始して2〜3日すると，間脳・下垂体から分泌される卵胞刺激ホルモン（FSH）により卵胞が再び発育して，卵胞ホルモン（エストロゲン）を分泌し，月経ではがれた子宮内膜を増殖させる。やがて卵巣から排卵が起こり，排卵が終わった後の組織（卵胞）はバターのような色の黄体に変化する。

黄体から黄体ホルモン（プロゲステロン）が分泌され，子宮内膜を受精卵が着床しやすいような分泌期の組織に変えていく。一方，この黄体ホルモンは体温を上昇させる性質をもっている。基礎体温が高温相になったということは，黄体ホルモンが分泌されはじめたということであり，つまり，排卵が終わったということになる。

超音波断層法の進歩により，卵胞発育の過程や排卵に関する知見が得られ，まれに黄体化未破裂卵胞症候群（LUFS；luteinized unruptured follicle syndrome）のあることが明らかになっている。これは，卵子が卵巣壁を破って排卵せずに黄体ホルモンを分泌するため，BBTは二相性となるが，妊娠は成立しないことになる。

そして，妊娠しなかった場合，約2週間で黄体ホルモンが激減し，子宮内膜がはがれて血液とともに子宮外に排泄されてくる。これが月経である。

排卵が行われて初めて高温相となるので，基礎体温からはいつ排卵があるかの予測はできない。高温相になってからいつ排卵があったかがわかるのである。排卵日に体温が最も低くなることがあるが，必ずしもその日に排卵したのではないので，体温がいちばん低い日を排卵日と考えるのでなく，低温相の最後の日が排卵日であるとするのが妥当である。

この基礎体温を測定することにより排卵が終わったことが確認でき，その後，次の月経まで

は日数も一定であり妊娠することはない。そこで，卵巣機能が正常で，低温相と高温相の二相性がはっきりしている場合には，基礎体温を測定して避妊に活用することができる。

4）基礎体温測定法の実際

基礎体温を測定するために，次のことを毎日くり返して行う必要がある。

①夜，寝る前に婦人体温計を枕元に用意しておく。

②朝，目覚めてすぐに，婦人体温計を舌の下の中央にある筋の根元に当てるように置く。

③体温計を口に入れたら目を閉じる。

④寝返りやあくびをせず測定が終わるまで待つ。

⑤測定値が示されたら目盛りを読み，体温表に測定値やその日の体調などを記録する。

⑥体温計をハンカチなどで拭きケースにしまう。

⑦測定時間のずれや体調などの変化，とくに睡眠時間が短い場合やかぜをひいているときは，そのことを備考欄に記入しておく。毎日決まった時間に測定する。

5）基礎体温測定上の注意

①低温相とか高温相といっても，けっして毎日が同じ体温ではない。疾病で熱があるときはもちろん，睡眠時間の長短や疲れ，また測定時間の違いなどにより，少しずつ変動がある。このわずかな差にこだわらず，大きな傾向としての差をみていく。一般に，睡眠時間が不足すると体温は低くなり，睡眠時間が十分であれば高くなる。

②月経周期によっては，低温相と高温相の区別がつかないときもある。

③左手の人さし指で基礎体温表の低温相と思われる部分を押さえ，右手の人さし指で高温相と思われる部分を押さえてみると，小さな体温差は指のなかに隠され，両方の指の先端部の間が低温相から高温相への移行期だとわかる（**図4-2**）。

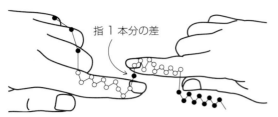

図4-2 基礎体温の低温相と高温相の見方

6）測定法の応用例

①起床時に，寝床のなかで測定するのが原則であるが，朝の時間に余裕がない場合は，毎日だいたい同じ条件で測定する。例えば，朝，体温計をくわえてそっと起き，食卓の準備をしながら測定することや，夜，寝る前の落ち着いている時間にテレビをみながら測定しても，二相性の体温の変化がみられれば利用できる。

②1日や2日測れなくても，今回の周期はダメだと投げ出さずに，そこを空欄にしておいても，おおよその見当をつけることができる。

③慣れてくれば月経中から測る必要はなく，また，高温相になったことが明確になったら，月経までは高温相が続くのであるから以降の測定は省略してもよい。コツがわかってきたら，排卵期の前後7日間程度の測定で，月経周期との関連から排卵のタイミングをみることができるようになる。ポイントは高温相になったことの確認であり，3日間以上高温が続いたことを確認したら，高温相になったと考えてよい。

7）基礎体温の測定から得られる情報

基礎体温の測定で以下の情報が得られる。

①低温相と高温相の区別がつけば，卵巣機能は順調である。

②高温相の日数は一定で，この時期は妊娠しない。

③高温相が20日以上続いたら妊娠の可能性がある。

④排卵が終わったら次の月経の予定がわかる。

⑤高温相がみられず低温相だけで月経がある場合は，無排卵性月経が考えられる。

⑥日頃から自分の体温の管理をしているので，自ら健康状態や病気の早期発見ができる。

8）家族計画への応用

●妊娠を望む場合：排卵後の卵子の寿命は約24時間，射精後の精子の寿命は約3日間といわれている。そこで排卵日の3日前から排卵後1日が妊娠しやすい時期である。なかでも最も妊娠しやすいのは，排卵当日よりも1～2日前で，そのときの妊娠率が高いことが知られている（第3章 p.38，図3-8参照）。

●避妊を望む場合：妊娠しやすい5日間を注意することはもちろんである。しかし，ときに精子の寿命が3日以上となることや，卵子が2日以上生存する場合があるので，高温相になって4日目からが安全である。

また，排卵は予定外に突然起こることもあるので，月経開始と同時に排卵が確認できるまで注意する必要がある。

3. 排卵自覚法（リズム法）

1）歴史

1927年スティーブは，頸管粘液は子宮頸部の上皮細胞が産生するものであることを報告した。1949年，ハミルトンはエストロゲンの作用と頸管粘液について，細胞がそれぞれの先端に粘液の柱を築いて長さを増すことを報告した。これがリズム法の始まりであるといわれている。さらに，1951年ジョセフ・ヒッツアによって自然な受胎調節として子宮頸管の粘液の変化を避妊に利用する方法が提唱されている。

2）避妊の原理

子宮頸管内を満たしている内容物は，女性ホルモンに対して敏感に反応し，周期的変化を示し，それは卵胞期とくに排卵の3日前頃から著しくなるが，その時期には血中のエストロゲンレベルが最高潮に達しつつある。女性の多くはこの時期に，透明で牽糸性のある頸管粘液が増

加することに気がつくようになる。

頸管粘液は月経周期に伴って変化している。このような頸管粘液の性状の変化する一連のリズムを利用して排卵日を推定し，これを避妊に活用する方法をリズム法（rhythm method）という。これは，毎日腟内に指を挿入し，付着した頸管粘液の色・量・粘稠度・牽糸性などを調べることが基本である。排卵期になると頸管は柔らかくなり，最上位に位置し，粘液の量は多く，液状・透明で，糸を引くように長くのび，10 cm 以上になることもある（図4-3）。この時期に精子は頸管内を通過して，子宮腔から卵管へと進入していくことが可能となる。このように，成熟女性の子宮頸管粘液や基礎体温など周期的に変化するバイオリズムを利用し，排卵の時期を推定して避妊する方法を，自然家族計画法（natural family planning；NFP）という。

3）効果と特徴

現在のところ，この方法での避妊効果は多数例で十分に検討されていないため，明確な避妊率や妊娠率は不明である。

● 長所

器具も薬品も使用せず，安全で経済性が高い。

● 短所

①頸管粘液の性状を素人が判断するのは困難である。

②避妊法として利用するには相当の知識と経験が必要である。

③腟炎・頸管炎があると，真の頸管粘液との区別が困難なことがあり，頸管や子宮腟部に炎症などの疾患があるときには使用できない。

4）使用法

①徴候体温法（STM；symptothermal method）は，基礎体温のリズムを利用する。

②排卵法（OM；ovulation method）は，頸管粘液のリズムを利用する。

以上の2つの方法をNFPといっている。排卵法では，毎日腟内に指を挿入し，頸管粘液の色・量・粘稠度などを調べる。

5）頸管徴候の自己診断法

頸管徴候の自己診断法については，表4-1に示す。

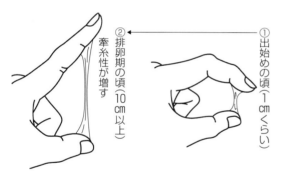

図4-3　頸管粘液の排卵期の変化

表4-1　頸管徴候の自己診断法

	徴候	不妊期	中間期	妊娠可能期
頸管	見つけやすさ 位置 全体の感触 表面の感触 入口の開き具合	きわめて容易 最下位 軟骨のように硬い ザラザラしている 固く閉じている	やや困難 やや高め やや柔らかめ 滑りやすい やや開いている	困難 最上位 スポンジのように柔らかい 滑りやすい 大きく開いている
粘液	量 採取 粘性 透明度 牽糸性	ほとんどない 困難 やや固め 不透明 確かめられない	少量 やや困難 粘り気がある やや不透明 短くブツッと切れる	多量 容易 液状 透明 糸を引き10cmの長さになることもある

6）適応と禁忌

- **適応**：周期が順調な女性
- **禁忌**：腟炎，頸管炎や子宮腟部びらん等のある女性。判断を誤らせる。

B. 女性が利用する方法：殺精子剤を用いる方法

1. 殺精子剤

1）歴史

腟内に何らかの異物を挿入して避妊しようとする試みは，人類の歴史とともに始まっていたと思われる。有史以前から，草のしぼり汁など周囲にあるものを手あたりしだいに腟内に挿入し，避妊が試みられたという言い伝えがある。有史以後のエジプト，ギリシャ，ローマ時代になると，当時の腟内避妊薬の処方として象の糞やハチミツが使われたと記録されている。8世紀頃になると岩塩やザクロの汁などが用いられ，その後，酢酸，タンニン酸，ホウ酸などが用いられた。

わが国では梅干や明礬を腟内に入れる方法もあった。それらは蘭方医学の伝来以後に伝わったものと考えられるが，案外古くから行われていたことが推測されている。梅干は元禄時代にその記録があるともいわれている。これが盛んに宣伝されたのは昭和の初め頃であった。

2）原理

古典的避妊法のなかで精子が子宮内に入るのを防ぐ方法で，これには化学物質を子宮内に挿入する方法や，子宮腟部をバリアで遮蔽したり洗浄したりする方法などがある。つまり，性交前に腟内に化学物質を挿入しておき，腟内に射精された精子の運動性を喪失させ，さらに精子細胞をも破壊させて死滅させることによって避妊する方法である。

このような，避妊の目的で腟内に挿入する薬剤のことを避妊薬（chemical contraception），または殺精子剤（spermicides）とよんでいる。殺精子効果が知られている化学物質には，①各種酸類（酒石酸，ホウ酸，重酒石酸，酢酸，クエン酸，サリチル酸など），②酢酸フェニル水銀，硫酸オキシキノリン，③界面活性剤（メンフェゴール，ポリオキシエチレンノニルフェニルエーテル）があり，歴史的な経緯により，主流は界面活性剤になった。1949（昭和24）年に決定した避妊薬許可基準では，わが国では多数の殺精子効果の認められる物質のうち，酢酸フェニル水銀と硫酸オキシキノリンのいずれか一方を含んでいなければならないことになっていた。そして，それらを主成分にした製品が実際に使用されていた。しかし，水俣病の発生で有機水銀が大きな社会問題となり，腟内に挿入された有機水銀は短時間内に腟粘膜から吸収されて血中に移行し，身体の重要臓器に蓄積されることが明らかになった。そのため1965（昭和40）年から，殺精子剤の主役は非イオン性界面活性剤（メンフェゴール）に移行していった。

界面活性剤は，現在多くのものが知られているが，それらは精子の運動性を喪失させ，さらに精子細胞を破壊させるものである。脂質とタンパク質で形成されている精子の細胞表面を変化させ，透過性が増加して障害を与え，シトクロムcの細胞外への拡散漏出が起こり，精子の運動性が失われ，遂には精子細胞を破壊させるものである。

殺精子剤には，フィルムタイプ，錠剤タイプ，ゼリータイプの3種があったが，現在はいずれも使用されなくなっている。

C. 女性が利用する方法：バリアを利用する方法

1. ペッサリー法

1) 歴史

ペッサリーの歴史は古く，紀元前からエジプトで，その後ペルシャ，イスラムなどで使用されたと記録されている。しかし，その当時は腟内に充填するものをペッサリーとよんでおり，材料は今日のペッサリーとはだいぶかけ離れたものである。むしろ避妊薬かタンポンの前身ともいうべきものである。

ペッサリーの形状は，1880年頃メンシンガによって考案されたといわれている。メンシンガは当時，子宮脱の整復に用いられていたエボナイト製の環状ペッサリウムに半球状の薄いゴム膜をはり，これを斜めに腟に挿入して子宮腟部から腟前壁の一部を覆い，避妊の目的に用いることを考えた。さらに，ペッサリーの縁に鋼鉄製のゼンマイを入れ弾力性をもたせて挿入を容易にした。これはオランダで広く実際に用いられたため，古い型のペッサリーはメンシンガ型，またはダッチペッサリー（Dutch pessary）とよばれた。

2) 避妊の原理

子宮口を遮蔽するものが，後腟円蓋と恥骨結合の後ろのくぼみの間に完全に固定されれば，精子が子宮内に入るのを器械的に防ぐことができる。また，子宮と腟が遮断されることで，子宮頸部から分泌されるアルカリ性の液が腟内に入らないので，腟内は酸性に保たれ，酸に弱い精子を死滅させる生物学的作用の働きもあり，避妊することができると考えられた。

3) 効果と特徴

100婦人年において妊娠率12と報告されている。理論的には，バネ状になったペッサリーの縁が腟壁にぴったり密着して，精液が子宮頸部に進入するのを防ぐように思われるが，実際は性交時の運動によってペッサリーがかなり動かされることがわかっており，少量の精液が進入するのは避けられないようである。

ペッサリーはその形状から女性に選択されなくなり，現在，避妊具としては製造・販売されていない。

2. 女性用コンドーム

男性がコンドームを避妊やSTDの感染防止に使用してきた歴史は非常に長い。一方，女性用コンドームについては，1920年イギリスにおいて，"Capote Blanco（白い被覆物）"として通信販売されたのが始まりと考えられる。1960年には同種のものが，女性性器に密着する鞘として"Capote Anglaise（英国式被覆物）"の名で発売された。しかし当時の製品は，粗野なデザインなどの理由から女性間に広く用いられなかった。

世界各国で広く発売された女性用コンドームは，デンマークの医師グレゼルセンによって考案され，腟内に挿入する袋状の女性用避妊具（コンドーム）である（図4-4）。イギリスのチャーテックス社が1987年，北欧をはじめ各国に特許申請を行い，商品名"Femidom"ないし"Reality"の名称で発売されている。わが国でも臨床試験が行われ，1999（平成11）年厚生省（当時）より女性用コンドームの承認を受け，「マイフェミィ」の商品名で2000（平

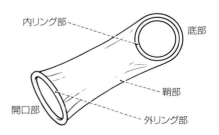

図4-4 女性用コンドームの形状

成 12）年 4 月 25 日から大鵬薬品工業（株）より発売された。発売後そのユニークな発想と形状により多くの女性が関心を示したが，わが国では，避妊と性感染症予防行動は男性主導で行われているという根強い性文化があり，女性自らの意志でこれを積極的に使用するという意識改革までには至らず，2003（平成 15）年 3 月にやむなく販売中止になった。その後，2006（平成 18）年 4 月 1 日より同一の用具が「フェミドーム」の商品名で，不二ラテックス（株）より再び発売されるようになった。若者の性行動が活発化しており，予期しない妊娠や性感染症予防に本用具が広く使用されることが期待されたが，2010（平成 22）年に製造が中止され，2011（平成 23）年 6 月に販売中止となった。

D. 女性が利用する方法：子宮内避妊用具（IUD）法

1. 子宮内避妊用具

子宮内避妊用具（intrauterine contraceptive device；IUD）とは，子宮腔内に小さなプラスチックや金属製の器具を挿入して避妊を行うものである。わが国では以前からリングとよばれていたが，新しく開発されたものは輪の形をしておらず，子宮内避妊用具とよぶほうが適切といえる。すでにわが国でも，欧米流に英語の略語で IUD とよぶのが一般的となっている。

1）歴史

アラビアやトルコでは，ラクダが旅の途中で妊娠するのを防ぐため，その子宮内に小石を入れて避妊したという伝説や，ピラミッドのなかから避妊用具らしきものがみつかったという逸話もある。このことより，古くから，動物の子宮内に異物を挿入しておくと妊娠を避けることができることを経験していたものと思われる。

20 世紀の初めに，ドイツの学者が子宮の位置矯正に用いたペッサリーに避妊効果のあることを知り，これを参考に避妊の目的のみに用いる装置を考案した。最初に IUD の臨床報告をしたのは医師リヒターで，テグス（当時は絹糸）でつくった輪状の IUD を用いた。その 20 年後グレーフェンベルグがジャーマンシルバーでできた芯に絹糸を巻いた IUD を発明し，発表した（図 4-5）。

しかし，1930 年第 7 回国際バースコントロール会議，1931 年の国際避妊シンポジウムにおいて強い反対にあい，IUD は否定されてしまった。それは，当時使用された材料は生体に副作用があったり，抗生物質の開発前で感染症を合併した場合の治療が困難であったりしたためで，「体内異物」という考え方や，感染症に対する医学的理由があった。当時は，第二次世界大戦の勃発直前で，各国で戦力としての人的資源が求められ，避妊よりも人口増加政策がとられていた。また，避妊に対する社会の認識の低さなどが深く関与していたものと思われる。

a. わが国での歴史

わが国でも，IUD を熱心に研究していた産婦人科医がいた。それは太田武夫，後の太田典礼博士で，彼は東洋にあった伝説「牛の子宮に金の玉を入れると妊娠しない」をヒントに，また同僚の実験でウサギの子宮に軟骨片を入れておくと，不妊になることが確かめられたことから，多くの材料で研究を重ね，コイルと金の玉を組み合わせてコイル環の中心に金の玉を吊したものをつくり，1932（昭和 7）年学会で発表

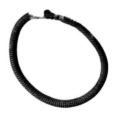

図 4-5　グレーフェンベルグが発明した IUD
〔Wellcome Liberary, London：Grafenberg intrauterine device（IUD），Europe, 1925-1935.〕

し，これを「プレセアリング」と名づけた。や
がてその金の玉の吊手を2本から3本にして平
たく改良し「太田リング」と改めて，発表し
た。これには国内外で大きな反響があり，追試
者数が100名に及んで高い関心がみられた。し
かし1936（昭和11）年，政府は「有害避妊器
具取締規則」を一部改正してリングも使用禁止
とし，「太田リング」は押収され，使用するこ
とができなくなった。これは，戦争が近づき産
児調節そのものが禁止された時代であったた
め，禁止は医学的理由より，むしろ政治的な判
断によるものであったといえる。

わが国でも世界にさきがけてIUDが研究さ
れ臨床にも応用されたが，当時は反対する学者
もあり，さらに規則により製造販売はもとよ
り，研究も禁止されてしまった。そして第二次
世界大戦後には各種避妊法は解禁されたが，
IUDは医師の研究だけが認められ，公認はさ
れないままであった。

b. IUDの普及

1950年代の終わり頃から世界的に人口の爆発
的増加が起こり，その増加は人類の未来に危機
感を生じさせ，人口抑制対策に関心が高まった。
再び避妊法の研究は活発となり，太田博士の業
績も高く評価されるようになった。その後の
IUDの進歩は，戦後の優れたプラスチック工業
の進歩と各種抗生物質の開発によるものである。

1959年頃よりIUDに関する報告が多数なさ
れ，1962年には第1回国際IUDシンポジウム
が開かれ，ついで1964年には第2回が開かれ
た。また1965年には国際家族計画連盟（Inter-
national Planned Parenthood Federation；
IPPF）医学委員会，1966年にはWHO主催の
専門家会議が開かれ，IUDが公式に認められ
るようになった。

わが国では1968（昭和43）年，日本産科婦
人科学会内にIUD調査委員会が設けられ，そ
の後4年間の研究作業が行われ，厚生省もその
答申を受け，2年間にわたる審議の結果，1974
（昭和49）年，正式にIUDが公認されるに
至った。最初に公認されたものは「太田リン

グ」と「優生リング」の2種類であったが，そ
の3年後には「FD-1」と「リップスループ」
（「カヤクループ」）が公認された。なお太田リ
ングは，1994（平成6）年から製造中止となっ
た。それは開放型IUDの普及による需要の低
下によるもので，その歴史的役割を終えたこと
になる。また，1996（平成8）年からはカヤ
クループも販売中止となった。

2）IUDの概略

a. 避妊機序

IUDの避妊機序は，いまだ完全には解明さ
れていない。従来より，①流産説，②受精障害
説，③受精卵の着床障害説などが考えられてき
た。以前は，IUDは「流産を起こさせる堕胎
器具だ」という説が強力に主張されたが，その
後IUD装着の子宮腔内を検索しても，受精卵
の着床を示す絨毛組織は証明されず，IUDは
一度着床した受精卵を流産させるという説は否
定されている。

サルにIUDを装着して人工的に排卵させる
と，卵管運動が亢進して，受精卵が卵管内を正
常より速いスピードで通過し，内膜に着床でき
ず避妊効果がみられるという説もある。しか
し，自然排卵では明確に証明されず，ヒトでも
あてはまらないことが判明した。

現在，最も有力なのは受精卵の着床障害説
で，子宮内膜に白血球や食細胞（マクロファー
ジ）が増加し，炎症誘起物質であるIL-1（イ
ンターロイキン1）やPGE（プロスタグランジ
ン）を産生・分泌し，間質の浮腫状変化が着床
を障害するという説である。その他，子宮内膜
の酵素活性の変化と分泌物性状の変化，子宮筋
の異常収縮などが生ずるからであろうと考えら
れている。

b. 種類と特徴

世界には多くのIUDがあるが，大別すると，
IUDに薬剤などを付加したものと付加してい
ないものとに分けられる。現在，わが国で使用
されているIUDは，①FD-1と②レボノルゲ
ストレル徐放型IUD（ミレーナ®）である。

IUDの開発の歴史は長いが，その求めるところは，避妊効果が高く，挿入中に副作用や自然脱出がないことである。そして，挿入しやすく，かつ抜去が容易であることである。

●長所
① ピルのように全身作用でなく，局所作用で避妊が可能である。
② 毎回の避妊の手間が不要である。
③ 挿入中は避妊を意識しなくても避妊ができる。
④ 避妊効果が高い。
⑤ 分娩後，授乳中でも乳児への影響がなく挿入できる。
⑥ 女性の意志で使用することができ，女性の立場を考えた避妊法で，男性の協力を必要としない。
⑦ 抜去後は妊孕性が回復する。
⑧ 比較的安価である。
⑨ 定期検診により女性性器がんなどの早期発見ができる。

●短所
① 自然脱落することがある。
② 下腹痛・腰痛などの疼痛を訴えることがある。
③ 異常子宮出血をみることがある。
④ 子宮内膜炎を発生することがある。
⑤ 異所性（子宮外）妊娠が起こることがある。
⑥ 骨盤内炎症性感染症（PID）を起こすことがある。
⑦ ときに穿孔することがある。

3）FD-1

a．FD-1の概略

●形状（図4-6）
① 軸を中心に4対の羽根状突起を有している。
② 軸の下端よりテールが接続されている。
③ 本体と挿入器がセットになっている。

●材質（原材料）
① 弾力性があり，生体に不活性なエチレンビニルアセテート（EVA）製の器具に，ナイロ

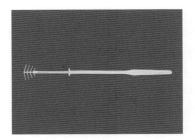

図4-6　FD-1の形状（不二ラテックス提供）

ンモノフィラメント製のテールが接続している。
② 挿入器はポリプロピレンでつくられている。

●特徴
① 理想的なIUDの条件を満たすための形状につくられている。
② 挿入が容易である。挿入時は原材料の弾性をいかして，羽根を折り畳んだ状態で頸管を通過できる。
③ 羽根の角度と原材料の弾性で，子宮の収縮により子宮底方向に向かい自然脱出が少ない。
④ 除去時にはテールを引けば，羽根が反転（原材料の弾性を利用）して細くなり容易に除去できる。

●使用上のメリット
① 本体と挿入器とが組み合わされており，パッケージから取り出してそのまま使用できる。
② 片手で子宮を固定し，利き手だけで挿入が可能である。
③ テールが子宮腔長に合わせてつくられており，挿入後テールを切断する必要がない。
④ 挿入後の検診は，テールの位置を確認すれば本体の子宮腔での位置がすぐにわかる。
⑤ 抜去はテールを引っ張るだけで苦痛がなく簡単に取り出せる。

b．FD-1挿入の実際

●挿入の対象：IUDは，原則として「避妊を希望する健康な経産婦」を挿入対象とする。FD-1は分娩後の女性に最も適した避妊法である。出産後は育児で慌ただしい時期であるが，卵巣の機能も回復して妊娠の可能性も大

きくなる。授乳などにも影響することなく使用できる優れた避妊法の1つである。

- **挿入の禁忌**：挿入の絶対的禁忌は少ないが，**表 4-2** のような場合は避ける。これは他の IUD についても同様である。
- **挿入時期**：挿入時期は，月経開始後 10 日以内，分娩後約 2 か月以降とする。人工妊娠中絶や流産処置直後などは避けたほうがよい。
- **挿入の実際**：IUD 挿入にあたっては，その特徴をよく説明し，本人の同意を得る。そして，以下の点に注意しながら診察を行う。

　①問診で月経歴，妊娠歴，既往歴を聴取し，器質的・機能的異常の有無をチェックする。

　②双合診と子宮ゾンデ診を行って，子宮の位置や大きさ，子宮腔長や頸管の長さなどを確認する。付属器，骨盤内臓器に異常がある場合は不適例として除外する。

　③挿入前に子宮頸部，子宮内膜の細胞診を行う。

- **挿入法**：IUD の挿入に先だち，腟鏡により腟内を観察して洗浄，外子宮口を消毒して子宮腟部の前唇に子宮腟部鉗子をかけ，子宮を軽く牽引して固定する。子宮ゾンデで子宮の屈曲方向や子宮腔長を測定し，頸管の状態などを調べる。

　IUD を無菌的に容器から取り出し，先端が子宮底に達するまで静かに挿入する。子宮底に達したら挿入器を静かに引き抜く。FD-1 はテールの長さが子宮腔長に合わせて成型されている。挿入に抵抗がある場合は中止する。

c. 挿入後の管理

- **挿入後のチェック**：IUD の挿入後は定期的に検診を行う。挿入後，1 か月後にテールが正しい位置にあるかを確かめ，その後 3 か月，6 か月，1 年後にチェックを行う。以後 1 年ごとの受診を勧め，その際にがん検診と，細菌学的検査も併せて行うようにする。まれに自然脱出することがあり，とくに初回月経後の検診に留意することが大切である。
- **挿入中の妊娠**：挿入中，まれに妊娠すること

表 4-2　IUD 装着の禁忌

- 妊娠中または妊娠の疑いのあるとき
- 過多月経，その他機能性子宮出血をくり返すとき
- 子宮腔の変形をきたすような筋腫，性器悪性腫瘍の疑いのあるとき
- 子宮発育不全，子宮奇形，著しい子宮位置異常，強度の前屈・後屈，頸管無力症のあるとき
- 付属器腫瘍のあるとき
- 付属器炎，子宮内膜炎，急性または亜急性頸管炎，骨盤内炎症性疾患のあるとき
- 骨盤内炎症性疾患治癒後 2 か月未満のとき
- 出血性素因のあるとき
- 産婦人科以外で重篤な疾患のあるとき
- 過去 3 か月以内に感染性流産を経験しているとき
- 異所性妊娠の既往またはその素因があるとき
- IUD 装着時または頸管拡張時に失神，徐脈等の迷走神経反射を起こしたことがあるとき
- 性感染症（カンジダ症除く）にかかっているとき
- 過去 12 か月間に性感染症*にかかったことがあるとき

＊細菌性腟炎，カンジダ症，再発性ヘルペスウイルス感染，B 型肝炎，サイトメガロウイルス感染を除く

がある。挿入前に妊娠の可能性については説明しておく必要がある。妊娠した場合，出産を希望すればそのまま妊娠を継続しても問題はないといわれている。ただし，感染などに注意して妊娠経過をよく観察していく必要がある。

- **挿入後の異常**：挿入後，3 か月以内にみられる症状に不正出血，帯下の増加，軽い下腹部痛などがあるが，経過観察のみで症状は改善されることが多い。異常出血，下腹痛，腰痛，骨盤痛などが続く場合は IUD を除去する。帯下が持続するような場合には，IUD 以外の原因も考慮して検査する。なお，異所性妊娠，子宮筋腫，子宮がんなどの発生と，IUD 挿入との間には明らかな因果関係はないといわれている。

　通常，IUD の長期間挿入による合併症はほとんどみられないが，年 1 回は子宮頸部・子宮内膜細胞診や細菌学的検査などの定期検診の機会として，婦人科検診を行うとよい。

d. FD-1 の抜去

- **抜去法**：抜去は，挿入時と同様に洗浄・消毒後に子宮腟部鉗子で子宮を軽く牽引固定し，

外子宮口から出ているテールをペアン鉗子などでつかみ，上下左右に子宮からはがすように軽く動かし，静かに引き出す。

　もしテールを牽引して抵抗がある際には，テールを把持したまま別のペアン鉗子をテールにそうように頸管内に挿入すれば，本体をつかむことができ，そのまま引き出せばよい。テール切断は牽引する方向が誤っていたり，急激な力をかけたりしたときなどに起こりやすいので，慎重な処置が必要である。なお，FD-1はX線では写らないが超音波エコーで描出され確認できる。

●**テールが切れたときの抜去法**：テールが切断され本体だけが子宮腔内に残った場合には，麻酔下でヘガールなどの頸管拡張器により頸管を拡張し，長ペアンや小胎盤鉗子などで抜去する。頸管を拡張しても抜去できない場合には，日を改めてラミナリア桿で頸管を拡張して抜去する。これで抜去できないことはないといわれている。

4）薬剤（プロゲステロン）付加 IUD

　1972年，パンディアとシュメグナらは，IUDにプロゲステロンを充填して臨床試験を行い，避妊効果が高く，従来のIUDに比べて出血や疼痛などの副作用も少なく，経血量の減少も認められ，これが実用に応用できることを報告し，その後の uterine progesterone system（UPS）の開発とつながった。

　T型のIUDに，縦軸はエチレンビニルアセテートコポリマーの膜で包まれた中腔の管状構造でできており，その内部にプロゲステロンの微小結晶がシリコンオイル中に懸濁液となって含まれ，1日65μgの割合で子宮腔内に放出される仕組みになっている。しかし，これの有効期限は1年間と短く，現在は使用されていない。

a．レボノルゲストレル徐放型IUD（ミレーナ®）

　第二世代の合成黄体ホルモン剤 levonorgestrel（LNG；レボノルゲストレル）を定常的に放出する IUD（levonorgestrel-releasing intrauterine system；LNG-IUS）が発売され，2023年5月現在，120か国以上において避妊の適応を取得している（インタビューフォームより）。

　これはT字型のIUDにピル的効果を重ねて避妊効果を確実にし，LNGを子宮腔内で定常的に放出されるように作られている。ドイツのシエーリング社（現バイエル社）から Mirena®の名で発売されており，わが国でも2007（平成19）年1月26日に承認され，薬剤付加IUD（ミレーナ® 52 mg）として同年4月16日より日本シエーリング（株）（現バイエル薬品）から発売された。

　LNG-IUDの形状（**図4-7**）は，T字型IUDの縦軸（32 mm）のシリンダー内にLNGが付加され，その管状構造のサイラスティック膜を通してLNGが放出されるようになっている（LNG初期放出速度20μg/日）。放出されたLNGの子宮内膜への連続的な直接作用により，子宮内膜の増殖は抑制されてアポトーシスが促進され，子宮内膜は非薄化し，経血量は著しく減少する。そして，20μg/日のLNG放出量では一般的に排卵抑制は認められず，卵巣機能の抑制によるエストロゲン低下は生じない。このエストロゲンの低下なしで子宮内膜を萎縮させ経血量を減少させる点が，LNG-IUDのユニークな点とされている。そこで避妊効果のみならず，子宮腔の変形をきたしていない子宮筋腫・子宮腺筋症による過多月経女性に使用され，自然脱出例も少なく経血量の減少と貧血の改善の効果が報告されている。

●**適応**：避妊，過多月経，月経困難症
●**禁忌**：本剤の成分に対し過敏症の既往歴／黄体ホルモン依存性腫瘍およびその疑い／診断の確定していない異常性器出血／著しい位置異常／性器感染症（カンジダ症を除く）／頸管炎または腟炎／再発性または現在骨盤内炎症性疾患（PID）／過去3か月以内に分娩後子宮内膜炎または感染性流産の既往歴／異所性妊娠の既往歴／重篤な肝障害／肝腫瘍／妊婦または妊娠している可能性など

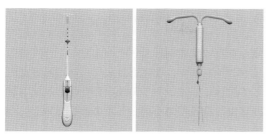

図4-7　子宮内黄体ホルモン放出システム（ミレーナ®）（バイエル薬品提供）

- **避妊効果**：305人に本用具を挿入し，5年間挿入で0.8100婦人年，有意差はないがNova-T® 80（現在販売中止）に比べて中止，不正出血，疼痛，PIDなどの発生は低率であった[3]。

丸尾らは，わが国における多施設による経産婦を対象とした本器具の12か月間装着における有効性，安全性の検討成績を報告している。それによると治験実施計画書適合例482例の年齢は平均32.2歳，月経周期は平均29.5日，月経日数は平均6.1日で，妊娠が2例に認められパール指数は0.5であった。妊娠例の1例は本用具の脱出例であったという。治験に参加した医師の94.3％は操作が容易であったと評価していた[4]。

被験者の評価は，挿入と除去に伴う疼痛は軽度または無痛が89.6％，月経出血量の減少87.9％，月経時疼痛の軽減53.2％，以前の避妊法に比べて本器具に満足した者が81.1％であったという。また，10例の血清中レボノルゲストレル（LNG）濃度は装着1年間で286〜358 pg/mLで，この濃度はLNG含有低用量ピル投与時の1日平均血清中LNG濃度の約12〜67％で全身的な安全性に影響する可能性は低いと述べている。そこで，本器具は不妊手術に匹敵する高い避妊効果が長期間持続し，その効果は可逆的で服薬コンプライアンスに左右されない特徴がある。そして，本器具は，安全性の面でも低用量ピルおよび銅付加IUDで報告されている副作用に比較して遜色なく，良好な認容性が確認され

た。そして装着期間の経過とともに出血日数が大幅に短縮し，被験者に満足の高い結果が得られたと述べている。

E. 女性が利用する方法：経口避妊薬による方法

1. 経口避妊薬（ピル）

人類が望まない妊娠を避けたいとする願望は，すでに有史以前からあり，さまざまな動・植物や化学物質を用いた，物理的な方法が試みられてきた。しかし，確実な避妊法の実現には長い歴史を必要とした。20世紀の中頃になり，ついに100％近い確実な避妊法を開発するに至った。

経口避妊薬とは，英語の oral contraceptive（OC）の訳語であるが，単に pill という丸薬を意味する言葉が世界でも広く用いられており，本書でもピルまたはOCという用語を使用する。

1) 歴史
a. ピルの誕生

アメリカの受胎調節の運動家サンガー女史（第3章 p.62参照）は，1950年の冬ニューヨーク市でのある晩餐会で，後にピルの産みの親として有名な生物学者ピンカス博士と出会い，その会話のなかで女性自らが選択できる確実な避妊法の開発を求めた。

ピンカス博士は，妊娠中は排卵が起こらないから性交しても妊娠しないが，これは，胎盤から多量の黄体ホルモンが分泌されているからで，排卵を抑制すれば妊娠しないと考えた。そしてこの事実は，ネズミに黄体ホルモンを投与することにより，排卵が抑制されることで証明された。

一方，ピンカス博士の親友ロック博士は，子宮発育不全の不妊症患者に卵胞ホルモンと黄体ホルモンを投与し，子宮の発育を促して妊娠を

試みて成功した例を認めた。そして、そのホルモン投与中につわりに似た悪心・嘔吐や乳房緊満感の訴えがあり、排卵は抑制されていることを観察していた。そこで、これは避妊にも応用できる可能性があると考えた。

b. 合成ホルモン剤の開発

1930年代まで、ホルモン剤は動物の臓器から抽出して用いられていた。しかし、大量の黄体ホルモンを得るためには多数のブタの卵巣を必要とし、経済的に不採算であり、また経口投与のためホルモンの効果が減弱され、不確実となることなどの欠点があった。

やがて、1940年代初めにアメリカの科学者マーカー博士により、多数の植物のなかで、つる科の植物に属する山芋の根に黄体ホルモン様の物質が含まれていることが発見された。この山芋は、わが国では東北地方の山村に生えている「ところ」といわれる山芋と同じであるという。そして、1950年代初め、ついに合成の黄体ホルモン剤の精製に成功した。初期の合成黄体ホルモン剤には卵胞ホルモン様作用を示す物質が含まれており、精製の純化に問題があった。やがて精製技術が進歩し、ノルエチステロンやノルエチノドレルなどが完成し、これらの大量生産が可能となった。同様に卵胞ホルモン剤についても、メストラノールやエチニルエストラジオールという製品が合成されるようになった。

このように、ステロイドホルモンが大量に安定して生産され、実地臨床での使用が可能となり、不妊症治療や経口避妊薬への応用が拡大される結果となった。ピンカス博士らが当初に用いたノルエチノドレルには、卵胞ホルモン作用がみられたためか、服用中に不正出血がなく周期調節性に優れていたが、黄体ホルモン剤が精製され純度がよくなるにつれ、むしろ不正出血の頻度が多くなった。そこで、それに卵胞ホルモンであるメストラノールを加え周期調節性を改良した。これが現在のピルの基本となっており、卵胞ホルモンと黄体ホルモン配合剤の原型となったのである。

c. ピルの臨床試験成績報告

1955（昭和30）年、第5回国際家族計画会議が東京で開催された。その席でピンカス博士はプエルトリコの女性を対象に、経口避妊薬として黄体ホルモン剤300mgを用いた臨床実験で確実な避妊効果が得られたことを発表し、全世界に大きな反響をもたらした。

これを受けてわが国でも、日本医科大学産婦人科の石川正臣教授が班長となって「経口避妊薬に関する研究班」が発足し、組織的にピルに関する研究が始められた。

1957（昭和32）年、わが国でもノルエチステロン5mgの「ノアルテン錠」が発売され、さらに1960（昭和35）年にはノルエチノドレル9.85mgとメストラノール0.15mgの「エナビット錠」が発売された。これらは月経困難症・月経周期異常・過多月経などの月経異常や、機能性子宮出血の治療薬として認可され、保険適用となった。わが国で発足した研究班も、それらの製品を経口避妊薬としてボランティア対象の臨床試験を行って検討が行われた。

d. 経口避妊薬としての認可

1960（昭和35）年、アメリカのFDA（食品医薬品局）は多数の臨床試験の結果を検討し、ノルエチノドレル9.85mgとメストラノール0.15mgの「エナビット10」を正式に経口避妊薬として認可した。これは人類にとって画期的なことであり、それまで不確実な避妊法しか得られなかった女性たちにとって、女性自らが確実に避妊することが可能となり、大きな反響が起こり、福音ともなったのである。

しかし、服用者の多くがつわりに似た悪心・嘔吐を訴えて服用が困難な女性もあり、製品の改良が求められた。

e. 合成黄体ホルモン剤の減量化

ピルの歴史は継続的な製品の改良の歴史でもあるといえる。「エナビット10」の認可後もノルエチステロン5mgとメストラノール0.05mg配合の「ノアルテン-D」、ノルエチノドレル5mg配合の「エナビット5」、酢酸ノルエチステロン4mgの「アノブラール」、リネスト

レノール5mgの「リンデオール」などが，次々と開発された。

これらの合成黄体ホルモン剤は，すべて19-ノルテストステロン系誘導体であり，弱い男性ホルモン様と卵胞ホルモン様作用がみられた。その後，黄体ホルモン含有量が減量化され，副作用も減少して再び服用者は増加した。しかし1961年，ピル服用者に血栓症の報告があり，ピルと血栓症，乳がん，肝障害などの副作用が問題となってきた。そしてこれらは，ピルに含まれる合成卵胞ホルモンの量が関係するのではないかと指摘された。

f. 卵胞ホルモン（エストロゲン）の問題

卵胞ホルモンは，女性ホルモンの代名詞で女性の二次性徴の発現を促す。初経後は子宮内膜に作用してこれを増殖させ，乳房の発育，子宮頸管粘液に作用して精子の貫通性を良好にする。また，腟壁に作用してデーデルライン桿菌による腟の自浄作用を営むなど，女性の一生に深くかかわっている。しかし，ピルに含まれるエストロゲン量が多いと，血液凝固能を促進して血栓症のおそれがあり，その他，発がん性，肝機能障害が起こることが明らかとなり，大きな問題となった。

そこで，ピルに含まれるエストロゲン量は0.05mg（50μg）未満が好ましいという勧告が，WHOやIPPF（国際家族計画連盟）などから出され，その改良に努力がなされた。

g. 低用量ピルの開発

ピルは合成ホルモン剤の服用により，健康な女性に備わっている妊孕性を長期に抑制する作用を示すものであり，服用希望者には確実な避妊効果と副作用のないことが望まれるのである。

ピルに含有されるエストロゲン量を50μg未満に減らすと，これまでのノルエチステロン（NET）系の黄体ホルモン剤では，服用中にしばしば不正出血を起こして周期調整性が困難なことがある。そこで，ノルエチステロンより子宮内膜の維持作用の強力な製剤が求められ，1970年代にはノルエチステロンを改良して，プロゲステロンのレセプターに強い親和性を示

すノルゲストレル製剤が開発されるに至った。

そして，黄体ホルモン剤として，レボノルゲストレル（LNG）0.15mg（150μg）とエチニルエストラジオール（EE）30μgの低用量ピルの「ミクロギノン錠」が開発され，ピルの服用者は急増した。

● **欧米におけるピル服用者の増加**：低用量ピルの開発と普及により，西欧において服用者が著しく増加した。オランダでの推定服用者は40％にも達した。しかし，1970年代半ばには新たに循環器系への影響が問題となってきた。それは喫煙嗜好の女性に心筋梗塞による死亡例が報告されたからである。また，服用者の体重増加の問題も加わってきた。これは，合成黄体ホルモン剤の男性ホルモン様作用が原因であることが明らかにされ，黄体ホルモン剤の減量化が進むことになった（図4-8）。

● **段階型ピルの開発**：ピルに含まれるホルモン量を減量すると，服用周期の後半に不正出血が発現することがある。そこで通常の月経周期のときのホルモン分泌パターンのように，1服用周期中の前半は黄体ホルモンの量を減らし，後半に増量するという段階型ピルが考案された。この段階型ピルは，自然の卵巣周期に近いホルモン分泌パターンと考えられ，安全性も高いとして迎えられた。しかし服用に規則性があり，飲み忘れ時の対応，周期延長の困難性など服用の煩雑性もあり，服用が簡単な1相性ピルの存在意義は低下していない。

h. 低用量ピルの改良

合成黄体ホルモン剤も次々と改良されて，レボノルゲストレルに含まれる男性ホルモン様作用を抑え，合成でしかも天然の黄体ホルモンに近い新たな製剤の改良へと努力がなされた。

そこで問題となるのは，合成黄体ホルモンが，プロゲステロンレセプターへの親和性と，アンドロゲンレセプターへの親和性の双方に作用しなければならないことである。そしてプロゲステロンレセプターに結合するものが，天然のプ

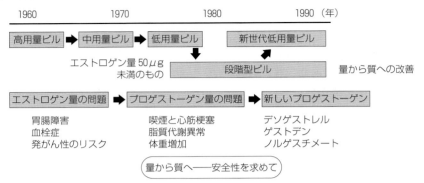

図 4-8 高用量ピルから低用量ピルへの移行

ロゲステロンに近づくことが明らかになった。

1980 年代には，プロゲステロンレセプターに特異的に結合するデソゲストレル，ノルゲスチメート，ゲストデンが開発された。

ピルの歴史は製剤の改良の歴史であるが，それはホルモン含有量の低用量化と，そのホルモンの質の改良でもある。1960 年にアメリカでピルが認可されてから 60 年以上が経過したが，その歴史をふり返ってみると卵胞ホルモン量は高用量の 1/5 に，また黄体ホルモン量は 1/100 程度に減少している。しかし，ピルはまだ完成されたものではなく，血液凝固系・循環器系・脂質代謝・肝機能などへの影響や発がん性の問題など，今後なお安全性を高めるためにさらに改良が求められている。そして，女性自らが希望しない妊娠を確実に避けることを可能にして，豊かなセクシュアリティが育まれることが期待される。

i. わが国におけるピル認可の経緯

前述のとおり，わが国でも 1957（昭和 32）年，ノルエチステロン 5 mg の「ノアルテン錠」が発売され，その後もノルエチノドレル 9.85 mg とメストラノール 0.15 mg 配合の「エナビット錠」が発売された。これらはいずれも医学的適応，すなわち月経困難症，月経周期異常，過多月経などの月経異常や機能性子宮出血などの疾患の治療薬として使用され，ピルとしては認可されていなかった。その後も酢酸ノルエチステロン 4 mg，エチニルエストラジオール 50 μg

配合の「アノブラール」，リネストレノール 5 mg，メストラノール 0.15 mg 配合の「リンデオール」をはじめ，ノルエチステロン 2 mg，メストラノール 0.1 mg 配合の「ソフィア C」など，いくつかの中用量ピルが認可されたが，その適応はそれまでのものと同様であり，経口避妊薬としては使用することが認められていなかった。

1963（昭和 38）年，わが国でもピルが承認されるであろうと思われていたが，安全性になお問題が残るとしてピルの認可に関する審議は中断された。これは，当時の時代背景として，ピルを認可すると性のモラルが低下するという理由が根底にあったと思われる。1970 年代初めにわが国でもウーマンリブ運動が盛んになり，そのなかで「中絶禁止法に反対しピル解禁を要求する女性解放連合」（通称「中ピ連」）は，榎美沙子を代表としてピル解禁を求めて街頭デモを行った。そして，彼女らは 1972（昭和 47）年には「ソフィア C」と「エナビット錠」を経口避妊薬として仲間で試用し，政府にピル解禁を強く訴えた。

ピルの問題は国会でも論議され，本来，月経異常の治療薬として認可されているホルモン配合剤が，治療より避妊を目的として使用されていることが多いことが指摘された。しかし，ときの田中角栄首相は「ピルの安全性にはいまだ問題がある」としながら，「医師の判断と責任において使用するのは，法の禁じるところではな

い」と述べてピル使用についての見解を示した。

この時期，すでに世界では低用量ピルが急速に普及しはじめていたが，わが国では安全性の問題を理由に拒絶され，医師の責任のもとでピルの処方に目をつぶるという曖昧な位置づけで，長い間前向きな検討は行われなかった。そのため，ピルに対しての誤解や副作用神話が増幅され，それが根強く続いていた。当時，およそ20万人が治療薬のものをピルとして代用していたのではないかと推定されている。

1985（昭和60）年，日本産科婦人科学会，日本母性保護医協会，日本家族計画連盟は，確実な避妊法の1つで，世界の主流となっている低用量ピルを避妊法の選択肢の1つとして認可するよう政府に要望書を提出した。それを受けて厚生省は「経口避妊薬の医学的評価に関する研究班」を設置し，1987（昭和62）年に「経口避妊薬の臨床評価方法に関するガイドライン」を発表した。

j. ガイドラインに基づいたピルの治験開始

1987年，このガイドラインに基づき，わが国の9社から治験申請が出され，臨床試験が一斉に開始された。そして，1990（平成2）年には約5,000人のボランティアの協力により，7万周期以上の臨床成績がまとめられ，厚生省に認可の申請がなされた。2年間にわたる慎重な審議が行われ，1992（平成4）年の夏には認可の運びになるであろうという矢先，「ピルを認可するとコンドームの使用が減り，AIDS蔓延に拍車をかけるおそれがある」として，審議は凍結された。

1996（平成8）年7月9日，菅直人厚生大臣は日本外国特派員協会主催の昼食会で，低用量ピルの認可についてふれ，「来年（平成9年）には中央薬事審議会で，ピルとしての使用が認められるようになる可能性がある」と語り，4大紙の一面を賑わした。ところが1998（平成10）年3月，一部の環境グループからピルが内分泌かく乱化学物質（環境ホルモン）であるという疑問が提起された。それは，イギリスの下水処理場の下流で雌雄同体化している魚が釣り上げられ，その河川の調査でピルの成分であるエストロゲン（エチニルエストラジオール）が検出されたからである。しかし，ピルを服用していると生理的な女性ホルモンの分泌は抑制され，尿中のエストロゲン排出量はむしろ減少するので，ピルが原因だとする理由には根拠がないことになった。

その時期に男性の勃起不全の治療薬がアメリカで開発され，注目された。それはクエン酸シルデナフィル製剤の「バイアグラ®」である。わが国では未承認であったが，インターネットにより一般の男性にも入手でき，メディアやこれを求める男性の声に押されるように1998年7月に申請され，審議は順調に進み，12月には中央薬事審議会常任部会で承認された。このときあまりにも早い本剤の承認に「男性優位社会の象徴ではないか」などさまざまな疑問が投げかけられた。現在では勃起不全治療薬として，「バイアグラ®」以外に長時間作用型の「シアリス®」がある（勃起不全に伴う男性不妊症治療の場合に保険適応）。

k. 低用量ピルの認可

ピルを承認していない国は，国連加盟国中イラン，イラク，北朝鮮と日本だけだといわれ，わが国のピルの承認があまりにも遅いことに世界が注目していた。1999（平成11）年，厚生省の中央薬事審議会は，低用量ピルを承認する内容の答申を宮下創平厚生大臣に提出し，6月16日に正式に承認され，9月2日より医師の処方薬として発売されることになった。これは1990年に申請以来異例の長期審査となった。そして，承認にあたっては使用上の注意の冒頭に「経口避妊剤はHIV感染（AIDS）および他の性感染症（中略）を防止するものではないこと，これらの感染防止にはコンドームの使用が有効であることを服用者に十分説明すること」の注意書きをつけることになり，「必要に応じ，性感染症検査の実施を考慮すること」も同じ文書に盛り込まれた。

このようにわが国において低用量ピルが服用

90　第4章　受胎調節法の実際（各種避妊法）

可能になるまでには紆余曲折があり，その間マスメディアにより度重なる副作用情報が報じられてピルに対する副作用神話が増幅され，ピルは怖い薬であるというイメージが浸透していった。

● **わが国のピルの認知度**：2005（平成17）年11月に行われた低用量ピルの認知度についてのインターネットによる日本・アメリカ（米）・フランス（仏）の国際調査（日本オルガノン株式会社）によると，ピルについて効果なども含め「よく知っている」は，米68％，仏55％，日31％，「名前を知っている程度」は米16％，仏23％，日55％であり，避妊以外の「副効用があることを知っている」は米64％，仏61％，日37％で，わが国では発売されて6年経過後の調査では，未だ基本的な知識は普及していなかった。ピルを服用しない理由は「病院に行ってくすりを処方してもらうのが面倒」が日54％，米8％，仏7％，「副作用が心配」が日47％，米27％，仏21％，「費用がかかる」が日42％，米16％，仏17％の順であり，予期しない妊娠を確実に回避できる高い避妊効果をもつピルに対する認識がなお低いことがわかる。2023（令和5）年に行われた「第9回男女の生活と意識に関する調査」によると，「低用量ピルと月経痛などの治療薬がほぼ同一の成分であることを知っているか」の問いに，「知っている」と回答したものは34.8％であり，ピルの認識はまだまだ低率である[5]。

● **ピル使用ガイドライン**：ピルは，健康者が比較的長期にわたり服用することから，健康に及ぼす影響を配慮して，日本産科婦人科学会では1999（平成11）年8月30日に低用量ピルの発売に先立って「低用量経口避妊薬の使用に関するガイドライン」を公表した。承認後はそれに基づいて処方時の血液検査，肝機能，婦人科検診などの検査をすることが求められ，服用者に煩雑な検査と費用の負担が強いられた。

● **ピル使用に関するガイドラインの改訂**：欧米の処方実績やわが国での使用経験から低用量ピルの安全性が確認され，それを踏まえて日本産科婦人科学会では2005（平成17）年12月に「低用量経口避妊薬の使用に関するガイドライン改訂検討委員会」を立ち上げて熱心な検討が行われた。そしてこれまでのガイドラインの改訂版が報告され，諸検査を簡素化してピルの処方が容易に行えるようになった。現在では，月経困難症の治療に用いるLEP（Low dose Estrogen Progestin）製剤とあわせて，日本産科婦人科学会/日本女性医学学会の編集・監修による『OC・LEPガイドライン2020年度版』が最新版となっている。

● **低用量ピルの使用状況**：わが国でピルがどの程度使用されているか，その実数を把握することは困難である。毎日新聞社の「全国家族計画世論調査」によると，低用量ピルの承認前に中用量ピルを服用していた女性は，1996（平成8）年には「既婚女性」1.3％，「未婚女性」1.1％で，承認後の2000（平成12）年は「既婚女性」1.5％，「未婚女性」2.7％とやや増加している。OC情報センターの資料によると，低用量ピル服用者は1999（平成11）年度を1（約14万人）とすると，2001年度2.06，2003年度2.73，2005（平成17）年度3.44（約48万人）となっていると推定され，増加傾向がみられている。しかし，2005年のピル使用率はドイツ58.6％，フランス35.6％，アメリカ15.6％と報告されており，わが国では2013年時点でもそれらの国には到底およばなかった[6]。その一方，2023年の「第9回男女の生活と意識に関する調査」で，「避妊をしている」と回答した310人の避妊法では，「経口避妊薬の使用」は11.6％であり，意識している人にはピルがある程度選択されていることがわかる[5]。

2）経口避妊薬（ピル）の概略

a．ピルの成分

ピルは1錠中に卵胞ホルモン（エストロゲン）剤と黄体ホルモン（プロゲストーゲン）剤

が含まれた配合剤である（図4-9）。原則として，これを毎日1錠ずつ21日間服用する。そして7日間休薬する。この休薬中に月経と同じような出血（消退出血）が起こる。出血は休薬後ほぼ3日目に開始し，3〜5日間持続する。8日目から次のシートに代えて再び21日間服用する。そして7日間休薬する。このパターンをくり返すのである。

通常の月経周期では，周期の前半の卵胞期にはエストロゲンが分泌され，排卵後はプロゲステロンとエストロゲンの両方が分泌されるが，ピルでは服用開始からエストロゲンとプロゲストーゲンの両方のホルモンが作用する。ピルを21日間服用し7日間休薬することをくり返すと，ほぼ28日の一定した月経周期が保たれる。そして，21日間は妊娠中と同じホルモン環境にあるといえる。

なお，卵胞ホルモンには主にエストロン（E_1），エストラジオール（E_2），エストリオール（E_3），エステトロール（E_4），があり，その作用と強さはそれぞれ異なるが，これらを総称してエストロゲンという。天然の黄体ホルモンはプロゲステロンというが，黄体ホルモン様の作用を示す合成された物質を総称してプロゲストーゲンまたはプロゲスチンという。

b. 避妊機序

- **排卵の抑制**：ピルを服用すると，消化管を経て2種類のホルモン剤が吸収されて体内を循環し，エストロゲンとプロゲストーゲンは間脳，下垂体にフィードバックされ，これら2種類のホルモンが十分に分泌されているという情報に置き換えられる。その結果，下垂体からの卵胞刺激ホルモン（FSH）と黄体化ホルモン（LH）の分泌は抑制されてしまう。そのため卵巣中の卵胞は発育せず，また排卵を促すLHの大量放出もみられなくなる。そこで，ピル服用中には卵胞発育はなく，また排卵も起こらない状態となる（表4-3，図4-10）。

- **着床阻害**：エストロゲンは子宮内膜を肥厚・増殖させる作用があり，プロゲステロンは増殖を抑え，分泌期内膜に変える働きがある。しかしピルを服用すると，その服用開始からそれら2つのホルモン剤が子宮内膜に作用し，通常のホルモン分泌と異なり，子宮内膜の増殖はみられず，薄い内膜となって受精卵が着床しにくい環境となる。そのため，ピル服用中の月経様出血は通常より減少し，疼痛も軽くなることが多い（図4-11，4-12）。

- **頸管粘液の変化**：通常の月経周期では，排卵前3日ぐらいからエストロゲン分泌が旺盛となり，子宮頸管粘液は水様性の鼻汁様となって増加する。この時期に精子は頸管内を貫通して子宮腔を経て卵管に達することができる。しかし，ピルの服用により頸管粘液の牽糸性は妨げられ，頸管粘液の性状は粘土状の

表4-3　ピルの避妊機序

1. 卵胞の発育を促すFSHと排卵を促すLHの2つの性腺刺激ホルモンの分泌を抑えるため，排卵を抑制する
2. 子宮頸管粘液の性状を濃くして，精子や腟内細菌の子宮内への上昇を妨げる
3. 子宮内膜は薄くなり，たとえ受精しても着床ができない状態になる

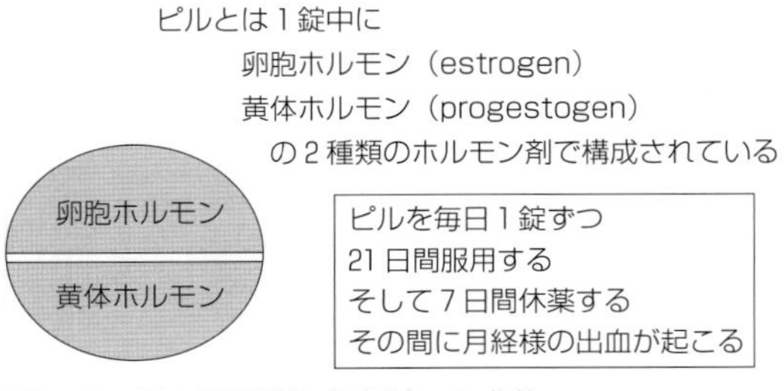

図4-9　経口避妊薬（ピル）の成分

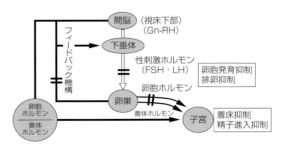

図4-10　ピルの避妊機序

固い頸管栓となり，精子の貫通が不可能になる。これは，精子のみならず他の細菌などの侵入も抑制され，骨盤内炎症性疾患（PID）を予防するのに役だつといわれている。

c. 避妊効果

ピルの避妊効果は確実で，アメリカのFDA（食品医薬品局）の資料によれば，100人の女性がピルを服用して1年間避妊を行った際の失敗率は0.1％と記載されている。すなわち1,000人に1人の妊娠である。

わが国の厚生労働省のガイドラインに基づいた低用量ピルのボランティアによる成績でも，約5,000人の7万周期以上に及ぶ長期投与例においても同様の結果が報告されている。

d. ピルの種類

中・高用量ピルは，現在も月経困難症，過多月経，機能性子宮出血などの医療用の適応として使用されている。

低用量ピルは1錠中に卵胞ホルモン（エストロゲン）量が30〜40μg，黄体ホルモン（プロゲストーゲン）量が0.15〜1mg含まれている。卵胞ホルモン量を50μg未満に減量することで，機能性子宮出血などの治療効果は低下し，むしろ不正出血をひき起こすことがある。

e. 低用量ピルと中・高用量ピルの違い（表4-4）

低用量ピルとは，エストロゲン量が50μg未満のものを指すが，わが国で発売されているものは，30〜40μgの含有である。中用量ピルはエストロゲン量が50μg，高用量ピルはそれ以上のものを指している。

低用量ピルと中・高用量ピルとの相違はエストロゲン量の多寡で区別し，低用量ピルはエストロゲンによる副作用が軽減されている。すなわち，悪心・嘔吐などの胃腸障害や，浮腫，乳房緊満感などは軽減しているが，不正出血の発現は比較的多くなっている。

ホルモン含有量による避妊効果には差はみられないが，低用量ピルは確実に避妊できる限界までホルモン量が低減されているので，飲み忘

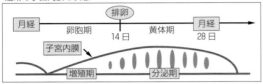
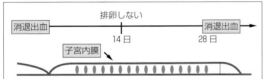

図4-11 ピル服用による子宮内膜形成の変化

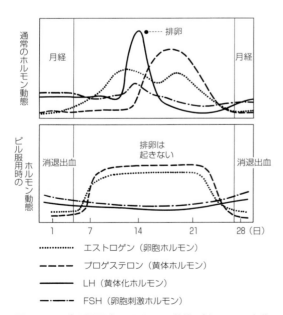

図4-12 ピル服用中のホルモン分泌パターンの変化
ピル服用中は，外からの黄体・卵胞ホルモンの働きにより，下垂体からの卵胞発育を促すFSHと排卵を促すLHの分泌を抑えるため，排卵が起きない。

表4-4 低用量ピルと中・高用量ピルの違い

1. ホルモン量		
	低用量ピル	中・高用量ピル
卵胞ホルモン	30〜40μg	50〜100μg
黄体ホルモン	0.15〜1.0mg	0.5〜2.0mg
2. 信頼性		
	低用量ピル	中・高用量ピル
避妊効果	＋＋＋	＋＋＋
排卵抑制効果	＋＋	＋＋＋

れがないように注意することが大切である。

f. 低用量ピルの種類と服用パターン（図4-13）

低用量ピルには，2種類のタイプがあり，1服用周期中のエストロゲンとプロゲストーゲンの配合量が同じであるものを1相性ピルといい，服用途中で配合量の変わるものを段階型ピルという。この段階型ピルはさらに2段階に分かれる2相性ピルと，3段階に分かれる3相性ピルとに分けられ，全体としてホルモン量を少なくしてある。

服用法は，1相性の場合は1周期分の21錠すべてが同じホルモン配合量で，飲み間違いが起こるおそれがなく簡単である。一方，段階型ピルはホルモン配合量が異なっていて，1周期で服用する順序が決められており，定められたとおりに服用しなければならない。服用法を誤ると不正出血が起こったり，避妊効果にも影響したりすることがあるので，注意しなければならない。

g. 1相性ピルと段階型ピルの特徴

1相性ピルは，服用周期を延長させる必要があるときには，7日間の休薬期間をとらずに服用を続け，引き続き次の周期分を服用すれば，月経様（消退）出血は起こらず，しかも避妊効果も持続させることができる。

一方，段階型ピルは，ホルモン含有量を変化させてあるので，周期の調節は難しい。もし周期を延長させたい場合には，服用期間の最後に服用するホルモン含有量と同じホルモン含有量のものを服用していないと，不正出血や排卵を誘発することがあり，避妊効果が不確実になる。

ピルの服用ミスで起こる妊娠のリスクは，1相性も段階型も同程度であると考えてよい。段階型ピルでは服用周期の初期は，プロゲストーゲンの量が少なく，排卵抑制効果が低くなるので十分な注意が必要である。とくに7日間の休薬期間中には下垂体への抑制が解除され，再びFSHの分泌が起こり，卵胞の発育が始まる8日目からピルを服用すれば問題はないが，9日目，10日目とピルの服用が遅れたり，初期の飲み忘れがあったりすると卵胞の発育が抑制できず，排卵への機序が進行することがあるので注意しなければならない。

なお段階型ピルは，周期後半にホルモン量が多くなっており，低用量ピルにみられる周期後半の不正出血の発現頻度は少ないという特徴がある。

3）低用量ピルの服用

a. ピル処方時のインフォームドコンセントと検査

避妊や家族計画指導に際しては，医師はもとより看護職がこれにかかわることが多い。医療者はまず相談者に利用しうる避妊法を提示し，それらの方法について十分な情報を提供して避妊法の選択を使用者に任せることになる。その際，性交や妊娠，中絶などについてモラルとし

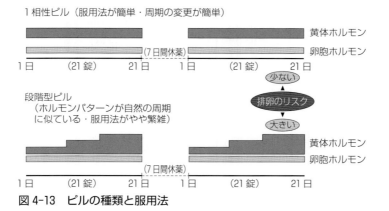

図4-13 ピルの種類と服用法

て語るのではなく，リプロダクティブ・ヘルス/ライツ（第3章 p.53～54 参照）の視点を踏まえて対応する必要がある．そして，望まない妊娠を防止し，避妊に伴う危険を最小限にして女性のリプロダクティブ・ヘルスを維持するという立場から各種避妊法の利点と欠点を説明して，相談者に最も適した避妊法の選択と，それを正しく使用してもらうことが重要となる．そのためには未婚・既婚の別なく，避妊法の種類，使用方法，効果，安全性，副作用などの詳細な情報を提供することが大切である．避妊指導に際しては，日本家族計画協会が示している指導項目の英語のイニシャルを集めた「GATHER」（表 4-5）[7] を活用する．

b．処方時検査の簡素化

『OC・LEP ガイドライン 2020 年度版』によると，ピル処方時の検査として，身長，体重，血圧の測定は「必須」とされており，月経困難の原因の解明は「必要時行う」とされている．血圧測定が重視されているのは，「ピル非服用で非喫煙者」の心筋梗塞のリスクを1とした場合，「ピル服用で，非喫煙，血圧をチェックしている人」は 1.1，「ピル服用，喫煙，血圧が高い場合」でも 26.6 であるが，「ピルを漫然と服用し，喫煙していて血圧を測定していない場合」には 71.4 と跳ね上がるからであり，血圧測定がいかに重要であるかが理解できる．

c．低用量ピル処方の手順

低用量ピルを初めて処方する際には，ガイドライン[8]にそって，図 4-14 に示すような手順に従って行われるが，基本的には医学的に禁忌がない限り生殖年齢のいかなる時期でもピルを使用してもよいこととなった．まず，問診チェックシート（表 4-6）により使用希望者の健康状態をチェックして問題のないことを確認する．もしチェック項目に何か問題があれば，それに対する検査や保健指導を行って生活習慣の改善を促す．血圧測定は必須で，収縮期血圧 140 mmHg，拡張期血圧 90 mmHg より高くないことを確認する．ピルの使用により性感染症

表 4-5　GATHER の内容

G=Greet clients：相談者を温かく迎える
A=Ask clients about themselves：相談者とパートナーの年齢，社会的立場，経済力，性交経験の有無，性交回数をはじめ，どのような避妊法を望んでいるか，過去に用いた避妊法は何かについて問診する．
T=Tell clients about family planning methods：相談者の年齢などを考慮して，そのカップルに適した避妊法は何か，その使用法，避妊効果，副作用などについて十分な説明を行う．
H=Help clients choose a method：どのような避妊法も選択するのは相談者自身であり，決して誘導や無理強いはしない．
E=Explain how to use the methods：相談者が避妊法を自分で決定した場合には，その使用法について詳細に説明し，副作用や禁忌などについても話し，どのようなときに使用を中止するかまで，懇切丁寧に情報を提供する．
R=Return for follow-up：どの避妊法を決めたにせよ，その後の指導を怠ってはならない．

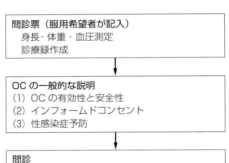

図 4-14　低用量経口避妊薬（OC）の処方の手順（初回処方時）

表4-6　OC・LEP 初回処方時問診チェックシート

OC・LEP 初回処方時問診チェックシート

記入日：西暦20＿＿＿年＿＿＿＿月＿＿日
氏名＿＿＿＿＿＿　年齢＿＿＿歳　身長＿＿＿＿cm　体重＿＿＿＿kg
血圧＿＿＿/＿＿＿mmHg（測定してお待ちください）　BMI（＿＿＿＿：こちらで計算します）

●最後に月経があったのはいつですか？　　　　　　　　　西暦20＿＿＿年＿＿月＿＿日から＿＿＿日間
●不正性器出血がありますか？　　　　　　　　　　　　　　　□はい　　　□いいえ
●妊娠中または妊娠している可能性がありますか？　　　　　　□はい　　　□いいえ
●現在授乳中ですか？　　　　　　　　　　　　　　　　　　　□はい　　　□いいえ
●喫煙しますか？　　　　　　　　　　　　　　　　　　　　　□はい　　　□いいえ
　はい（喫煙する）とお答えの方にお尋ねします。1日＿＿＿本
●激しい頭痛や片頭痛，目がかすむことがありますか？　　　　□はい　　　□いいえ
　はいとお答えの方に　　　□前兆を伴わない　　　□前兆（目がチカチカする等）を伴う
●ふくらはぎの痛み，むくみ，突然の息切れ，胸の痛み，激しい頭痛，失神，目のかすみ，舌のもつれなどが
　ありますか？　　　　　　　　　　　　　　　　　　　　　　□はい　　　□いいえ
●現在，医師の治療を受けていますか？　　　　　　　　　　　□はい　　　□いいえ
　「はい」の場合 病名は何ですか？（＿＿＿＿＿＿＿＿＿＿＿＿＿）
●今までに入院や手術などを要する大きな病気にかかったことがありますか？
　　　　　　　　　　　　　　　　　　　　　　　　　　　　　□はい　　　□いいえ
　「はい」の場合 それは何の病気ですか？（＿＿＿＿＿＿＿＿＿＿＿）
●以下の病気といわれたことがありますか？
□深部静脈血栓症，□肺塞栓症，□ SLE，□抗リン脂質抗体症候群，□血栓性素因，□脳血管障害，
□冠動脈疾患，□心臓弁膜症，□不整脈，□腎機能障害，□高血圧，□糖尿病，□脂質代謝異常（高脂血症），
□肝機能障害・肝腫瘍，□胆嚢疾患，□子宮頸がん，□子宮体がん，□乳がん，□ポルフィリン症，
□てんかん，□テタニー，□クローン病，□潰瘍性大腸炎

●流産・死産を繰り返したことがありますか？　　　　　　　　□はい　　　□いいえ
●妊娠中に妊娠高血圧症候群，あるいは妊娠中毒症といわれたことがありますか？
　　　　　　　　　　　　　　　　　　　　　　　　　　　　　□はい　　　□いいえ
●現在，お薬やサプリメントなどを服用していますか？　　　　□はい　　　□いいえ
　「はい」の場合 それは何というお薬ですか？（＿＿＿＿＿＿＿＿＿＿＿）
●今までに OC または LEP を服用した経験はありますか？　　　□はい　　　□いいえ
　「はい」の場合 それは何というお薬ですか？（＿＿＿＿＿＿＿＿＿＿＿）
●今まで薬を使用してアレルギー症状（じんましん等）が現れたことがありますか？
　　　　　　　　　　　　　　　　　　　　　　　　　　　　　□はい　　　□いいえ
　「はい」の場合 それは何というお薬ですか？（＿＿＿＿＿＿＿＿＿＿＿）
●過去2週間以内に大きな手術を受けましたか？　今後4週間以内に手術の予定がありますか？
　　　　　　　　　　　　　　　　　　　　　　　　　　　　　□はい　　　□いいえ
●ご家族に血栓症にかかったことのある方はいますか？　　　　□はい　　　□いいえ
●ご家族に乳がんにかかったことのある方はいますか？　　　　□はい　　　□いいえ
●その他，自分の身体のこと，あるいは OC または LEP について心配なことや何か知りたいことなどがあり
　ましたらご記入ください。（＿＿＿＿＿＿＿＿＿＿＿＿＿＿＿）

（日本産科婦人科学会，日本女性医学学会編集・監修：OC・LEP ガイドライン 2020 年度版，p114，日本産科
婦人科学会/日本女性医学学会，2021）

の予防はできないことを説明し，「20歳未満で性的に活発である女性の全員」および「最近1年以内に性交相手を変えたか，複数のパートナーがいる女性」に対しては，クラミジア・トラコマチスの検査をすすめる。性感染症は，パートナーとともに予防を行うべきものであ

り，予防のためには処方の機会にこのことを啓発することが必要である。

d. ピルの慎重投与と禁忌

　『OC・LEP ガイドライン 2020 年度版』では，ピル服用の慎重投与と禁忌について具体的に示されている。服用の慎重な判断を要する場

96　第4章　受胎調節法の実際（各種避妊法）

表4-7　OC の慎重投与と禁忌

	慎重投与	禁忌
年齢	40歳以上（*1）	初経発来前，50歳以上（*2）または閉経後
肥満	BMI30以上	
喫煙	喫煙者（禁忌の対象者以外）	35歳以上で1日15本以上（*3）
高血圧	軽症の高血圧症（*4），高血圧既往（妊娠中の高血圧既往も含む）	重症の高血圧症（*5）
糖尿病	耐糖能の低下（*6）	血管病変を伴う糖尿病（*7）
脂質代謝異常	他に心血管疾患の危険因子（高齢，喫煙，糖尿病，高血圧など）を伴わない	他に心血管疾患の危険因子（高齢，喫煙，糖尿病，高血圧など）を伴う
妊娠		妊娠または妊娠している可能性
産褥（非授乳）		産後4週間以内（WHO 適格基準では産褥21日未満）
産褥（授乳中）		授乳中（WHO 適格基準では6か月未満）
手術等		手術前4週以内　術後2週以内（*8），および長期間安静状態
心疾患	心臓弁膜症，心疾患	肺高血圧症または心房細動を合併する心臓弁膜症，亜急性細菌性心内膜炎の既往のある心臓弁膜症
肝臓・胆嚢疾患	肝障害，肝腫瘍（*9），胆石症	重篤な肝障害（*10），肝腫瘍（*11）
片頭痛	前兆を伴わない片頭痛	前兆（閃輝暗点，星型閃光等）を伴う片頭痛
乳腺疾患	乳癌の既往（*12），乳癌の家族歴，BRCA1/BRCA2変異等（*13），診断未確定の乳房腫瘍	乳癌患者
血栓症	血栓症の家族歴，表在性血栓性静脈炎	血栓性素因 深部静脈血栓症，血栓性静脈炎，肺塞栓症，脳血管障害，冠動脈疾患の罹患またはその既往歴，あるいは抗凝固療法中
自己免疫性疾患		抗リン脂質抗体症候群
生殖器疾患	子宮頸部上皮内腫瘍（CIN），子宮頸癌（*14），有症状で治療を必要とする子宮筋腫	診断の確定していない異常性器出血
その他	ポルフィリン症 テタニー てんかん 腎疾患またはその既往歴 炎症性腸疾患（クローン病，潰瘍性大腸炎）	過敏性素因 妊娠中に黄疸，持続性瘙痒症または妊娠ヘルペスの既往歴

*1 WHO 適格基準ではカテゴリー2であり，有益性と危険性を検討したうえで一般的には投与可能である（CQ119）
*2「50歳以上禁忌」について WHO 適格基準や添付文書には記載されていない（CQ119，602）
*3 WHO 適格基準では，35歳以上で1日15本未満の習慣的喫煙者はカテゴリー3，1日15本以上の習慣的喫煙者はカテゴリー4である（CQ501，502，503，610）
*4 収縮期血圧140〜159 mmHg かつ/または拡張期血圧90〜99 mmHg，コントロールされた高血圧症も含む（CQ503，604）
*5 収縮期160 mmHg 以上または拡張期100 mmHg 以上，または血管病変を伴う高血圧（CQ503，604）
*6 血管病変を伴わない糖尿病または耐糖能異常（CQ606）
*7 糖尿病性腎症，糖尿病性網膜症など（CQ606）
*8 45分以上の手術（CQ107）
*9 限局性結節性過形成など
*10 急性ウイルス性肝炎，重症肝硬変など
*11 肝細胞癌，幹細胞腺腫など
*12 発症後5年以上再発がない（CQ402）
*13 WHO 適格基準ではカテゴリー1，英国適格基準ではカテゴリー3で記載されている（CQ402）
*14 添付文書で子宮頸癌およびその疑いは禁忌に入っているが，WHO 適格基準ではカテゴリー2であり慎重投与とした（CQ403）
*15 本ガイドライン2015年度版では「耳硬化症」が禁忌のその他項目に入っていたが，2020年度版では削除した（CQ609）
（日本産科婦人科学会，日本女性医学学会編集・監修：OC・LEP ガイドライン2020年度版，p103，日本産科婦人科学会/日本女性医学学会，2021）

表 4-8　ピル服用に影響を及ぼす薬剤

1. ピルにより作用が増強される薬剤
   (1) 副腎皮質ホルモン（プレドニゾロンなど）
   (2) 三環系抗うつ剤（イミプラミンなど）
   (3) 塩酸セレギリン，シクロスポリンなど
2. ピルにより作用が減弱される薬剤
   (1) 硫酸グアネチジン
   (2) インスリン製剤
   (3) スルホニル尿素系製剤
   (4) スルホンアミド系製剤
   (5) ビグアナイド系製剤
   (6) GnRH 誘導体（酢酸ブセレリンなど）
3. ピルの作用を減弱する薬剤
   (1) リファンピシン
   (2) バルビツール酸系製剤（フェノバルビタールなど）
   (3) ヒダントイン系製剤（フェニトインナトリウムなど）
   (4) カルバマゼピン
   (5) グリセオフルビン
   (6) テトラサイクリン系抗生物質（テトラサイクリンなど）
   (7) ペニシリン系抗生物質（アンピシリンなど）
   (8) HIV 感染症治療薬（リトナビル，メシル酸サキナビル，ネビラピン）
   (9) トログリタゾン
4. ピルにより副作用が増強する恐れがある薬剤
   (1) 塩酸テルビナフィン（月経異常を起こす恐れがある）

〔「低用量経口避妊薬（OC）の医師向け情報提供資料」より〕

合，および服用が禁忌である場合は**表 4-7**に示すとおりである。一部を除きまれであるといえよう。

　ピル服用に影響を及ぼす薬剤は**表 4-8**に示すとおりであり，他剤を服用する場合は注意する。

e. ピル服用の開始とさまざまな状況下でのタイミング

　服用に支障がないと診断されたら，定められた服用法により正しく服用させる。初回に，処方するシート数は女性毎に異なるが，服用開始から1〜3周期には消化器症状などの副作用が発現しやすいので，1周期服用後には受診させ副作用の発現の有無を問診する。問題がなければ次は3周期分，それで問題がなければ希望により6周期分を投与する。もし問題が生じたらいつでも相談に受診するように促しておくこと

が大切である。その後は6か月に1回の医学的チェックを受けるようにする。

　低用量ピルは，服用第1周期目は原則として月経の第1日目から服用を開始し，21日間服用して7日間休薬する。その後はこのくり返しで服用を続ける。この服用法を Day one start という。

　また，週末に消退出血が開始するのを避け，性交渉に支障をきたさないようにするためには，服用開始日を月経が始まった最も近い日曜日からとすればよい。この場合は，服用開始の初日から7日間は他の避妊法を用いる必要がある。この服用法を Sunday start という。

　流産・人工妊娠中絶後で，もしピルによる避妊を希望する場合には，術後第1日目すなわち手術の終了した当日より服用を開始する。

　分娩後は6週間経過してから服用を開始する。この場合，ピルにより乳汁分泌が抑制されるので授乳の継続はできなくなる。授乳を希望する女性には，ピルの服用を分娩後6か月からとする。また，血栓症に注意する。

　一般的には，母乳育児を推奨し促進するためにも，最低1年間は IUD など他の適切な避妊法を選択することが望ましい。さまざまな状況下でピルを開始するタイミングについて**表 4-9**に示した。

4）ピルの副作用

　ピル服用によって起こる副作用は個人差があるが，以下のようなことが知られている。

a. 経過観察を要する症状または状態

● **偽妊娠症状**：エストロゲン依存で服用1〜3周期でみられる症状で，悪心が最も多く，乳房緊満・嘔吐の順でみられ，服用周期を重ねるとしだいに軽減し，消失することが多い。

● **体重増加，ニキビ，性欲減退**：アンドロゲン依存性によるものと思われるが，多くは2〜3kgの範囲の体重増加である。

● **不正出血**：ホルモンのアンバランスによるもので，服用を重ねるとしだいに軽減し，消失していく。

表 4-9 さまざまな状況下でピルを開始するタイミング

ピルの開始状況	ピルを開始するタイミング	避妊の併用
月経周期の確立された女性	月経開始後 5 日目以内に服用を開始できる	なし
	妊娠していないことが確実であれば，いつでもよい	7 日間
無月経	妊娠していないことが確実であれば，いつでもよい	7 日間
母乳栄養	分娩後 6 か月を経過し，無月経の場合，いつでも服用を開始できる	7 日間
	分娩後 6 か月を経過し月経が再開している場合，月経開始後 5 日以内に，あるいは妊娠していないことが確実であればいつでも服用を開始できる	月経開始後 5 日以内に服用の場合はなし。それ以外の場合は 7 日間
他のピルから変更	ピルを継続的に正しく使用していること，妊娠していないことが確実であれば，次の月経を待つ必要はなく，ただちに服用を開始できる	なし
ピル以外の避妊法から変更（IUD を除く）	月経開始後 5 日以内に服用を開始できる	なし
	妊娠していないことが確実であれば，いつでもよい	7 日間
IUD から変更	月経開始後 5 日以内に服用を開始できる。IUD は服用開始とともに取り外せる	なし
飲み忘れ	1 日忘れた場合，気づいた時点で服用し，そのまま続ける	なし
	2 日以上忘れた場合，忘れた最後の日の分を服用し，そのまま続ける	なし
	7 日以上忘れたら，飲み始めて 7 日間はコンドームで避妊する	7 日間

〔日本産科婦人科学会編：低用量経口避妊薬の使用に関するガイドライン（改訂版），p23，2005 年 12 月を参考に作成〕

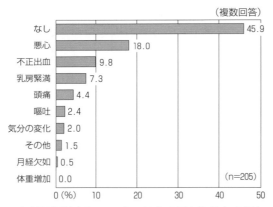

図 4-15 服用初期（1 か月）の副作用

● **疲労感・倦怠感・憂うつ感**：プロゲストーゲン依存性であるが，発現頻度は低い。北村は，服用初期（1 か月目）の副作用の発現について 45.9％は副作用なしと報告している（図 4-15）[9]。

わが国では従来から，ピルを服用すると副作用があって非常に危険であるという認識が強い。未婚者で確実な避妊を希望していると思われる女性でも，ピルの副作用を警戒して服用率が低い。著者の行った中絶希望者の調査成績でも，62％は副作用を指摘していた[10,11]。また，既婚女性の避妊法を 2000（平成 12）年の毎日新聞社「全国家族計画世論調査」でみると，ピル服用者は 1.5％のみで，2005（平成 17）年には 1.9％と推定されていた[12]。国連の発行している「避妊法 2019（Contraceptive Use by Method 2019）」のデータ[13]によると，わが国でのピル内服率は 2.9％で，諸外国におけるピル内服率は，フランス 33.1％，カナダ 28.5％，英国 26.1％，ノルウェー 25.6％，タイ 19.6％，カンボジア 13.7％，ベトナム 10.5％，マレーシア 8.8％，ミャンマー 8.4％，香港 6.2％，韓国 3.3％，中国 2.4％となっている。わが国のピル内服率は諸外国に比べまだまだ低いといえる。

b. 服用を中止すべき症状または状態

現在使用されている低用量ピルは，服用開始

表 4-10　服用中止を考慮すべき症状

	疑われる疾患	症状
1	深部静脈血栓症	片側または両側の下肢（特にふくらはぎ）の痛みと浮腫
2	心筋梗塞，狭心症	胸痛，胸内苦悶，左腕・頭頸部の激痛
3	肺塞栓	呼吸困難（突然の息切れ），胸痛，喀血
4	出血性・血栓性脳卒中	突然の激しい頭痛，持続性の頭痛（片頭痛），失神，片麻痺，言語のもつれ，意識障害
5	脳静脈血栓症	頭痛，痙攣，悪心・嘔吐，意識障害
6	網膜動脈血栓症	視野の消失，眼瞼下垂，二重視，乳頭浮腫
7	うっ滞性黄疸，肝障害	黄疸の出現，瘙痒感，疲労，食欲不振
8	肝腫瘍	肝臓の腫大，疼痛
9	ホルモン依存性副作用，消化器系疾患	長期の悪心・嘔吐
10	性器癌	原因不明の異常性器出血

（日本産科婦人科学会，日本女性医学学会編集・監修：OC・LEP ガイドライン 2020 年度版，p107，日本産科婦人科学会/日本女性医学学会，2021）

表 4-11　服用中止を考慮すべき他覚所見，検査所見

1 血圧の上昇（収縮期 160 mmHg または，拡張期 100 mmHg 以上）
2 体重の急激な増加
3 乳房腫瘤の出現
4 子宮の増大
5 性器癌検査の異常
6 出血凝固系検査の異常
7 AST（GOT），ALT（GPT）の異常上昇
8 高度貧血の出現
9 血中脂質の異常上昇

（日本産科婦人科学会，日本女性医学学会編集・監修：OC・LEP ガイドライン 2020 年度版，p107，日本産科婦人科学会/日本女性医学学会，2021）

時の問診により禁忌や慎重投与を必要とする既往歴や疾患がない場合には，服用を中止しなければならないような事態に遭遇することは決して多くはない。しかし，長期間の服用，好ましくない生活習慣，禁忌や慎重な投与を必要とする疾患の罹患なども起こりうるので，日頃から服用者が自由に質問や相談ができる雰囲気を施設内や医療職が演出していることが大切である。服用を中止すべき症状，他覚的所見，検査所見と疑われる疾患を**表 4-10**，**4-11** に示す。

5）ピルの副効用

　世界でピルが使用されて 65 年以上が経過し

たが，その間さまざまな知見が得られ，疫学的な調査も行われている。

　ピルの服用により，避妊効果以外にも多くの副効用があることが明らかにされている。月経痛ないし月経困難症の改善，経血量の減少，周期調節性はピルが登場して間もなく知られた長所であり，これらの作用は広く認められ，わが国でも高・中用量ピルが医学的適応として保険診療で使用されている。若い女性では月経に伴うトラブル改善のために服用を希望することも多い。また，頸管粘液の変化により上行性感染を防止し，骨盤内炎症性疾患（PID）を予防することが知られており，良性乳腺腫瘍など良性乳房疾患，卵巣囊胞の発生を減少させ，10 年以上の服用で卵巣がんや子宮内膜がんの発生を低下させる。そのほかに子宮内膜症，子宮体がん，大腸がん，尋常性ざ瘡（にきび）の発生も低下するといわれている。

　現在，ピルは世界で約 1 億人の女性が服用しているといわれており，今後も長期にわたりピルの長所・短所について徹底して検討されていくことが望まれる。

a．低用量ピルの臨床応用

　わが国では中用量ピルが本来の避妊目的でなく，おもに過多月経，月経周期異常などの月経

異常の治療薬として保険診療で使用されている。

● **思春期女性に対して**：思春期に初経が発来するが，しばしば無排卵性周期が続き，その後排卵性月経になって性周期が確立されていくものである。そのため，ときに月経周期の長い希発月経となったり若年性不正出血を起こしたりすることがある。

　また，男性ホルモン優位の作用により，にきびや多毛で悩むこともある。このような症例に，男性ホルモン様作用の少ない黄体ホルモンを用いている低用量ピルの服用が有用である（**表 4-12**）。

　こうしたことから低用量ピルは，月経前症候群（PMS）の改善や，月経痛，月経過多の改善といった効果が期待できるために避妊目的以外として使われることも多い。

● **中高年女性に対して**：女性は 40 歳を過ぎると卵巣機能が低下し，しばしば月経周期が不規則となり，また，更年期不正出血を起こすことがある。性周期の乱れはオギノ式の避妊を不確実なものにし，いわゆる産み終え世代の人工妊娠中絶の問題につながる。

　そこで，低用量ピルの服用により性周期を一定に調節することで確実な避妊が得られ，さらに更年期の諸症状や骨粗鬆症の予防につながることが期待できる（**表 4-13**）。そして，更年期とそれ以降も引き続き QOL の維持を積極的に希望すれば，身体チェックを行いながらホルモン補充療法（hormone replacement therapy; HRT）へと移行していくことも可能であると考える。また，低用量ピルの服用により卵巣がんや子宮体がんのリスクを下げる効果もわかってきている。

● **低用量ピルの保険適応**：わが国においては，ホルモン含有量が低用量ピルに準じ，使用目的が避妊ではなく，月経困難症を治療する LEP 製剤が 2008 年に初めて保険薬として登場した。LEP には現在第 1 世代のルナベル® 配合錠 ULD，フリウェル® 配合錠 ULD「サワイ」，ルナベル® 配合錠 LD，フリウェル® 配合錠 LD「サワイ」，第 2 世代のジェミーナ® 配合錠，そしてホルモン含有量が少ない第 4 世代のヤーズ® 配合錠，ヤーズフレックス® 配合錠，ドロエチ® 配合錠「あすか」がある。2024 年にはエステトロール（E_4）を含有する日本初の LEP 製剤としてアリッサ® 配合錠の製造販売が承認され，血栓症の低減が期待される。

表 4-12　避妊以外の低用量ピルの役割

月経困難症（生理痛）	月経痛の緩和
周期調節性	規則性性周期
男性化症状の改善	にきび・多毛症などの改善

表 4-13　ホルモン補充療法としての低用量ピルの役割

更年期には卵巣機能の低下がみられはじめる	
1. 性周期の乱れに対して（オギノ式での避妊の不確実性）	周期の調節性確実な避妊
2. 骨からのカルシウム離脱に対して	更年期諸症状の予防骨粗鬆症の予防

F. 女性が利用する方法：緊急避妊法（emergency contraception）

　避妊の失敗により妊娠の可能性がある場合，性交後に服用して効果のある避妊薬があれば便利である。

　この場合は，性交後に避妊を目的として経口避妊薬が応用されている。プロゲストーゲン単独，ダナゾール，抗プロゲステロン製剤であるミフェプリストン（RU 486）の投与も緊急性交後避妊法（emergency postcoital contraception）として包含されている。

　1960 年代に，妊娠を希望しない場合には，性交後にエチニルエストラジオール 1 日 5 mg を 5 日間投与すると，妊娠率は 0.15％と低く避妊効果の認められることが報告され，緊急避難的避妊法として普及しはじめた。

1977年，ヤッペ（Yuzpe）らは大量のエストロゲン投与による副作用の軽減を目的として，性交後72時間以内にエチニルエストラジオール100μg，ノルゲストレル1mg（プラノバール®配合錠2錠）を服用し，さらに12時間後に同量を服用する方法で，エストロゲン単独大量投与と同等の避妊効果を認め，副作用の軽減も可能であると報告した。

1.5mgのレボノルゲストレル錠を性交後72時間以内に1錠服用することで，避妊できるノルレボ法があるが，2011年（平成23）2月23日にわが国でも認可され，5月24日に発売された。作用機序は排卵抑制あるいは排卵遅延で，5〜7日間の排卵抑制が生じる。

最近，抗プロゲステロン製剤のミフェプリストン（RU 486）600mgを性交後72時間以内に1回投与する方法が注目されている。本剤とヤッペ法との臨床比較検討成績でミフェプリストンのほうが優れ，しかもミフェプリストン投与例では副作用の出現率が有意に低率であったと報告されている。日本では，2023年4月からミフェプリストンは母体保護法指定医がいる入院可能な病院，診療所で処方開始されたばかりであり，この条件付きの処方が今後どう広がるか注目に値する。

G. 男性が利用する方法

現在，男性が利用する避妊法は，その種類に乏しく，その大部分をコンドームに依存している。

1. コンドーム法

1）歴史

コンドームは，わが国での避妊法としてもっとも広く普及し，利用率も高く，AIDS感染防止のキャンペーンにも登場して，その知名度は著しく高い。

a. コンドームの語源

コンドーム（condom）の語源については，今なお明確ではなく，今日広く用いられている説は，17世紀にイギリスの医師コントン（Conton）がこれを考案し，イギリス王チャールズ二世が愛妾との性交に用いたのが始まりであるとされている。1709年に発行された「ザ・タトラー」（The Tatler）誌によれば，コントン医師は当時，ヨーロッパで流行していた梅毒を防ぐ方法はないかと，日夜，頭を痛めていたとき，彼がテームズ川で釣った魚を料理していて，魚の浮袋に目をつけ，これを性交時に利用することを試みた。これがいわゆるフィッシュスキンといわれるもので，後には家畜の膀胱なども用いられるようになった（図4-16）。この功績をたたえる意味で，「コンドーム」と命名され，今日に至っているという説である。

もう1つの説は，16世紀の中頃，イタリアの有名な解剖学者ガブリエル・ファロピオ（Gabriele Fallopio，卵管の発見者）が「リンネルでつくった亀頭覆い（linen glans sheet）を梅毒の予防に用いた」と著書に記しており，それをコンドームの始まりとする説である。したがってコンドームの起源として，コントンの生存より100年前のファロピオの亀頭覆いのほうが正しいように思われるが，このシートがいつからコンドームとよばれるようになったかは明らかではない。

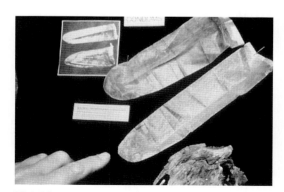

図4-16　フィッシュスキン（ヤンセンファーマ株式会社）

さらに別の説は，昔，フランスのガスコーニュ州にコンドン（Condon）という村があり，その村で羊の盲腸で亀頭覆いをつくったため，その村の名前をとって，亀頭の被覆物を「Condom」というようになったという説である。

いずれにしてもヨーロッパでは，かなり昔から Condom，Conton，Chondom，Condos といった器具があり，それから考えると，今日のコンドームの発祥地がヨーロッパであることはほぼ間違いないように思われる。これらの名前のうち，Condos にはラテン語で「予防する」という意味があり，性病予防具として出発したものだと思われる。

b. わが国での歴史

日本にはじめてコンドームが入ってきたのは，1765（明和2）年前後といわれている。江戸は薬研堀の薬種商「四つ目屋」のカタログに，「懐妊せぬ道具甲型」というのがあるが，今日のコンドームとはまったく違ったものだったと思われる。これがわが国のコンドームの始まりと考えられている。おそらく当時のことなので，ファロピオ時代の亀頭覆いと同じような絹製の亀頭覆いのようなものと想像される。

その後，1827（文政10）年頃になると，同店にオランダ製の茎袋なるものが輸入され「ルーデ・サック」として発売されている。オランダ製の次に発売されたのはイギリス製のもので，『日本産児調節史』によると，当時もっとも有名だったのは，イギリスのランバット（Lambatt），マルサス・シーツ（Malthus sheats），アイデアル（Ideal）などという商品であった。これらのコンドームは，米1升が3銭だった当時，1ダース3円もして，庶民には到底使えるものではなかった。

1908（明治41）年，国産第1号のコンドームが試作され，翌年には月産3万グロス（1グロス＝144個）が製造され「ハート美人」の商品名で販売されている。その後とくに第二次世界大戦中には，野戦における兵士の性病予防具として飛躍的に使用が増加し，ことに陸・海軍では「鉄兜」，「突撃一番」と称し，兵士の外出時には衛生部員によって全員に配られた経緯がある。

近年におけるコンドームの普及は著しく高く，他の先進諸国に類をみない。2000年まで2年に1回行われていた毎日新聞社人口問題調査会の「家族計画世論調査」の資料でも明らかで，70～80％の普及率で推移し，第2位フィンランドの42％をはるかに超えていた。

この背景には，わが国では伝統的に男性優位の性行動の風潮があり，コンドームが容易に入手可能となってからは，まずかつての花柳界での性病予防や避妊具として，もっぱら男性が好んで使用してきた長い歴史があった。一般の女性も避妊に関しては男性まかせであって，男性主導のコンドーム法に頼らざるをえなかった。その間，日本人の繊細な製品改良意欲は，性感を損なわない優れた製品の開発を促した。

2）コンドームの材質と規格

コンドームの材質は，17世紀頃，リンネルに始まり，絹布を経て，魚の浮袋や動物の膀胱，盲腸などと変わってきた。現在は，天然ゴムラテックスを原料として製造されており，わが国では，JIS規格「T9111」にのっとった男性向け天然ゴムラテックス製コンドームが販売されている。

3）コンドームの使用法

a. 避妊の原理

コンドームによる避妊の原理はきわめて簡単で，誰でも容易に理解できる。すなわち，天然ゴムラテックス製のサックにより，ペニスを覆い，精子が腟内および子宮内に進入することを阻止することで妊娠を防ぐ方法である。原理は簡単であり，その使用法を確実に行えば，高い避妊効果が得られるはずである。しかし，著者の行った人工妊娠中絶例の調査では，2人に1人はコンドームで避妊していたつもりで妊娠しており，コンドーム使用での失敗（妊娠）のほとんどは，途中からコンドームを装着した場合や，射精後のペニスの抜去の遅れなどの使用法

上のミスによるものである。

b. 長所と短所

●長所

①さまざまなルートで入手が容易であり，手軽である。

②誰にでも容易に使用でき，医学的管理を必要としない。

③適切に使用すれば，高い避妊効果が得られる。

④身体に害がなく副作用がない。

⑤性感染症（STI）の予防に有効である。

⑥子宮頸がんの発生（ヒトパピローマウイルス感染）予防に有用である。

⑦避妊具使用の証が明確である。

⑧男性が避妊の責任を担える。

⑨費用が比較的安価である。

●短所

①性交が不自然になる。

②性感を損なう。

③心理的・身体的にバリアが生じる。

④汚いイメージがある。

⑤精液が漏れることがある。

⑥アレルギー症状の起こることがある。

コンドーム法には，以上のような長所と短所があるが，今日の性の快楽性を考え，また性感染症の罹患の危険性などを考慮すると，とくにコンドーム法を選択することが必要な場合が生じてくる。例えば，短期間の避妊であるとき，性交の機会が少ないとき，性感染症，とくにHIV感染の防止，子宮頸がんの予防などの場合である。

c. 使用方法（図4-17）

①コンドームを使用の直前に片方に寄せ包装テープの端を注意深く破って取り出す。

②精液だまりを手でつまんで空気を抜き，ペニスの先端に裏側を内側にして丁寧にかぶせていく。

③ペニスが勃起したら直ちにかぶせて根元まで押し下げ，一緒にめくれた包皮を戻すために，一度コンドームを戻し，包皮を包み込んで再度根元までかぶせる。

④射精後はなるべく速やかにコンドームの端を指で押さえながら，精液が漏れないように腟内から静かにペニスとコンドームを抜去する。

d. 使用上の注意

①適正な使用とは，コンドームを男性のペニスに正しくかぶせて女性の腟内に挿入し，性行為を行うことであり，それ以外の用途に使用しても避妊には有効でなく，また，AIDSを含む他の性感染症の予防にも役だたない。

②コンドームをペニスにかぶせるときは，爪などで傷つけないように配慮し，破損を防止する。

③使用中はコンドームがペニスからはずれないように，ペニスの根元まで完全にかぶせておく必要がある。

④コンドームに使用されているクリームやオイル以外のものが付着しないように使用し，破損を防止する。

⑤1回の性交につき1個のコンドームを使用し，そのつど新しいコンドームを使用する必要がある。

⑥使用者によってまれにアレルギー症状を起こすことがある。そのときは，使用を中止して医師に相談する。

⑦使用期限を過ぎた製品は，劣化により破損のおそれがあるので使用しない。

e. 保管上の注意

冷暗所に保管し，直射日光や高温多湿の場所を避ける必要がある。また，揮発性薬品と一緒に保管しない。

2. 腟外射精法（性交中絶法）

1）歴史

腟外射精法あるいは性交中絶法（coitus interruptus）は，避妊の歴史のなかでももっとも古い避妊法の1つであり，現在もなおそのままの形で行われているものである。

性交中絶法の最初の実行者は，『旧約聖書』に出てくるオナンであったといわれている。す

コンドームの種類

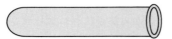
①先端も胴部もプレーンなもの

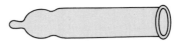
③先端と亀頭冠部に締めつけのあるもの

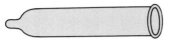
②先端に精液をためる小袋のあるもの

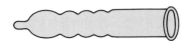
④先端から根元にかけ，3段の締めつけがあるもの

正しいコンドームのつけ方

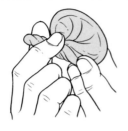
小袋に空気が入らないようにもつ

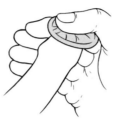
小袋のほうを男性性器にあてるようにかぶせる

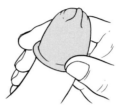
巻いた輪をほぐすようにして，ペニスの根元までかぶせる

失敗のないはずし方

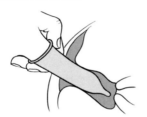
正しいとりはずし方
中の精液がこぼれないようにペニスと一緒にコンドームを指でしっかり押さえて抜く

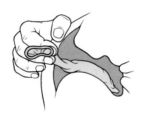
腟内に残ってしまった場合
2本の指でコンドームの口をしっかり押さえて静かに抜く

図4-17　コンドームの種類と使用法

なわち『旧約聖書（創世紀）』には次のような物語が記されている。「オナンの父ユダにはエルとオナンという2人の息子があった。ユダは兄のエルが死んだ後，ユダの法律に従って兄エルの未亡人タマルと弟のオナンを結婚させた。そしてユダがオナンに，［オナンよ，汝は兄の妻をめとりて兄の子を得しめよ］といったという。オナンはその子が自分のものにならないのを知り，兄の妻のところにいき，兄嫁に子を宿らすのを避けるため，精液を地に漏らした。し

かしこうしたことがエホバの目によくないこととして映り，エホバは，オナンをもまた死なせた。」

この性交中絶を避妊法として世界に広めたのは新マルサス主義を唱えたF. プレースである。彼は本法を男性の遠慮（masculine prudence）として宣伝した。しかし，有名な植物学者・作家であるマリー・ストープスはこの方法は男性と女性の両性に有害であると説いている。つまり男女が快感の絶頂に達しようとするときに陰

茎を抜去して腔外に射精するため，ともにオーガズムの障害となり，男性・女性ともに性的神経症の原因になるというのである。

● **保留性交法（腔内萎縮法）**：性交中絶法と似ていて違うものに，腔内で陰茎を萎縮させ射精させない方法がある。この保留性交である腔内萎縮法を避妊法として提唱したのはジオン・ハンフレ・ノイーズ（1946年）であるといわれ，その後サンガー女史も盛んに推奨した。またアメリカでは，本法を別名オネイダ法ともよんでいる。これはニューヨーク州オネイダで，ノイーズが本法を推奨したからだといわれている。しかし，この「射精のない性交」あるいは「オーガズムのない性交」は，正常の性交とはいえず，腔外射精のほうが優れている。したがって現在避妊法として行われているのはオネイダ法ではなくて，腔外射精による性交中絶法を指している。

2）原理と効果

性行為を行っても，射精を腔外に行うので精液が腔内に入らないから妊娠は成立しない，という考えに基づいている。

理論的には，射精された精液がまったく腔内に入り込む可能性のない場合や，適切な処理方法が行われれば，一応，妊娠は避けられることになる。しかし実際には高い避妊効果は期待できず，失敗することが多い。

3）特徴

● **長所**

①器具・薬品を必要としない。

②費用がかからない。

● **短所**

①不自然である。男性が理性を忘れ，本能的にさらに腔のなかに陰茎を挿入していて絶頂感になる射精直前に，それとは逆に強い理性をもって陰茎を抜去しなければならないため，きわめて不自然である。

②女性にも不満のあることが多い。女性がオーガズムに達した後であっても，急に陰茎を抜去されることは，情緒的・心理的に不満を感じるのは当然であり，両者ともに真の性交の快感を味わえず，締めくくりのない宙ぶらりんな性交で終わることになる。まして，女性がオーガズムに達する前に行われるならば心理的な不満はもちろんのこと，骨盤内組織や臓器に充血を残したままとなり，不満足感はいっそう強くなる。

③強い自制心を必要とする。男性の強い意志と実行力に待たなければならないが，性行為の最中に，つねに射精は腔外に行わなければならないと意識しつづける心理的負担は大きい。

④不感症になって有害となることがある。

⑤射精前でも，自覚しないうちにすでにカウパー液に精子が混じっていることがあり，精子が漏れて妊娠することがある。射精感がなくてもすでに精子が漏出している場合もあり，腔外といっても，外陰部や大腿部など腔口に近い部位で射精された精液が，その後に腔内に流入することもありうる。射精は事前に予知できるものではないから，たとえ強固な意志をもっていても抜去が間に合わないことはありうるわけである。

4）適応と禁忌

本法は，自制しきれず失敗することが少なくない。ときには，神経質となったり性的不満から性機能障害が生じたり，夫婦間の愛情を冷ますこともある。最悪の場合は，女性不感症の原因となる。

夫婦とも満足していれば無害である。一般には妻に不満のある場合が多く，このような場合に連用することは肉体的にも精神的にも好ましくない。しかし，わが国では未婚者をはじめ既婚者でも本法の利用率は高く，著者の行った人工妊娠中絶希望者のアンケート調査では，約30％が腔外射精をしたつもりで妊娠しており[2]，避妊の確実性は低いことを認識しておく必要がある。

5）その他

● **集団指導での考え方**：この方法は特殊な場合以外はすすめられない。したがって，集団指導では避妊法として指導する必要はないと考える。質問が出たら，一般向きではなく避妊法として問題が多いことを説明し，質問者には個人的に答えるようにする。

年配の夫婦で双方ともに不満がなく，性生活に十分に慣れている場合や，避妊用の器具や薬品がないときには，臨時の一時的な手段として，何も使わないよりはよい程度の考えで使用する。

● **失敗率**：アメリカのティーシェの報告では，100婦人年で失敗率17である。若い人ほど失敗率が高いことが知られている。

● **普及率**：宗教的理由から中絶や避妊を認めないカトリック教国では，今でも行われている。わが国における性交中絶法の実行率は，毎日新聞社の「人口・家族・世代に関する世論調査」では，2004（平成16）年には28％であり[14]，著者の調査による人工妊娠中絶希望者での実行率は，「既婚者」22％，「未婚者」36％であった[2]。避妊効果の有効性は低いが，これを否定してまったく避妊を行わないよりはよいとされ，この性交中絶法を無視するような受胎調節の教科書は非現実的だともいわれている。

H. その他の近代的避妊法

近代的避妊法は医師や専門家の指導や処置によって行われるもので，ピルやIUDがその代表であることは述べた。

その他，現在すでに諸外国で使用されているものや，開発中のホルモン剤もあるが，わが国ではいずれも認可されていない。

1. ミニピル（progesterone only pill）

ピルは卵胞ホルモンと黄体ホルモンの配合剤であるが，卵胞ホルモンに血栓症や発がん，肝障害などの副作用が指摘されており，本剤は黄体ホルモンだけで避妊しようとするものである。

これの避妊機序は，頸管粘液の性状を変化させ，精子の子宮内への進入を妨げる作用と，子宮内膜の発育を変化させる作用によるものが考えられる。

特徴は，卵胞ホルモンが含まれていないため，母乳の分泌抑制がなく，授乳中の女性の経口避妊薬として用いることができる。著者は治験として使用経験があるが，欠点として，月経周期の整調化が困難で，不正出血を起こすことがある。

2. 男性用ピル

男性の経口避妊薬の導入も研究されてきた。1970年代に中国で盛んに研究され，綿実油から抽出されたゴシポールという物質である。これの作用機序は，精子形成に必要な酵素の作用を阻害することによるものと考えられている。しかし，全身倦怠感などの副作用が強く効果が不確実で，なお研究段階であるといえる。

また，男性ホルモン剤を注射して間脳・下垂体からの性腺刺激ホルモンの分泌を抑え，それにより精子の形成を抑制する方法もある。

3. 注射法

ピル使用上の問題点の1つに，1か月間に毎日21日間，さらに偽薬を加えれば28日間服用しなければならないことがある。そこで黄体ホルモン剤のメドロキシプロゲステロンアセテート（MPA）を注射で用いる方法などが研究されている。

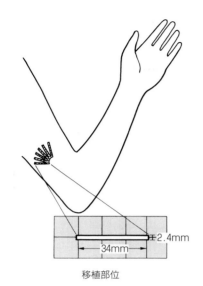

図 4-18 皮下移植法（NORPLANT®）

4. 皮下移植法（皮下インプラント）

これは上腕部内側の皮下に，直径 2.4 mm，長さ 34 mm のプラスチック製の容器内に黄体ホルモン剤を封入したカプセルを 6 本移植するもので，その後，徐々にホルモンが放出される仕組みになっている（図 4-18）。

効果は，3～5 年間は持続するといわれている。これに男性ホルモン剤を含ませた男性用のものも検討されている。

5. 腟リング

リング状のシリコン製の環のなかに，卵胞ホルモンと黄体ホルモンの合剤を封入させ，これを徐々に放出させるような構造になっている。

腟壁は薬剤をよく吸収するので，これをピルと同様に月経周期の 5 日目から腟内に挿入して 3 週間後に抜去する。この場合，ホルモン剤が徐々に吸収され，使用するホルモン量も軽減することが可能となる。抜去中に月経用出血が起こり，また 5 日目から 3 週間挿入することをくり返す。臨床治験の成績では，不正出血，脱出，異物による副作用などがあり，普及はしないようである。

6. hCG ワクチンによる避妊

男性の精子や精液は異種蛋白であり，これを抗原として女性の体内に抗体を産生させれば避妊ができるわけである。古くから不妊原因の 1 つとして抗精子抗体が問題になっており，これを避妊法の 1 つとして利用できないかと研究がなされていた。

hCG は妊娠のごく初期より分泌される糖蛋白ホルモンで，妊娠の維持には不可欠なものである。hCG には α と β の 2 つのサブユニットがあるが，α サブユニットは TSH，FSH，LH とも抗原系が共通であるため，hCG に特異的な抗体を誘導するには β サブユニット（β-hCG）を用いる。

一般に，ヒト由来の抗原蛋白はヒトに対して免疫原性が弱く，異種蛋白で免疫原性の強いキャリア蛋白と結合させ，これを免疫増強剤アジュバントとともに注射する必要がある。

臨床試験の結果では，3 種の hCG ワクチンのなかで現在最も有望と思われているのが，第 2 の β-hCG にヒツジ LH の α-サブユニット（α-OLH）を結合させた HSD（hetero-species dimer）である。

トルワー（Talwar）らは，β-hCG に免疫増強剤を加えて卵管結紮不妊女性に 2 週間ごとに 4 回注射し，hCG およびテタヌストキソイドに対して 300～500 日間持続する抗体が産生され，女性の卵巣機能に障害は認められなかったという。

彼らの臨床試験では，健常な避妊希望女性の 148 人に hCG ワクチンを注射し，119 人（80％）の女性に避妊に必要な抗 hCG 抗体価を得たと報告している。

このように，hCG ワクチンは避妊効果や安全性にも問題はないとされているが，今後さらに抗原としてのワクチンの投与方法や長期予後についての検討が必要であろう。現在，わが国での使用見通しは全くたっていない状況である。

I. 永久避妊法

永久避妊法には不妊手術と放射線照射とがあるが，わが国では諸外国に比べ利用者が少ない。

なお，放射線による方法は，性機能を廃絶するものであり，現在はほとんど行われていない。

1. 不妊手術

不妊手術は母体保護法の規定により行われ，手術術式も定められている。したがって，この手術は，医師と患者がよく話し合って適否を定め，実施前に必ず同意書と手術承諾書を確認しておく必要がある。そして，医師は不妊手術実施報告書を所定の機関に届出なければならないことになっている。

本法は，女性に対しても男性に対しても永久避妊法として行われるものであり，確実性と安全性が求められる。そこで，術後は完全に不妊に成功しなければならないことになる。しかし，実際には著者も経験しているが再妊娠が皆無でないことがあり，アメリカのFDA（食品医薬品局）によると，不妊手術後男性0.1人/100婦人年，女性0.2人/100婦人年が妊娠するという。

侵襲が少なく確実な不妊が達成されるよう，多くの術式が工夫されている。

現在は一時的避妊法が普及し，不妊手術の実行者は少ない。従来，人工妊娠中絶時に同時に経腟式に不妊手術を行う機会がしばしばあったが，現在は非常に少ない。しかし，2回目ないし3回目の帝王切開時にこれを希望することがある。

1) 女性に行われる術式

●卵管圧挫結紮法（マドレーネル法）：卵管の中央を引き上げ，直角または鋭角に屈曲させて，その両脚を圧挫鉗子で圧挫し，結紮する方法である。本法は卵管不妊手術の代表的な

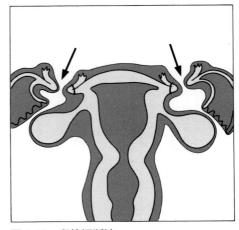

図4-19 卵管切断法

ものとして知られている。
● 卵管角楔状切除法：卵管を結紮して切断し，卵管間質部を楔状に切除し，残存の卵管断端部を漿膜で覆って縫合するものをいう。
● 卵管切断法（図4-19）：卵管を切断し結紮するものをいう。
● 卵管切除法：卵管および卵管間膜を結紮して切断し，卵管の一部または全部を除去するものをいう。
● 卵管焼灼法：卵管を電気メス，レーザーメス，薬剤などで焼灼し，閉鎖させるものをいう。
● 卵管変位法：卵管を骨盤腹膜外に移動させ，固定するものをいう。
● 卵管閉塞法：卵管または卵管内腔を器具，薬剤などにより閉塞させるものをいう。

2) 男性に行われる術式

わが国では，男性の不妊手術は男性の性的能力を低下させるという考え方が強く，実行者は少ない。2000年の毎日新聞社「全国家族計画世論調査」では1.1％であった。
● 精管切除結紮法（図4-20）：精管を陰嚢根部で精索から剝離して，2cm以上切除し，各断端を焼灼し，結紮するものをいう。本法は，広く行われているもので，わが国ではパイプカットともよばれている。多くは即日退院が可能である。術後は精子のない精液が射

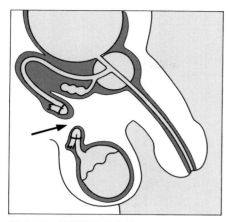

図4-20　精管切除結紮法

出される。精子は精巣でつくられるが，精子は残った部分の精管と精巣上体の管腔内壁に吸収されてしまう。注意すべきことは術後の性交でも少なくとも4週間，10回くらいの性交では妊娠の可能性のあることを考慮しなければならない。確実な避妊を望む場合には精子の有無を検鏡して確かめる。

- **精管離断変位法**：精管を陰嚢根部で精索から剝離して切断し，各断端を結紮して変位固定するものをいう。

文献

1) 日本家族計画協会：第9回男女の生活と意識に関する調査，人工妊娠中絶，pp.151-162, 2024.
2) 木村好秀：人工妊娠中絶希望者に対する意識調査 当科における8年間のアンケート成績，母性衛生 36（1）：53-62, 1995.
3) Pakarinen P, Toivonen J, Luukkainen T：Randomized comparison of levonorgestrel- and copper-releasing intrauterine systems immediately after abortion, with 5 years' follow-up. Contraception 68（1）：31-34, 2003
4) 丸尾猛，本庄英雄，石川睦男：経産婦を対象としたSHG00650A（レボノルゲストレル放出型子宮内避妊システム）の12カ月間装着における有用性，安全性および薬物動態の検討，診療と新薬 43（11）：33-50, 2006
5) 家族計画協会：第9回男女の生活と意識に関する調査，2024
6) 社会実情データ図録：主要国の避妊法 https://honkawa2.sakura.ne.jp/2266.html（2025年1月22日アクセス）
7) 日本家族計画協会：受胎調節指導用テキスト, p.59, 日本家族計画協会，2017
8) 日本産科婦人科学会, 日本女性医学学会編集・監修：OC・LEPガイドライン2020年度版，日本産科婦人科学会/日本女性医学学会，2021
9) 北村邦夫：ピル，集英社新書，集英社，2002
10) 木村好秀，菅睦雄：人工妊娠中絶実施者に関する社会医学的研究（第1報）13年3ヵ月間における実態とその背景，母性衛生 42（2）：368-376, 2001
11) 木村好秀，菅睦雄：人工妊娠中絶実施者に関する社会医学的研究（第2報）13年3か月間における避妊法の実態とその意識，母性衛生 42（2）：377-385, 2001
12) 毎日新聞社人口問題調査会：全国家族計画世論調査，2000
13) United Nations：Contraceptive use by method 2019 https://www.call4.jp/file/pdf/202402/033eb60418da81dae259ce6318d2d7e0.pdf（2025年1月22日アクセス）
14) 毎日新聞社人口問題調査会：人口・家族・世代に関する世論調査，2004

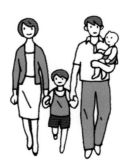

第 5 章

いのちの伝承としての
家族計画

112 第5章 いのちの伝承としての家族計画

人間は，生まれて成長し，パートナーを得て家族を形成して自分たちの子どもを生み育てていく。長い人類の歴史のなかで「いのちの伝承」は脈々と続いており，子どもを生み育てることは個人的なことではあるが，ヒトという種を継続していくことでもある。そのように考えると，今，生きている自分の身体は自分のものではあるが，人類共通のものであるともいえる。

家族計画指導は「出産計画への指導」とも言い換えることができ，自分の人生で，子どもを産むのか産まないのか，産むとすればいつ頃，何人，誰をパートナーとして産み，そしてどのように育てていくのかなど計画的に考えていくための支援である。このことは，自分がどのような生き方をするのかという人生の基本計画があって初めて具体的になるもので，結婚・出産・育児を当然の生き方としていた時代とは異なり，今日では家族計画指導をする前に生き方や性のとらえ方について支援する必要がある。

そこでまず「性教育」について述べ，さらに家族計画指導を「婚前の避妊」「出産の計画」「産後の避妊」の側面から述べる。

1. 性教育

昨今，若者の性行動の活発化に伴い10代の性感染症の罹患と望まない妊娠による人工妊娠中絶が問題になっている。これらの予防は，幼少期からの性教育によって，自分の性行動を妊娠と性感染症の予防の側面から自己管理できるように教育することで可能になる。しかし，性情報の氾濫により，性行動が低年齢化して性知識を十分に習得する前に性交を経験し，予防行動がとれない状態で多様な性行動が行われており，応急処置的に行われる性教育は，まずはコンドーム使用法の教育になり，一部では偏った，ときには行き過ぎた性教育との批判を受けることもある。

産婦人科医や助産師は，日常的に子どもを生み育てていく親に対する教育を妊娠中から継続して行える立場にあり，生命に直結した日常業務から性に向き合う姿勢などを子どもたちに具体的に語ることができる。また，学校の性教育の学外講師として依頼されることが多いが，公的教育としての位置づけや重みを考えながら，教師，養護教諭，保護者との連携のもとに進めていくことが大切である。

1）子どもたちの性的自立を促す
a. 知識と教養が行動をつくる

人間は世の中の多くの情報から知識を得てそれを認識し，教養として身につけている。認識されたさまざまな知識が判断基準となり，その人の行動を導きだす。毎日の行動の積み重ねが習慣をつくり，それが生き方となり生活となってその人の人間性の基盤になる。

子どもの人間性は年齢を重ねるなかで，家族を中心とする周りの環境，多くの人との出会いや社会的経験に影響を受けながら形成されていく。個人が何をみてどのように考え，どのように生きていくかがその人の人間性なのである。現在の若者たちが置かれている社会環境から提供される性情報は，快楽性が強調され偏った情報が多く，それが若者の性意識を形成し，性行動の判断基準となって人間性の基盤になっている。若者の性行動は，彼らが性に関して正確な知識を得ていない現状を物語っており，性教育として科学的な正しい情報の提供が必要であることがわかる。

b. 正しい性情報を身に付ける

「性的自立」とは，「性交をするか，しないか」を含めて自分の性行動を安全に正しく自己決定ができることである。それは自己の性に対する価値観が明確で，性の認識や性行動が自分や他人を大切にしたものであり，避妊や性感染症の予防を考えた性行動ができることを意味する。性交の開始の判断を「自分はまだしたくない」と考え，性衝動を自分でコントロールすることも自己決定であり，もし性交をするならば，感染予防や避妊はもとより相手の意思を尊重した性行動を自己決定することである。それらの行動ができるためには，判断の根拠になる

理論的背景をもつことであり，性に対する正しい科学的な知識を習得することが必要である。

今日，巷に過激な性の描写が氾濫しているなかで，子どもたちは正しい性知識をどのようにして学習したらよいのだろうか。インターネットやSNSなど子どもに人気のあるメディアから得られる多くの情報は，快楽性を中心にした煽情的な性情報が多く，それらをそのまま鵜呑みにしていると，「性交を早く経験してみよう」「性交を経験するのは進んでいること，かっこいいこと」という思いが強くなる。そこで，子どもたちがメディアを批判的にみる力（メディアリテラシー）をもち，氾濫している性情報を自ら取捨選択しながら自己の価値観を形成することができるように教育することが求められる。そのためには，まず合理的に物事を考える力や，自分をコントロールする力が必要で，難解な分厚い書物を苦労して読破することや，自然環境に親しみ，スポーツで自分の限界に挑戦させて逞しい心と身体の育成を図ることも大切である（表5-1）。

2）性を大切にする心の醸成

a．自己効力感を育てる

幼少期からの親子関係や学校や社会との関係のなかで，自分を大切にする心を育成し，かけがえのない自分という意識をもてるようにかかわることで，自己をネガティブにとらえて自虐的になることなく，自己を肯定して自信をもって能動的に物事にチャレンジしようとする心を育てていくことが大切である。そしてさまざまな困難に立ち向かい，それらから逃避することなく乗り越え成し遂げた経験を積むことにより，達成感を得て，自己効力感を感じることができる。日常生活でそのような経験を積み重ねることにより，中・高校生になる頃には思考力が深まり，短絡的で衝動的な感情で物事に対処することなく，熟慮して結果を予測した行動をとる習慣を醸成していくことになる。性に関する自己決定能力の育成について表に示す（表5-2）。

表5-1 メディアを批判的に見る力を身につける

- 性に関する科学的な知識を身につける
- 氾濫している性情報を鵜呑みにしない
- 合理的な思考を身につける
- 自己をコントロールする力をつける
- 重厚長大な生き方をする

表5-2 性に関する自己決定能力を育てる

- 愛していたからセックスした
  　真に愛していたのか
  　性衝動のおもむくままではないか
  　愛していたらいつでもセックスしていいのか
- 何となく，遊びや好奇心から
  　自分の身体はそんなに軽いものなのか
  　かけがえのないもの，自分や相手をもっと大切にしよう
- お互いが納得すればセックスしてもよい
  　何をどう納得するのか
  　性感染症や妊娠することも納得しているのか
  　性交のリスクを正しく考えているのか

今回，東京都と近県の高校生の自尊感情を調査した結果，予想以上に低いことがわかった。性教育としていのちの教育を実施して，前後で測定したがほぼ同じ傾向であった。望月ら[1]は小・中・高校生の自尊感情の実態を報告しているが，全体的に男子のほうが女子より自尊感情は高く，学年が進むほど低下していることを指摘していた。中・高生の困難なイベントの後に低下することが示されており，時機をみた子どもたちの自尊感情を高めるかかわりが大切である。

b．男女交際のあり方

今日では，男女が交際を始めるとセックスをするのが当たり前のような風潮がみられる。著者らの調査でも「してもよい」「好きな人であれば」セックスをしてもよいと回答しているものが半数以上であったが（図2-7，図2-8，p.19-20），「わからない」と回答したものが，2024（令和6）年は1997年と比較すると多くなっており，性に関して自己決定できない現状がうかがえる。そこで中・高生が「愛ってなんだろう」と真剣に考え，クラスやホームルームなどで意見交換する場をつくり，「愛しているからといって本当にセックスまでいっていいのか」

114 第5章 いのちの伝承としての家族計画

「自分の身体はそんなに軽いものなのか」「自分と相手をもっと大切にしなければいけない」という意識を育てていくことが大切である。「お互いが合意すればよい」という意識は，「一体何を合意したのか」「性感染症や妊娠も含めて合意したのか」と，その合意の意味や内容を深く考えていけるようにかかわることが必要である。

わが国では，これまで伝統的に男女交際についてのルールがなく，モラルに委ねられていたが，性の自由化に伴って規範意識も消失してきている。そこで中学生になれば男女交際には，一定の「交際のマナー」を身につけることが大切で，常識が希薄になった今日では，まずモラルを求めるよりルールを決めて行動することが必要ではないかと思う。

例えば，交際相手と一緒に「より美しいもの」「より清いもの」「より正しいもの」を求め合う心で，交際することが基本である。交際することがお互いのマイナスになるのではなく，少しでも自己の向上につながり，高めあえる関係が続くような交際をするように指導したいものである。そのためには例えば美術館，博物館などで古典から現代における日本文化や欧米の文化に触れて知識を広げ，感性を磨き，コンサートや観劇により情操を育てること，また，スポーツで身体を鍛え，国際化に備え共に語学を学ぶなど，お互いに切磋琢磨することがよいのではないかと思われる。そして，交際の場所を堂々と保護者に明確に伝え，お互いを家族に紹介して明るくのびのびとした交際ができるように支援し，中・高生が自ずとそのような行動がとれるような社会環境を育てるように努力していくことが大切である（表5-3）。

男女交際には，自分の考え方や自分の生き方を明確に相手に言葉で伝えていくことができる能力が求められる。日本人にはどちらかといえば，自分の考え方や意見をはっきり意思表示しないことを美徳とする国民性があり，相手の要求に対して明確に否と答えることは苦手である。男女交際では，しばしば女性の否定的な会話も建前として表現しているものととらえ

表5-3 性知識を高め正しい性意識をもつ

性についての真摯な心	性の大切さと愛する喜び ・生殖の性・連帯の性・快楽の性（性の三側面） ・自分のパートナーは真にこの人だ ・異性の心理や相手の心を尊重した交際 ・セックスの経験を焦る必要はない ・セックスする前に何を考えるか
性知識を高める	妊娠の生理，誕生の神秘 今，妊娠したら産めるか 性感染症の種類と予防法 性行為がもたらすもの

れ，性行動も本人が望んでいないにもかかわらず，相手の要求に屈してしまうことがある。それが，望まない妊娠や性感染症罹患につながることがある。特に女子は，「嫌なことは明確に拒否する勇気」とそれを「言葉で表現できる能力」を身につけることが必要であり，男子は「相手を思いやる優しさと強い自制心」を養うことが必要である。そのためには日頃から交渉（ネゴシエーション）能力を身につけ，相手を傷つけることなく上手に雰囲気や話題を変えていく話術が求められる。その話題は原則として宗教と政治に関する問題は避け，音楽，絵画，映画，スポーツなどを取り上げて楽しく語り合える内容が望ましい（図5-1）。

c．性の三側面の認識

性情報の氾濫により，「快楽の性，欲求を満たす性」の側面が著しく誇張された形で子どもたちに植え付けられている。性のもつ「連帯の性」「生殖の性」の側面も含めた性の三側面をバランスよく認識できるような性教育を，子どもが性交を開始する前に伝えていくことが大切である。現在，女子の初経年齢は平均12歳，男子の精通年齢は平均13歳で，この時期までに，「性の三側面」が認識できるように正しい知識を提供することが必要である（図5-2）。幸い医療者は妊産婦とかかわる場面ごとに，このような性や愛，生命の尊重に関する教育の必要性を親に伝えていくことが可能であり，それにより親子の豊かな関係性がつくられて性の価値観が形成され，子どもたちが自立した性行動

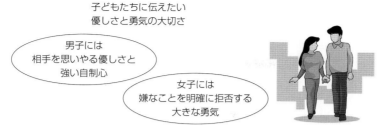

図 5-1　優しさと勇気

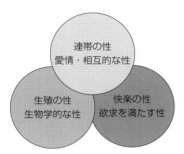

図 5-2　バランスのとれた性の三側面の認識

がとれるようになることが期待される。

3) 妊娠と性感染症の予防
a. コンドームの正しい使用

　妊娠と性感染症を予防するためには，「ノーセックス」が自明の理であるが，現在の状況では，「ノーセックス」を推進することには無理がある。そこで，「コンドームの使用」を確実に行うことがそれらの予防の原則となる。しかし，現実には若者はコンドームを正しく使用していないので，その正しい使用法を教育していく必要がある。コンドーム教育に際しては，指導時期や指導方法，指導内容を対象の性行動を配慮して行うことが大切である。

　コンドームの正しい使用法は，高校生までの達成課題であるが，性行動の早期化から中学生でコンドームの目的や意義などを伝えることは大切である。また，すでに性行動を開始している生徒，人工妊娠中絶経験者，性感染症罹患者に対しては，個別に具体的な正しい使用法の指導が必要になるため，そのような場合には養護教諭と密接に連携して行っていく必要がある

表 5-4　避妊と感染予防を考えた性交

1) 確実なバリアをする：コンドームの使用法
2) 性交の前に性感染症の有無の検査
   - どこで検査ができるかを明確に伝える
   - 保健センターでの公費による検査の普及
     都内保健センターの場合
     HIV 感染/AIDS 発症の有無
     感染の危険があってから 3 か月以上経過した後に検査する。電話にて予約，匿名検査可能，費用は無料
   - 自己採取によるクラミジア，淋菌検査の紹介
3) 確実に避妊する
   - 低用量ピル，IUD，コンドームと基礎体温法など複数の避妊法を用いることなど

（表 5-4）。

b. 検査による性感染症の早期発見

　より安全なセックスのためには特定のパートナーに限定して性交することが大切である。しかし，特定のパートナーであってもすでに性感染症に感染していれば意味がないので，性交開始前にお互いに性感染症罹患の有無を検査することは当然必要な行為であり，それが必要なことの意味を認識できるように支援する。中・高生に対して性感染症の種類や感染経路，予防法などに関する正確な知識がもてるように情報を提供し，同時に性感染症のスクリーニング検査ができる施設や方法，費用などの具体的な内容を提供することが必要である。診療機関を受診せずに膣分泌物や尿（男性の場合）を自己採取して郵送で検査できるシステムもあるので，今後これを学校保健の場に活用することが期待される。保護者にも自己採取による検査法があることを伝えていきたい。性感染症の内容は，新学習指導要領では中学 3 年生の教育内容に位置

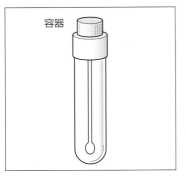
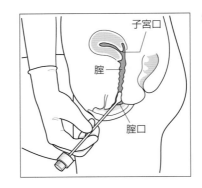
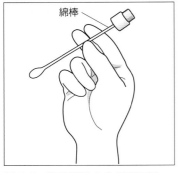
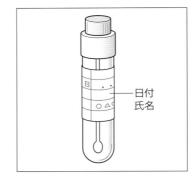

図 5-3 腟分泌物の自己採取法

づけられている[2]。

c. 自己採取法によるクラミジア検査の実際

　自己採取法は，専用の滅菌綿棒を腟口から2〜3 cm挿入し，数回回転させながら腟分泌物を拭う方法で，検体を採取して綿棒を元の容器に戻し，蓋をしっかり閉めてラベルをつけ，冷凍パックで検査センターに送付してPCR法により検査するものである（図 5-3）。なお，著者らの看護学生を対象とした検査[3]では，クラミジア陽性率は性交経験者では3.0%であった。これは外来で採取した一般の検査成績とほぼ一致していた。

　クラミジアの検査への受容は，2000（平成12）年の調査では「是非受けたい」39.2%，「協力してもよい」47.9%で約80%が受容しており（表 5-5），2005（平成17）年の調査では「積極的に普及すべきである」が95%で多くの賛同を得ている。そして自分が性感染症に感染している可能性は「低い」と答えた者でクラミジア「陽性者」は「陰性者」の約2倍であり，

表 5-5 自己採取法によるクラミジア検査の受容（n=770）

	全体	性交経験 有り	性交経験 無し
是非受けたい	302名（39.2%）	47.9%	17.6%
検査に協力してもよい	369名（47.9%）	43.3%	60.2%
受けたくない	79名（10.3%）	6.9%	18.5%
無回答	20名（2.6%）	1.8%	3.7%

（齋藤益子，木村好秀，熊本悦明他，2000年調査）

感染の可能性が低いと思っている人ほど感染のリスクは高い現状がみられた。

4) 著者らの行う性教育
a. まちの保健室活動

　著者らは，2002（平成14）年に日本看護協会のモデル事業「思春期のこころと身体のまちの保健室」に取り組んだ。その事業の一環として，生徒，教師，親を対象に性知識と性意識について実態を把握するための調査を行った。そ

の結果，①中学生の子どもをもつ親は，子どもに説明できるほどの性知識がなく，性意識はネガティブであること，②子どもは中学1年生の段階ではまだ性に関して肯定的で，教育の効果が期待できること，③教師は性教育に関してはあまり関心がないことが明らかになった。

その後，20年あまりが経過した今日では，包括的性教育の推進が国際的にも進められるようになり，人間性の教育（人間関係や価値観，人権にかかわるものなど）が推進されている。その一環として，医療の現場から性感染症の増加や人工妊娠中絶，10代の出産事例など性に関する情報を提供し，生徒はもとより親や教師が問題意識をもてるようなかかわりを進めていく必要がある。今日，梅毒が若い女性に増加傾向にある実態などから性感染症予防教育は重要である。

現在のこの活動は，地域の助産師会などに直接講師を依頼し出向いてもらう形や，性の健康医学財団の性教育担当講師が派遣される形で実施している[4]。

b. 学校や家庭における性教育への支援

助産師が性教育を行う際には，人間の誕生に立ち会っている立場から講演することが多い。今日の生命尊重を基本とする包括的性教育の担い手として，助産師は有用である。可能なら講話時間を2時間程度設定して，講話後に赤ちゃん抱っこ体験など実技教育を取り入れると効果的である。時間が短い場合も直接子どもたちと少人数で話す時間を設ける。学校との事前の打ち合わせが大切である（図5-4，図5-5）。

性教育は生き方の教育でもあるので，発達段階に添って日常的に行うことが不可欠であり，外部講師が年に1，2回講話するだけでは，子どもの性意識の変容は望めない。そのため今後，親や教師に対して日常的にどのように子どもとかかわればよいのかを示すような取り組みも必要になる。教師には日々のかかわりのなかで生きる意味や性の価値観を醸成する役割があることを，保護者には子どもの性の実情や性教育の意義と親の役割について伝える必要があり，学校によっては教師や保護者を対象にした講演も行われている。このことは保護者の性に

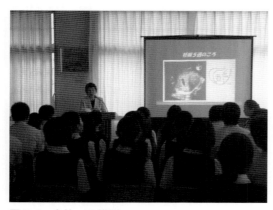

図5-4　全体への講話

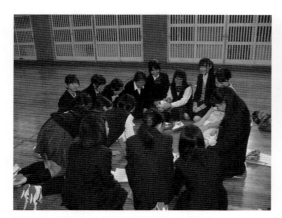

図5-5　学生による男女別グループ教育

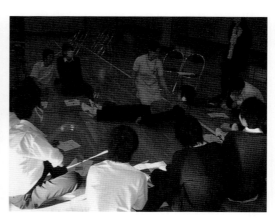

関する理解を深め，家庭での会話につながると好評である。さまざまな性教育の形や内容があるなかで，義務教育・公教育の一環としての性教育をどのように位置づけていくかは，医療者の専門的な判断のみでなく，教育委員会，校長会，副校長会，養護教諭部会，保護者会などの関係者との協働が大切である。そこで実際に子どもたちに性教育を行っている場面を教育委員会の指導主事や教師，親に見学するように依頼し，理解してもらえるように努力することも大切である。

5）性感染症や人工妊娠中絶の少ない未来を夢見て

a．いのちのバトンを未来へつなぐ

著者が性教育を行う際に大切にしていることは，「性の三側面」（図5-2），「人生で大切な3つの出会い」（図5-6），「いのちのバトン」（図5-7）である。性を正しく認識し，パートナーを選択し，自分のいのちを伝承していく人間の生き方について話している。「親から受けたいのちのバトンを，自分はどんな色に染めて自分の子どもに渡していくのか」「性感染症のウイルスに染まったバトンを渡すとどうなるか」など，子どもたちに考えさせている。これは子どもの未来の生き方につながる大切な要素であり，生命誕生の場にいる医療者だからこそ伝えられることでもある。

b．優しさと勇気

思春期の子どもたちにもたせたい心で，男子には「相手を思いやる優しさと強い自制心」，そして女子には「嫌なことを明確に拒否する勇気」をもつことが大切だと伝えている。子どもの脳は柔らかで可塑性があり，性意識や性行動の変容が期待できる。性意識は科学的で具体的な性知識を得て変容するものである。子どもたちの発達段階に沿って，正しい科学的知識を伝え続けることが大切である。

c．正しい知識を伝えることの大切さ

「すべてのよい意見，よい主張，よい判断は正しい知識に基づくものである。正しい知識こそが，正しい思想と行動の源泉になる」という言葉がある。1人の子どもに伝える正しい知識がその子どもの周りにいる他の子どもたちにも伝わっていく。今日の小さな一言が明日の子ど

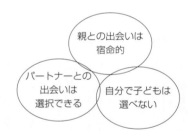

図5-6　人生で大切な3つの出会い

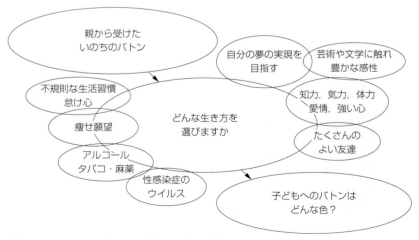

図5-7　いのちのバトン：あなたの生き方はあなたが選ぶ

もたちの行動を変えていくことにつながっていくのだという信念をもって，日々の性教育を行っていくことが大切である。医療者はいつも人間を対象にする立場で仕事をしている。そして助産師は多くの親に会える職業である。子どもたちが健康に育ち，人生のパートナーと出会い，性感染症への罹患や望まない妊娠を予防する性行動がとれて，豊かな人生を歩んでいけるように，多くの親への教育を積極的に行って行くことが求められている。

2. 家族計画指導

1）人生設計への支援

　現在は，女性の多くが結婚前に性交渉をもつことが容認される時代になった。しかし，未婚での出産はまだ少なく，子どもができて「できちゃった結婚（授かり婚）」として慌てて入籍するケースが増え，最近では20代前半では半数以上にのぼり[5]，出産が家族のスタートになることも少なくない。家族計画の相談は，男女のカップルがどんな人生設計を考えているのか，子どもをもつことに対する2人の意思を確認し，お互いが自分の意見を交換できる場をつくることでもある。

　今日は情報社会でさまざまな情報が容易に入手できる。断片的な情報をもった2人がお互いに話し合い向き合う際に，医師や助産師ら専門職が彼らを支援することで，確実に計画的な人生設計ができるようになる。

　例えばカップルが挙児を希望するまでは，確実に避妊するための知識を提供する。10代20代は妊孕性が高く，パートナーも限定されており，性交回数も多いので確実な避妊法として低用量ピルの服用が最適である。その際，お互いに既往に性感染症の罹患がないかを確かめ，必要により検査を行うように支援する。

2）不妊予防を考慮した家族計画

　子どもをいつかは欲しいと考えながら，男女

ともに豊かさを求め，自己実現のため日常の仕事に追われたりして出産計画を先送りにしている場合が多い。30代後半になって暮らしが落ち着いたので子どもが欲しいと考え，避妊を中止してもしばしば妊娠しないケースがある。実際に不妊治療に来院するカップルではこの年代になってから治療を開始する場合が多い。

　女性の妊孕性について，原始卵胞の数からみた卵巣予備能は，平均的女性は30歳で0歳時点の12%，40歳では3%しか残っていない[6]。また，20代女性の妊孕性を10とした場合，30歳で9，35歳で8であるのに対して，40歳では一気に1まで落ち込む[7]。この計算は，セックスの回数，授乳中の無月経，避妊期間などさまざまなファクターを含めて計算されている。一般的に35歳頃を過ぎると卵巣機能が低下するといわれており，同時に妊孕力も低下する。堤は，自然妊娠した場合，20代前半では妊娠を希望してから妊娠するまでの月経周期数は3.3周期であるが，40代になると15.4周期となって約4倍の期間を必要とし，高齢の場合はいたずらにむだな時間を浪費することがないように説明する必要があると述べている[8]。

　また，染色体異常の発生と加齢との間には密接な関係があり，特にダウン症候群では20代前半では1,500例に1例，30代前半では900例に1例，30代後半では300例に1例，40代前半では100例に1例発生することが知られている[9, 10]。しかし，これらの事実は一般女性には認識されておらず，医療職であっても積極的に年を重ねないうちに妊娠することへの支援がなされていないように思われる。

　子どもを希望する場合にはこれらの事実を理解し，少なくとも30代前半までには妊娠・出産の計画を立てるように支援していくことが必要である。女性は，ややもすると現在の生殖補助医療の進歩により，閉経までは容易に妊娠する可能性があると思いがちであるが，いつでも好きなときに妊娠することが可能であるという誤りを改めさせ，35歳を過ぎたら加齢とともに妊孕性は急速に低下していくことをよく認識

させ，加齢による不妊を予防するための明確な出産計画を支援することが大切である。不妊予防に関しては，3章のプレコンセプションケアに詳細を述べている。

3) 出産計画の基本的考え

　女性には妊娠・出産に適した時期がある。家族計画の目的は家族の幸福と健康，親子の立場を考えて，いつ，何人出産するかを考えることである。そのためには，表5-6 に示したことを考慮しながら，次のような基本的な考えのもとに出産計画を支援していく。

a．初めての妊娠を大切に

　初めての出産は，できるだけ30歳までに行うことが望ましい。日本生殖医学会では「妊娠・分娩に最適な年齢は20歳代，遅くとも30歳代半ばまでに第1子を出産するのが望ましい」としている[11]。できればこの時期に第1子の出産を計画したいものである。しかし現在は，女性の高学歴化と社会進出から晩婚化が進行している。1975（昭和50）年のわが国女性の初婚年齢は24.7歳であったが，1995（平成7）年には26.3歳，2005（平成17）年には27.8歳，2023（令和5）年には29.7歳となり，第1子出生時の平均年齢も同様に25.7歳から27.5歳，28.6歳，31.0歳と，高くなっている。このような社会情勢を考慮しても，医学的には30歳までに初産を終えることが望ましい。

　医学や医療制度の進歩により妊娠・分娩時の安全性は改善されたとはいえ，女性には生物学的に適切な生殖年齢のあることを知る必要がある。また，妊娠しても社会的・経済的に時期尚

表5-6　家族計画を実行するうえでの考慮点

```
1. 母体の健康状態
2. 母体の年齢・結婚時期
3. 住宅等の生活環境
4. 家庭の経済事情
5. 子どもの教育計画
6. 夫婦の遺伝情報
7. 夫婦のライフスタイル
8. 職業意識などの社会的側面
```

早ということで人工妊娠中絶を行うケースがあるが，初回妊娠の中絶でその後に不妊症になるケースもあること，中絶の心身に及ぼす影響は大きいことも十分に考慮すべきである。初回の中絶を予防するためには，未婚期の性教育の徹底が必要で，新しい生命を大切にすることと併せて避妊法の知識を提供する必要がある。人工妊娠中絶の実態をみると，若年者の中絶が多く，それを減少させるために性教育にかかわる者の一層の努力が期待される。

b．出産間隔と親の年齢

　子どもを産む間隔は，母親の産後の回復と，児のきょうだい関係づくりの双方を考慮して2〜3年あけるのが適当である。出産・育児は，女性にとって大きな喜びであるが，その反面，身体的には大きな負担になることも事実である。まして，最近は自分自身が少ないきょうだいのなかで育ってきており，小さい子どもに接する機会や経験が少ない。初めての小さいいのちを手に抱えて，母親が自分のペースでゆとりをもって育児ができるようになるには，おおよそ2〜3か月は必要である。

　また，妊娠・出産によって変化した母体が妊娠前の状態に回復するには6〜8週間が必要だといわれているが，月経の再来や授乳に伴うホルモンの変化などを考えると，1年は必要であると考えたほうがよい。

　その意味から，次の妊娠は少なくとも1年の間隔をあけるかそれ以降がよい。しかし，あまり第1子との出産間隔が開きすぎると，それぞれが一人っ子として育ってしまい，きょうだいとして互いに自己をさらけだしたかかわりができにくくなる。また発達段階も違っているので，それぞれ別の世界をつくり，きょうだいとして共に成長する部分が少なくなる。喧嘩をしたり助け合ったりするなかで，人間としての成長をすることを考えれば，互いに喧嘩のできるくらいの年齢差できょうだいをもうけることが望ましい選択といえる。

c．子ども数はできれば複数に

　子どもは何人にするかということも，同じ観

点から考えられる。現在は，高学歴時代であり，生活の質も高くなっている。教育費や生活費を考えると，経済的に数人の子どもをもつのはたいへんな時代である。

2023（令和5）年の合計特殊出生率は1.20で[12]，わが国の人口統計史上最低を記録し，1人の女性が子どもを産む数は確実に減少している。この出生率が継続されれば，日本の人口は確実に減少していくことになる。たしかに親の社会的・経済的負担を考えると，子どもは1人でいいと考える人が多いかもしれない。しかし，きょうだいのなかで初期の人間関係を学んでいくことを考えれば，子どもはきょうだいのいるなかで育つことが望ましく，子どもの数はできれば2〜3人は計画してほしい。

いつ頃に第一子を産み，その後何人くらいを，どのくらいの間隔で産むかは，家族計画の基本である。それに加えて季節はいつにするか，結婚後どのくらいしてからにするか，自分はそのとき何歳かなど，子どもが成人するまでかかわることを考えて計画していきたい。出産時の自分自身や夫の仕事を考えた最適な時期，仕事を続けていく場合には，いつの時期が無理なく妊娠・分娩に専念できるかを考えることも，これからの出産計画では配慮する必要がある。

4) 家族計画指導と助産師の役割

助産師が家族計画指導にかかわる場面を考えてみると，思春期から更年期までのあらゆる場面が想定される。助産師は妊娠・分娩・産褥期を通じて妊産褥婦とかかわりをもつので，これらのそれぞれの時期を中心として指導していくことができる。しかし，生殖家族をいかにつくっていくかということに根ざした指導であるとすれば，思春期または遅くとも結婚前に教育として家族計画指導をスタートさせたい。その意味で，現在思春期セミナーなどが企画され，高校などの教師も受講していることはたいへん喜ばしいことである。

助産師は出産に直接かかわる職種として，家族計画指導のなかでも生命尊重，子どもを産み育てることの喜び，人間としての価値，そして望まない妊娠のもたらす不幸などを，より具体的に伝えていく役割がある。保健所や地域のなかにおいても，他の職種がどちらかといえば集団を中心にした働きかけであるのに対して，助産師は個別指導の相談役という側面を中心にした働きかけを重視していくべきであろう。女性の身体に直接触れていく仕事をしているからこそ，より具体的にその場面を活用した指導ができるのである。

5) 家族計画指導の基本
a. 夫婦の意思を尊重した指導

家族計画は，あくまで夫婦の問題である。家族の健康と幸福，そして希望あふれる家庭生活を営むために計画出産をするわけであり，夫婦の価値観を尊重し，助産師はあくまでも相談にのる立場をとり，最終的に決めるのは夫婦の判断によることを銘記すべきである。そのためには，夫婦にとって最もよい方法を一緒に考えていく立場で接していくことが大切である。

b. 母体の健康に支障のない方法であること

子どもを産み育てることは，女性にとって喜びであるとともに，身体的・精神的に負担になることでもある。特に，3歳くらいまでの時期は子どもから片時も目を離せないし，子どもの食事や健康管理などに思ったよりも手がかかるものである。

育児中の母親は，まず健康で体力が必要になる。何人産むか，間隔をどれくらいあけるかは，まず母親の健康状態を第一にして決めるようにする。避妊法を選ぶときも母親に負担にならない方法を選ぶ。月経困難症があるときは，IUD（子宮内避妊用具）を挿入することで症状が悪化することがある。また，経口避妊薬の場合，服用時に悪心・嘔吐がみられることもあるので，情報提供と対応についての十分な指導が必要である。

c. 避妊法は確実な方法を選ぶこと

避妊していて妊娠したというケースはかなり

多い。失敗しない方法を選ぶことが大切である。それぞれの避妊法の長所・短所，失敗率，そしてなぜ失敗するのかなどを正確に伝えて，それを補う方法を指導する。確実に避妊を実行するためには，2～3種類の方法を組み合わせて使うように指導するとよい。例えば次のような方法である。

　①オギノ式と基礎体温から排卵期を予測する。
　②排卵期前後の妊娠可能期は，性交を控えるか，確実にコンドームを使用する。
　③月経後の低温相はコンドームを使用する。
　④基礎体温より不妊期になったら避妊器具を使わない。

　わが国でも，ホルモン量が低減化され，副作用も少なくなり，しかも避妊効果が確実な低用量ピルが認可されており，月経周期が不規則な人や，更年期の女性などにも適しているといえる。さらに，すでに離乳を終え，育児で毎日の生活が慌ただしく，さまざまな避妊操作をするのが面倒だという人にも勧められる。

　子どもを産み終えて，30代後半になったらIUDの使用を勧めるのもよい。子宮がんの検診をかねて女性性器がんのチェックを行い，同時にIUDの位置の確認や入れ替えをしていく方法を指導する。

d. 母子保健上の理念を伝える責任をもって

　価値観が多様化した昨今，子どもを産まないことも女性の選択の1つである。しかし，母子保健の立場からは，いのちの大切さ，子どもを産み育てていくことの大切さ，さらにいのちを育むという育児の喜びを伝えることも大切である。自分のいのちを大切にすることを含めた生命と人間の尊重は，人間教育の基本である。

　助産師は，母と子と永遠のいのちという3つのいのちを預かっている。そして，この3番目の永遠のいのちの大切さを伝えることも重要な役目であると考える。

e. 性欲や性交に対する考え方は自然なものとして

　指導者の性行動のとらえ方や，性そのものに対する価値観は，家族計画指導をするときに非常に大切である。性に対して羞恥心や偏見をもつことなく，人間の基本的欲求の1つとして性交を肯定的にとらえていく姿勢が必要である。また，予期せず妊娠し，人工妊娠中絶の帰結を選ばざるをえないことも長い人生には起こってくる。そのような場合，いのちの尊さを強調するあまり，人工妊娠中絶を行ったことに対して非難するような態度をとることはよくない。人工妊娠中絶を喜んでする女性はいないであろう。そこで，中絶を決意した背景を考え，そのつらい経験が2人の人生にプラスになるようにサポートすることが大切である。この機会をとらえて，性というものは自然なものであること，しかし，性交の結果妊娠するということも自然であり，性交するときは常に妊娠するかもしれないという意識で，避妊を確実に実行することが必要であることを理解させる。人工妊娠中絶後の家族計画指導で特に心がけなければならないことは，相手の罪悪感を増強しないように対応することである。

6）性感染症の予防

a. 性感染症の動向

　クラミジアは最も感染者の多い性感染症である。2000（平成12）年から2021（令和3）年における，「感染症発生動向調査」[13]での性器クラミジア感染症の報告は，図5-8のとおりである。性器クラミジア感染症の定点あたり報告数は，男女ともに2002年をピークに減少傾向にあったが，最も少なかった2015（平成27）年に対して2021年の定点あたり報告数は，男性は11.85から15.76（1.3倍），女性は12.83から14.83（1.2倍）に増加していた。

　5歳毎の年齢階級別定点あたり報告数は，男性では20代，特に20代前半が最も報告数が多かった。20代前半は2017年から，20代後半は2018年から増加し，その後15歳から49歳までの幅広い年齢階級で増加してきていた。女性の年齢階級別定点あたり報告数は，20代前半が最も多い状況が続いていた。2016年から20代で，2021年から30代で増加が認められた。

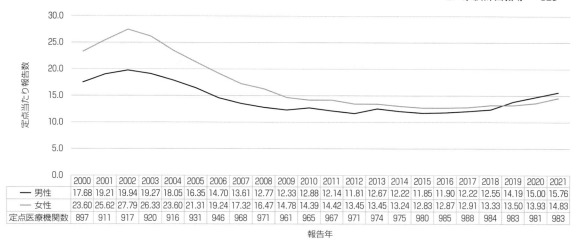

図5-8 感染症発生動向調査における性器クラミジア感染症定点あたり報告数
(厚生労働省，国立感染症研究所：感染症発生動向調査事業年報のデータより作成)

一方，10代後半では2014年から減少し2016年から横ばいとなっていた。若年者の人口は減少していることを考慮すると，若年者が増加してきている現状を深刻にとらえる必要がある。

クラミジアに罹患しても帯下の増量程度で臨床症状が乏しく，無自覚に経過して受診行動を伴わないため，実際の感染者は約5倍以上あるともいわれている。また，男性は尿道からの分泌物で感染を自覚しやすいが，女性は日常的に腟分泌物がみられるため感染している自覚が少なく女性を介して感染が拡大していると指摘されている。女性性器の解剖・生理的な特徴から，クラミジアは上行性に感染して異所性妊娠や不妊の原因となる。さらに，クラミジアに感染していると，HIV感染は4倍に増加し，C型肝炎や子宮頸がんが発症しやすくなるなど思春期保健上の問題は極めて重要である。

クラミジア感染は，円柱上皮細胞に感染しやすく，若年者は解剖的に円柱上皮が露出しており，高齢者に比較して感染しやすい状態にある。初交の開始時期に併せて，これらのことをよく理解させて性交の開始はなるべく遅くすることと，性交時には確実にコンドームを用いた予防行動がとれる知識を習得させておくことが大切である。

また，「クラミジアの陰にAIDSあり」とい

われ，クラミジアへの罹患は他の性感染症の感染リスクを高めることも周知していくことが大切である。

b. AIDSの動向

世界中のすべての国で感染が進行しており，2023年末時点でHIV感染者は3,990万人と推定され，そのうち65％がアフリカ地域に住む人たちである。2023年には，推定63万人がHIVが原因で死亡し，推定130万人がHIVに感染している[14]。

わが国では，2022（令和4）年HIV感染者年間新規報告数は632件（2019年903件，2020年750件，2021年742件），AIDS患者年間新規報告数は252件（2019年333件，2020年345件，2021年315件）であり，2003（平成15）年以来，HIV感染者とAIDS患者を合わせた新規報告数が1,000件を下回っている。HIV感染者とAIDS患者を合わせた新規報告数に占めるAIDS患者の割合は28.5％であり，2021年（29.8％）より減少したものの，2019（令和元）年（26.9％）と比較すると高い水準である[15]。

AIDSの潜伏期が2～10年であることを考慮すると発病の2～10年前に感染したことになる。自覚症状がないままに不特定多数と性交渉を続けていた場合，発病までの間，ウイルスを

ばらまいていたことになる。

性感染症の予防は対症療法的なコンドーム教育のみでなく，豊かな人格の完成を目指す人間教育を基本とした性教育が必要である。そこで科学的で教育的な立場から，発達段階を踏まえて生殖の性，連帯の性，快楽の性の性の三側面を真摯に語り，私流や偏った性教育に陥らないように留意し，教諭や保護者とも連携して，次世代を担う若者に健全な人間形成の糧となるような性教育を行っていきたい。

c．性感染症（STI）予防に対する配慮

現在は性感染症の増加が社会的にも大きな問題となっており，特に梅毒やクラミジア感染症が若年者に増加していることが憂慮されている。また，HIV 感染も異性間性交渉によるものが増加しつつあることが指摘されている。そこで，特に不特定の人との性交渉の可能性がある場合には，確実な避妊法はもとより，男性にはコンドームを使用させ，感染を防止する必要がある。この場合，避妊と性感染症の問題に対して二元論的に考えることを徹底させる必要がある。特に，性感染症の問題を軽視することのないよう指導することが大切である（表 5-7）。

d．HPV（ヒトパピローマウイルス）予防ワクチンへの理解

HPV への感染は子宮頸がんの原因であることが明らかになり，予防ワクチンが開発され，積極的に推奨されていたが，2013（平成 25）年 6 月から，積極的な勧奨を一時的に差し控えられた。2021（令和 3）年 11 月に，専門家の評価により「HPV ワクチンの積極的勧奨を差し控えている状態を終了させることが妥当」とされ，2022 年 4 月から，他の定期接種と同様に，積極的に勧奨（予診票の個別送付等）が行われている[16]。

2023（令和 5）年度上半期の定期接種率は（小学 6 年生から高校 1 年生まで），1 回目は約 39.9％で，2 回目 12.8％，3 回目 9.1％で接種率は低下している[17]。この背景には，副反応に対する理解不足があると考えられる。著者が 2023 年に行った中学 3 年生への調査では，正しい知識を提供したら「接種したい」との希望が 9 割以上であった[18]。しかし，子どもが積極的に接種を希望しても保護者の同意が必要であり，保護者は「接種させていいかどうかわからない」と迷っている現状がみられ，保護者に正しい知識を提供することが必要である。今後，接種推奨世代の保護者を対象にした啓発活動の推進が期待される。

3. 女性たちが子どもを産むことを選択できるための支援

わが国の出生数は減少傾向が続いている。平均初産年齢は 30 歳を超え，2023（令和 5）年の出生数は 72 万 7277 人で，前年の 77 万 759 人より 4 万 3482 人減少し，著しく低下している[19]。女性たちが子どもを産むことを選択できるように社会のシステムを変えていくことが必要である。

1）子どもを産むことの価値観の醸成

中学生や高校生に対するライフプラン教育において，「女性に産まれてきてよかったと思うか」「将来，結婚して家庭をつくりたいと思うか」「子どもはいつ頃に何人くらいほしいと思うか」と質問しても，「子どもはいらない」と回答する生徒が多い。妊娠・出産を選択すると，自分の好きなことができないと考えている生徒も少なくない。妊娠できる身体をもつ女性の素晴らしさや，いのちの伝承の価値などについて，中・高生に対して積極的に教育していくことが大切である。

2）仕事と妊娠・出産・育児の両立

女性が仕事と育児を両立していけるように労働環境の整備や育児支援システムの構築が必要である。母子保健法の改正により，産後ケア事業には公的助成金も支払われるようになったが，産後の女性たちが安心して育児に専念でき，その後，元の職場への復帰がスムーズにいくように雇用に関する努力義務なども含めた政策が必要である。少子化対策が進められている

表5-7　性感染症の種類と症状

病　名	潜伏期間	感染経路	症　状
淋菌感染症	2日～1週間	性行為	男性：尿道に感染し排尿時分泌物がある。症状が進むと，膿性の分泌物になり，排尿痛を伴う。男性不妊の原因になり，関節や心臓にも影響を及ぼす。 女性：比較的症状は軽い。帯下が多くなる程度で本人が気づかないこともある。放置すると卵管，卵巣，骨盤内感染症を起こすことがある。
性器クラミジア感染症	1～3週間	性行為	男性：症状が出やすく，尿道からの異常分泌液がある。頻尿，排尿時痛がある。放置すると不妊の原因になる。 女性：帯下の増量，放置すると不妊症，異所性妊娠の原因となる。男女とも症状が出ないこともある。
梅　毒	長期，個人差が大きい	性行為，まれに傷口など	感染部位に赤みを帯びた痛みのない腫れ物ができる。放置すると心臓や脳に障害を起こし，死に至ることもある。妊婦が感染していると胎児に感染する。
性器ヘルペス	2～20日	性行為，まれに傷口など手の接触	単純ヘルペスウイルスの感染によって性器，唇の周囲に水疱ができる。ヘルペスそのものの自覚症状は軽いかゆみ程度であるが，妊婦の場合は流産や未熟児分娩の可能性があり，生まれた子どもは脳炎で死亡することがある。
尖圭コンジローマ	数週～3か月	性行為	性器周辺や肛門周辺などにいぼ状の小さい腫瘍が多発する。 高リスク型ヒトパピローマウイルスによる子宮頸がんの発生をみることがある。
腟トリコモナス症	1～数週間	性行為	男性：ほとんど無症状である。 女性：灰白色，膿状，泡沫状の帯下があり，ときに悪臭がある。
カンジダ症	1～2週間	性行為	しばしば無症状のこともあるが，典型例では粉チーズ状の無臭の白い帯下を生じる。外陰部の炎症により強いかゆみを訴える。
毛じらみ	1～2週間	性行為，プール，サウナ，寝具など	外陰部に強いかゆみ，性毛に卵が産み付けられ，しばしば下着に小さな出血点がつく。
HIV感染症/AIDS	数日～数週間/数年～10年	性行為，輸血，傷口	症状に乏しく無症候性キャリアで経過する。エイズ関連症候群としてリンパ節腫脹，下痢や発熱，体重減少，免疫不全症状が出現し，その後期間を経て深部カンジダ症，ニューモシスチス肺炎，カポジ肉腫，肺結核などの日和見感染症が出現する。

が，子どもは社会の宝として温かく母子を見守る社会環境づくりを重要な施策としてさらに進めてほしいものである。

文献

1) 望月美紗子他：日本における小・中・高校生の自尊感情の実態—性別と学年による違い，学校メンタルヘルス 19（2）：173-181, 2016
2) 東京都教育委員会：性教育の手引き，2019
3) 齋藤益子，木村好秀，熊本悦明他：腟分泌物自己採取法による *Chlamydia trachomatis* のスクリーニングと性行動との関連性—看護学生を対象として—，日本性感染症学会誌 12（1）：136-140, 2001
4) 性の健康医学財団：出前講座講師派遣事業，学校

応援プロジェクト
https://gakko-ouen.com/%E6%80%A7%E3%81%AE%E5%81%A5%E5%BA%B7%E5%8C%BB%E5%AD%A6%E8%B2%A1%E5%9B%A3-201806/（2024年9月29日アクセス）
5) 厚生労働省：令和3年度「出生に関する統計」の概況，2021
https://www.mhlw.go.jp/toukei/saikin/hw/jinkou/tokusyu/syussyo07/dl/02.pdf（2025年1月22日アクセス）
6) Wallace WHB, Kelsey TW：Human ovarian reserve from conception to the menopause. PLoS One 5（1）：e8772, 2010
7) 吉村泰典：間違いだらけの高齢出産．p.25, 新潮社，2013
8) 堤治：生殖医療のすべて，丸善ライブラリー，

1999

9) Hook EB：Rates of chromosome abnormalities at different maternal ages. Obstet Gynecol 58：282-285, 1981

10) Hook EB, Cross PK, Schreinemachers DM：Chromosomal abnormality rates at amniocentesis and in live-born infants. JAMA 249：2034-2038, 1983

11) 日本生殖医学会：Q21. 女性の妊娠・分娩に最適な年齢はいくつくらいですか？
http://www.jsrm.or.jp/public/funinsho_qa21.html（2025 年 1 月 22 日アクセス）

12) 厚生労働省：令和 5 年（2023）人口動態統計月報年計（概数）の概況，2024 年

13) 国立感染症研究所：性器クラミジア感染症の発生動向，2021 年
https://www.niid.go.jp/niid/ja/chlamydia-std-m/chlamydia-std-idwrs/12086-chlamydia-16jun.html（2025 年 1 月 22 日アクセス）

14) WHO：Newsroom, Fact sheets, Detail, HIV and AIDS
https://www.who.int/news-room/fact-sheets/detail/hiv-aids（2025 年 1 月 22 日アクセス）

15) エイズ予防情報ネット：日本の状況：エイズ動向委員会，令和 4（2022）年エイズ発生動向─概要
https://api-net.jfap.or.jp/status/japan/data/2022/nenpo/r04gaiyo.pdf（2025 年 1 月 22 日アクセス）

16) 厚生労働省：令和 5 年度保健師中央会議，資料11　HPV ワクチン接種の現状について，2023 年8 月 3 日
https://www.mhlw.go.jp/content/11907000/001127403.pdf（2025 年 1 月 22 日アクセス）

17) 厚生労働省：第 100 回厚生科学審議会予防接種・ワクチン分科会副反応検討部会，令和 5 年度第15 回薬事・食品衛生審議会薬事分科会医薬品等安全対策部会安全対策調査会（合同開催），資料 3-1　HPV ワクチンの実施状況について，2024 年 1 月26 日
https://www.mhlw.go.jp/content/10601000/001197476.pdf（2025 年 1 月 22 日アクセス）

18) 齋藤益子，菅井敏行：HPV ワクチンに関する中学生の意識，日本性感染症学会学術集会（2022年 12 月）にて発表（論文執筆中）

19) 厚生労働省：令和 5 年（2023）人口動態統計月報年計（概数）の概況，2024 年
https://www.mhlw.go.jp/toukei/saikin/hw/jinkou/geppo/nengai23/dl/gaikyouR5.pdf（2025年 1 月 22 日アクセス）

第 6 章

発達段階に応じた
性教育と家族計画指導

A. 高校生までの性教育

性という文字は「心が生きる」と書かれるように，性教育は個人の心身の発達段階にそって行われることが大切であり，それぞれに応じた適切な情報の提供や学習が必要である。毎日子どもと接する大人が，その時々のエピソードを交えながら教育的にかかわることが大切で，保護者や教師がその役割を担うことはいうまでもない。

助産師や医師は教育の専門家ではないが，性と生殖に関する専門職として性教育にかかわる機会が多い。家族計画を含む避妊法の教育をはじめ，人間教育として生命の尊厳を基本とした性教育にかかわることは，これからの地域母子保健活動の1つとして助産師や医師に期待される。そこで，著者の経験をもとに，助産師のかかわる具体的な指導場面ごとの指導案を提示する。性教育は人間教育であるから，そのときの展開は助産師の能力と対象者の求めるものによって構成され，そこに良好な人間関係が成立すれば，量的にも質的にも無限の可能性が広がるものである。生きた性教育の場面にかかわることは大きな喜びでもある。

1. 就学前の子どもへのかかわり

就学前の子どもに対する性教育は，基本的には保護者や保育者が行うものである。親は子どもに対して，まず生まれてきてくれたことを喜び，子どものいのちと身体についてかけがえのなさや大切なものであるという肯定的メッセージを伝える。子どもの成長にそって性器の清潔の必要性や，自分が嫌なことは他人にもしないというお互いを大切にする日常生活の基本を教える必要がある。医療者は親や保育者，教師に対して，子どもの性器いじりの意味や性的関心を示したときの対処法など，幼児期からの性教育の進め方について伝えていく役割がある。そ

して今日の思春期の性行動の実態と，それに伴う10代の人工妊娠中絶や性感染症の増加などから，科学的な性知識をもたせることの大切さを語り，そのことが子どもを性的暴力から守り，適切な性行動がとれるように成長させることを理解させ，保護者や保育者に性の問題が幼児期からの生活行動の延長線上にある問題であることに気づかせる。著者は保育園や幼稚園で直接子どもたちに性について語ることもあるが，その際，子どもが理解しやすいように教材を工夫し，性感染症や避妊についてはいたずらに脅しごとをせず，詳しすぎる説明を避けるようにしている。成長発達にしたがって必要となる知識ではあっても，就学前には具体的な性感染症の写真や避妊器具の供覧は避けることが大切である。

2. 小学生に対するかかわり

1992（平成4）年より，小学校の教育課程のなかに性に関することを取り入れることになった。著者は都内某小学校で行われた小学5年生の理科の授業「男女の体　生命のはじまり」に助産師としてかかわり，15時間の科目として，「生命の尊厳」「人間が生まれることの意味」「胎児の成長」などについて生徒に話す機会を得た。2001（平成13）年から，大田区内の小学校5年生と6年生を対象に性教育を行ってきた。小学生は未だ性に関する羞恥心はなく，正しい性に関する情報を提供するとそのまま受け止めてくれるので，比較的容易に行える。この時期の性教育では「生命の尊厳」や「いのちのバトン」，そして「かけがえのない自分の身体」について理解させることが最も重要であると考えている。

1）小学生の性教育にかかわるときの基本
①教育の主体は生徒であり，担任教師である。生徒の事前の体験や今までに担任教師がどのように接してきたのかを十分に知り，教師・生徒間の信頼関係を大切にしながら，助産師は

専門職としてサポートする立場で参加する。教育には理念があり，事実としての現象をどのように活用したら教育的効果が高まるかを，担任教師と十分にディスカッションすることが大切である。

　②生徒の主体的研究能力を信じ，細かな現象を理解させるのではなく，例えば出産に立ち会うなかで考えたことや，紙芝居などを用いて親になる場面での両親の子どもへの愛の深さ，自分が数億の精子のなかから選ばれて卵子と出会い，長い妊娠経過を経て生まれてきたこと，自分はかけがえのない存在であることなどに気づかせる。

　③男女はもともと同じ発生源からスタートして，途中で分化してきたものであることを伝える。「人間として同じなんだ」という考えがあれば，お互いの相違点を認めあえ，お互いに尊重できる。

　④指導者が現象を科学的にとらえて説明できる能力を有していること。射精，排卵，妊娠，分娩に関して，そのメカニズムを正しく理解し，平易な言葉で語ることが必要である。「性交って何？」「なぜ，受精するの？」などの問いに対しても，恥ずかしがったり，もじもじしたりせずに，生理学的に説明することが大切である。子どもたちは意外と真剣に聞いてくれる。

　⑤家庭環境の違いを理解する。現在は離婚率が高く，片親家庭も多くなってきており，著者らが性教育を行っていた小学校では約20％がひとり親家庭であったが，今日ではさらに増加していることが考えられる。母子家庭や父子家庭などの存在に配慮した教育が必要であり，夜間の親の不在や母親のパートナーとの同居など，教室内では解決できないさまざまな問題を抱えている子どももおり，養護教諭との連携が欠かせない。

　このような子どもたちの家庭的背景は，性教育を実施していくうえで無視できない重要なことであり，中学校ではさらに影響が大きくなり，高校でも彼らの性行動と複雑にからみあっている。これらの対象者を含めた集団教育への配慮やあり方に関する検討は大切である。

2）小学校での性教育のテーマ
・生命の始まり
・ぼくの身体，わたしの身体
・精子と卵子の出会い
・赤ちゃんはどこからくるの？
・ゆれる心
・あなたが生まれた日
・こころってなに？　など

3）活用できる教材
・胎児発育モデル模型（時間があれば紙粘土で作成させるとよい）
・母体側面模型（腹部内の胎児の位置）
・妊婦体験ジャケット
・紙芝居（場面説明用）
・ポスター（イラストによる女性性器・男性性器，月経発来のメカニズム）

4）教育内容
● 目標：いのちの誕生，男女の身体の特徴などを理解し，自分を大切にするとともに相手を

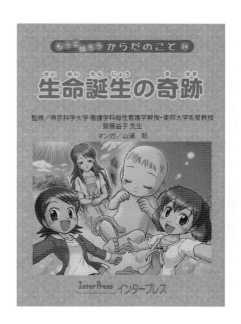

思いやる心や態度を養う。

●**内容**：いのちの誕生，赤ちゃんとの触れ合いなどを通して，いのちを実感し，自分のルーツ，親との出会い，横に並んでいる友達との出会いなど，人間が生きていくなかでのさまざまな出会いがあること，自分のいのちは誕生とともに人間としてつくられていくこと，勉強や体験が自分の人間形成につながっていることを実感させる。男女の身体の特徴と二次性徴に関することでは，女子の月経発来（女子のほうが男子に比べて二次性徴の発現が早くなること）と男子の射精現象の基本について説明し（女子には月経時の具体的処理方法を含む），日常生活では男女がお互いに思いやりをもって生活することの必要性を伝える。教師は二次性徴への配慮（着替え，宿泊などを男女同室にしないなど）が必要となる。乳房の発育や発毛についてもその意味を教えることが重要である。また性器の大切さ，プライベートゾーンの意味を理解させる。二次性徴は乳房の発育から開始するが，性別不合の生徒に対しては，二次性徴の時期に変化する自身の身体を受容できず思い悩むことになるので，保護者との連携のもと，その後の対応について支援が必要になる。

3. 中学生に対するかかわり

　中学生は心身の変化が最も大きく，自己の存在や家族関係について考え，将来への希望や夢，社会の矛盾に対する正義感，生きることへの苦悩や絶望感などをもち，精神・心理的にも大きく揺れ動く時期である。さまざまな悩みをもち，抑えきれない性衝動への対処に悩むこともある。この時期は成長発達が著しく，悩みや葛藤も多い反面，それをもとに人間的にも大きく成長する時期であり，生命や愛，自分の未来などを考える機会として性にも向き合っていける。マスメディアからの情報をそのまま鵜呑みにせず，正しく理解し批判する能力を培わせるためにも，性に関する科学的な正しい知識の提供が大切である。

　外部講師による性教育は新鮮であり学業成績に直結しないので，生徒は安心してリラックスして聞くことができ，教師では語れない専門的な内容を伝えることが可能であり，医療者の役割は大きい。

1）中学生の性教育にかかわるときの基本
a. 中学生の現状の理解

　現在，さまざまな情報が容易に入手できる環境にあり，性に関する情報も SNS やコミック，スマートフォン上の動画などから手軽に入手できる。これらの性情報は煽情的で快楽性を中心としたものが多く，中学生も見ていることを理解しておく必要がある。彼らは性に関する科学的な知識が乏しく，しかも快楽の性を誇張した情報の影響で，しばしば性交に対する歪んだ意識が形成されている。今日では，フィルタリング機能がついている機器が多いので，中学生には視聴できないようにそのシステムを活用したい。実際の性行動にまでいたるのは，中学生ではまだ少ないのが現状である。

b. 成長発達の個人差に配慮した教育

　中学生はなお成長発達の段階にあり，個人差が最も大きくなる時期である。平均初経年齢は12.3 歳，平均精通年齢は 13.2 歳であるが，クラス内で月経や射精の未経験者が混在していることを理解し，成長発達への個人差への配慮をしながら性教育を進めていく必要がある。一部には実際に性交を経験している生徒もいるが，ほとんどは未経験で，性情報への関心はあるが正しい性知識はない生徒であり，コンドームを用いた具体的な避妊教育は，生徒の発達段階や経験の相違を考慮して行うことが必要であり，実際に避妊法が必要な生徒には個別的に行うことが望ましい。

c. 家庭環境を理解した教育

　小学生の項で述べたとおりである。地域差，学校差，家庭環境などからの影響は小学時代より大きくなり，その影響から不登校や不純な異性との交際，援助交際などの性行動の問題が派

生することもある。

2）中学校での性教育のテーマ
- 君たちの生と性を考える
- いのちのバトン
- 生命誕生
- 人生の3つの出会い；親との出会い，パートナーとの出会い，子どもとの出会い
- あなたとわたし，何が同じで何が違う
- わたしたちの未来
- 人生設計わたしの夢を壊すもの　など

3）活用できる教材
- 胎児人形
- 色紙に卵子大の穴をあけたもの
- 新生児の人形
- 妊婦体験ジャケット
- 未来予定図のワークシート
- 各種のリーフレット
- 紙芝居　など

4）教育内容
- **目標**：いのちの伝承，自分の未来について考え，自己を受け止め，自分や相手を大切にした生き方，性行動のあり方を理解する。
- **内容**：中学時代は身体的発育が著しく射精や月経を経験する時期で，射精は男子の20％から80％までが経験し，女子の90％は初経を迎えている。身体的・精神心理的に激しい変化を経験する思春期と呼ばれる時期であることを話す。この時期は心と身体の一体感が失われることがあり，自分だけではコントロールできない身体と心との出会いが起こる時期でもある。異性への関心や接触欲が起きるのも成長していることの証であり，自分だけが特別に感じるものではなく，すべての人間に起きる自然な現象であり，生理的で普通のことであることを理解させる。

また，社会に対する関心が深まり，さまざまな不安が生じてくる。中学校を卒業する頃になると性交体験者も出てくるので，この時期までに性と人間関係の基礎を身につけさせる。男女で将来の自分の夢や希望などを話し合い語り合うことは有用である。

性教育の基本となる二次性徴・妊娠・分娩・避妊・中絶・性暴力などについて理解し，女子は月経周期，妊娠のメカニズム，月経前症候群などの具体的な内容や月経のトラブルへの対処行動（運動療法や薬剤の使用）についても学ぶ。男子は性衝動への対処行動の重要性を学び，性的欲求のはけ口として女性が存在するのではなく，女性は愛情の対象であり，男女はお互いを尊重し合う存在であることを理解させる。また，性交に伴う問題として望まない妊娠や性感染症の罹患があり，これらを予防した性行動がとれるようにする。

現在の社会環境下では，巷に氾濫する性情報やアダルトサイトにふれる機会もあるので，物事を深く考え，不正や誤ったものに対しては批判できるメディアリテラシーを身につける。そのためには，日頃から読書力を高め，芸術にふれる機会を通じて感性を磨き，交渉（ネゴシエーション）能力を培う必要がある。

中学生は義務教育の最終段階の時期にあり，その後は組織的な学習の機会はなくなる人もいる。中学卒業後には実社会へ出ていくこともあるので，1人の社会人として自律した生き方ができるように性倫理について学んでおく必要がある。また，SNSのマナーや活用法についても触れる。テレビドラマを題

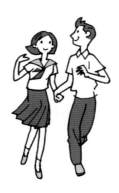

材にして，中学生が妊娠し，出産することの具体的な問題点について討議するなど，それらの問題を自分たちの問題として考えさせることも必要である。

4. 高校生に対するかかわり

1）高校生の性教育にかかわるときの基本
a. 高校生の現状の理解

中学から高校に移行する時期には性行動が著しく活発になって，初交経験者が増加する。2005（平成17）年の「性交経験率」は高校男子26.6％，高校女子30.3％で，2017（平成29）年では13.6％，19.3％と減ってはいるものの，中学生（男子3.7％，女子4.5％）よりも大きく増えている[1]ことから，性教育の必要性は依然変わらない。2021（令和3）年に17〜19歳を対象にした日本財団の調査[2]では，学校での性教育は役に立ったかに対しては「はい」58.5％，「いいえ」41.5％と「役に立った」と感じる割合が高くなっていた。また，妊娠したと感じられるとき，誰に相談するかでは，「母親」と回答した割合が最も多く，男子40.5％，女子50.6％で，次いで男女とも「友人」であった。「誰にも相談しない」も全体で17.4％あり，「学校の先生」は男子6.4％，女子5.8％であった。学校関係者への相談は敷居が高いことがわか

る。性に関する知識が十分にあると思うかは，「はい」24.3％，「いいえ」が29.7％で，「わからない」が45.9％で最も多く，半数は，自分に知識があるかどうかわからない状態で高校生活を過ごしていることがわかる。このような結果からも，高校生の性知識は不十分で正確とはいえない。性感染症に対する知識も低く，性感染症のリスクについて，「とても不安である」が40.7％，「やや不安である」が39.9％と，80.6％の人が不安を感じていた。これらの性意識と性行動の実態をふまえてかかわっていくことが大切である。

b. 生徒を信頼し情熱をもった話術

今日の学校は，生徒の自主性を尊重した教育がなされている。さまざまな性情報を得て，半分大人になっている高校生は，講師の姿勢によっては前向きに熱心に耳を傾けてくれる。講師も包括的性教育の理念のもとに，生徒に真摯に向き合った講話を心がける必要がある。著者も実際に高校生の性教育に携わっているが，性知識は不十分ながらも性行動も慎重になっている印象があり，むしろ性に関してネガティブな意識をもつ者や，自尊感情が低い者の存在を考慮すると，性をポジティブにとらえ，未来の自分の生き方を考えることができるような性教育を進めていくことが求められる。以前の調査での講話の内容と講師の姿勢について図表に示した（図6-1，表6-1，図6-2）。これらの内容

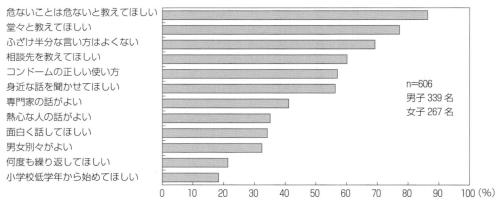

図6-1 高校生が求めている性教育
O県　県立高校2年生　2003年11月

4. 高校生に対するかかわり　133

表6-1　性教育での講師の姿勢

- 熱い情熱をもって臨む
- 講義であり説教ではない
- 生徒に対して一生懸命であることを感じさせる
- 関心を示さない生徒にも聴く耳をもたせる話術とパワーをもつ
- 生徒と心の交流ができ，共感を感じさせる
- 終了後，生徒が満足感を覚えるように話す

は，今日でも高校生の身近な話題であり，真摯に情熱をもって語り続けていきたいものである。特に男子生徒に対して，同性である男性の講師の活躍を期待したい。

c. 信頼される関係の構築

　高校生は，理想を求めて未来を見つめる時期にいる。成長・発達の過程にある彼らは，社会のしくみや理不尽さなどに対して不信感をもつこともあり，正義感から大人に対する反感をもつこともある。性教育は人間教育であり，講師と生徒との間にお互いに信頼関係がなければ教育にならない。信頼を得るための基本は，約束を守ること，期待を裏切らないことである。理論的であっても建前論で話していたら，相手に伝わらない。理論はもとより，自分の生きてきた人生を材料にした生きた教育を進めていきたい。それは，自分の人生を包み隠さず話し，すべて相手の言うとおりにするということではない。「よいものはよい。悪いものは悪い」と自分の意見もはっきり示すことであり，相手の話に真剣に耳を傾けることである。すなわち，性に対する自分の基本的な考えを明確にして，性の多様性を受けとめ，相手の行動や価値観を認めていくことが大切である。受けとめられ，認められる関係のなかで正確な知識を伝え，誤った部分に自ら気づかせていくことにより，行動の変容が期待できる。

d. お互いにパートナーを求め合うのは自然なことであるという意識

　人間として他人を愛し，お互いに尊重できる関係をつくることは，人間関係の基本である。それが特定の2人に芽生えると，恋愛となり，結婚に結びついていく。性には生殖の性，連帯の性，快楽の性の三側面があるが，性で結ばれることはそれだけ多くのものをお互いに与え合っているともいえる。性行為は決して恥ずかしいものでも汚いものでもなく，人間の本質であり，自然であたりまえのことであると教育者自身が肯定していることが大切である。しかし，現在の社会では快楽性のみを求めた性行動や，性を商品とした安易な性行動もみられる傾向にあるので，自分を大切にすることや，そのために性行動を自制することの意味についても考えさせる必要がある。

e. 学校の教育理念や生徒の背景を理解した教育

　高校は義務教育ではないので，各学校の掲げている教育理念が生徒に大きく影響してくる。

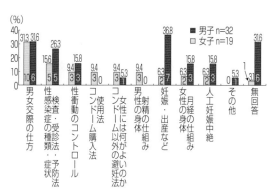

都内区立K高校3年生　2009年6月　齋藤調査

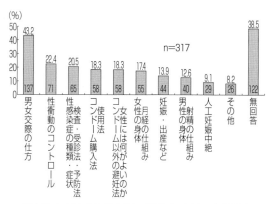

都内私立高校1年生男子　2009年6月　齋藤調査

図6-2　性教育で聞きたい講話の内容

また，校長や養護教諭の性教育に対する理解度や考え方，普通科か職業コースか，進学校か，定時制かなどの相違により性教育への取り組みも異なってくる。これらの学校の特徴や生徒の背景を踏まえた教育を行うためには，事前に生徒のニーズに対するマーケティング調査を行い，養護教諭との綿密な打ち合わせを行って，生徒の現状を把握して教育計画を立てることが効果的である。

2）高校での性教育のテーマ
・性感染症と避妊について
・恋愛と結婚
・男女の心身の違い，異性の心理
・妊娠と出産，今妊娠したらどうするか
・いのちが残り1か月だったらどんな生き方をするか
・未来のわたしとあなた
・デートDVってなあに　性被害者と加害者
・LGBTQ＋について　など

3）活用できる教材
・ビデオ
・ワークシート
・プレゼンテーション資料
・避妊用具一式
・性感染症予防ポスター　など

4）教育内容
●**目標**：高校生になると肉体も性機能も成熟してほぼ成人と変わらなくなり，高校3年生では法律的に婚姻も可能な年齢に達しており，社会的にも成人に近くなることを自覚させる。これからの自分の生き方や社会とのかかわり方について考え，自分の性格や長所・短所を知り，自分の行動に責任をもち，自律して主体的な判断や行動ができるようにする。

●**内容**：高校生は性と人間関係が全面的に現れる時期であり，同時に両親から自立する時期でもある。性教育はセクシュアリティの諸問題への対応（避妊の重要性，性感染症のリスク評価と対処法，性犯罪への対応，性についての多彩な考え方，性別不合への対応など），性に関する学校外の相談窓口，相談方法，性に関する教育サイトなどを紹介する。子宮頸がん予防ワクチン，風俗産業の問題点などについても学ばせたい。

高校生になると社会との接点も広がるので，性についてのかかわり方のルールを学び，成人として生きるための準備教育として未来の自分の生き方，ライフプランの設計なども考える時間をもたせたい。そして，個別相談窓口はプライバシーが保護されることを理解させ，セクシュアル・リプロダクティブ・ヘルス/ライツに基づいて本人が自己決定できるように支援する。

5. 保護者に対するかかわり

今日，わが国は高学歴社会であり，保護者は高等教育を受けている者が多い。しかし，性教育の受講体験が乏しく，子どもへの性教育に戸惑い，自信がもてない親も多いと思われる。また，母親もフルタイムやパートタイマーとして就業していることも多く，親子のコミュニケーションが不足して会話のない家庭もある。生徒のなかには精神心理的に問題をもっており，いじめや引きこもりなどへの対応が必要な子どももいる。保護者や教師はさまざまな問題が山積しているなかで，性教育への対応を躊躇している場合も多い。

保護者へのかかわりの基本は，思春期の子どもたちの現状を理解してもらい家庭での子どもへの対処法を考えてもらうことである。子どもへのかかわりの基本として，「乳児期は肌身離さず，幼児期は手を放さず，学童期は目を離さず，思春期は心を離さず」という言葉がある。幼少期から子どもとの接触のなかで心の交流が継続できる関係を築いていくことで，性に関しても素直に話せる関係を構築していきたい。初交年齢の早期化，パートナーの複数化，性感染症の蔓延，望まない妊娠，小児性被害などの性

をめぐる諸問題について親子で語り合える環境であれば，子どもの性意識は問題を回避できる意識として形成されると考える。また，性の問題だけではなく，学力低下，引きこもり，ニート，少年犯罪など思春期をめぐる諸問題を認識し，思春期の子どもたちを取り巻く，教育関係者，保護者，保健医療従事者などがネットワークを作り，情報交換や学習を行うことが重要であることを理解してもらい，地域ぐるみで教育支援ができるようにしたい。

6. 教員に対するかかわり

保健体育を担当している教員以外は，保護者と同様に思春期の時期に性教育を受講した体験が乏しいだけではなく，大学教育のなかでもセクシュアリティに関する学習の機会がなかったものと考えてよい。思春期の子どもたちの現状，セクシュアリティに関する科学的知識，リプロダクティブ・ヘルス/ライツについて理解を得るような講話や資料の提供に努める。保護者同様に性の問題のみでなく，学力低下，引きこもり，ニート，少年犯罪，性被害など思春期をめぐる諸問題についての情報を提供し，日常生活のなかで子どもの教育ができるように支援する。教育関係者，保護者，保健医療従事者がネットワークをつくり，情報交換や学習を行うことが有用である。

学校は，一般社会との隔たりがあって，ややもすると特殊な職場環境になっていることがある。そこで生徒に対してだけでなく，教員同士のなかでもセクシュアリティの理解を深めていく必要がある。

B. 青年期からの家族計画

「家族計画指導」は，受胎調節実地指導員として助産師に期待される内容である。自立した男女がパートナーと出会い，家族を形成して子どもを産み，充実した家庭を形成していくプロセスへの支援は，出産にかかわる助産師や医師の役割であり，婚前から子どもを産み終わるまで続くものである。

1. 婚前期から新婚期のライフプラン

大学生は大人として責任をもった性行動がとれる時期である。しかし，わが国の性教育の歴史や実情からその目標は未だ達成されているとはいえず，大学生の性犯罪も問題になっている。そこで，一般教養として文科系，理科系を問わずすべての学部でセクシュアリティの講義は必要であり，特に教員養成講座では必須科目として男女のセクシュアリティの講義を取り入れることを期待したい。

企業・会社の未婚男女への妊娠や性感染症予防教育，地域の少子化対策としての生命尊重，いのちの継承など，それぞれの対象に合わせて具体的に行うことは有用であり，今後，社会人に対する性教育を積極的に進めたいものである。今日，結婚年齢の高齢化，不妊症の増加，基礎疾患を有する女性の妊娠などの諸問題から，プレコンセプションケアが重要になっている。助産師としてこれらに関心をもって積極的に支援していきたい。

1）婚前期のかかわりの基本
a. 結婚の意味

結婚生活は2人で家庭を築いていくことである。2人だけの世界からお互いの家族との関係ができ，お互いに力を合わせ2人が希望すれば子どもを産み育てていくことになる。結婚により世帯をつくり，社会の一員となって調和のとれた社会人になっていく。結婚後も仕事を継続する女性も多く，結婚後の生活について話し合う時間をもち，社会基盤の整備はもとより仕事と家事や育児を調和させた生活ができるように支援する。

b. 家族計画

自分たちの人生設計を具体的に考える時期で

あり，年齢や家庭環境を考慮して，不妊予防を考えた出産計画ができるように支援する。

c. 具体的な避妊法

2005（平成17）年の「国民生活白書」によると，妊娠を契機に結婚する（授かり婚）カップルは，1980（昭和55）年には20代前半では20.1％で5組に1組しかみられなかったが，2000（平成12）年には58.3％と著しく増加した[3]。しかしその後，2006（平成18）年には30.8％，2014（平成26）年には24.7％と減少傾向にある。今日では，むしろ結婚から妊娠・出産までの期間は長期化してきている。年齢別にみると10代から20代前半までのカップルで授かり婚が多い傾向は変わらない。大学生から20代前半までの世代に対するライフプラン教育とそれに応じた確実な避妊法を使用できる支援が望まれる。これまでの避妊の実行状況から各種避妊法の正しい使用法，利点と欠点を理解させ，確実な避妊法として，低用量ピルを選択できるように支援していく。わが国のピルの利用は諸外国と比較して低率であり，腟外射精を利用する者のほうが多いが，それは真の避妊法ではないことを説明しておきたい。

2) 講演のテーマ

・あなたのライフプランは
・2人でつくる家族
・パパ・ママになりたいあなたへ
・性感染症と避妊
・人生のパートナーづくり
・セクシュアルハラスメント　など

3) 活用できる教材

・家族計画に関する教材，月経記録用ノート
・基礎体温計・記録用紙
・各種避妊用器具一式
・各種ビデオ（低用量ピル，性感染症，避妊法など）

4) 教育内容

必要な事項は，成人としての準備教育，セク

シュアルハラスメント，セックスレス，性機能障害，性感染症・AIDS，セクシュアルマイノリティ，ジェンダーバイアス，リプロダクティブ・ヘルス/ライツなどに関することである。それまでの教育で十分になされていない内容について，価値観の変化や行動の変容を期待できる方法を用いて行う。

2. 産後の家族計画指導

出産後は，育児をしつつ次の妊娠をどうするかを考える人もおり，家族計画指導に対するニーズが最も高まっている時期である。ほとんどの出産施設では退院時や1か月健診時の指導として家族計画指導を行っている。助産師は母体保護法に基づく受胎調節実地指導員の認定を受けている者が多く，個別的に指導できる専門職である。しかし，現状では退院指導では小集団指導として産後の復古現象や授乳についての一般論を話すことが多く，個々の夫婦の性についてカウンセリング的にかかわっている施設は少なく，1か月健診時も性生活を開始してもよいという説明のみで，産後の性器の回復や心理状態を考えた性生活についての具体的な指導を行うことは少ないようである。開業助産師は受胎調節実地指導員を意識した避妊指導をしていることが多いが，施設内でも1か月健診時に助産師が主体的に家族計画外来を設けるなど，受胎調節実地指導員として具体的な使用器具を用いて積極的に避妊指導をすることが期待される。

1) 産後のかかわりの基本

a. 母として女性としての生活

産後1か月健診で異常が認められなければ性生活を開始できる。産後の女性は，授乳や育児など母としての機能をすばやく開始して満ち足りている。そして女性として産後の性生活を開始することで，夫婦としての生活もさらに充実してくるはずである。産後の指導にあたっては，母と女性としての2つの役割をうまくこな

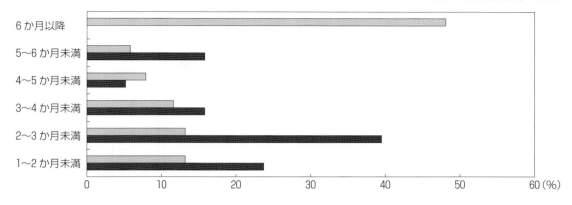

図 6-3　産後の性生活の開始時期
n＝56（2004），n＝189（2024）
〔齋藤益子：産後の性に関する調査（未発表統計），2024 年 7 月〕

していく方法や，夫とのかかわり方などを含めた指導が必要である。また，女性の性器の復古状態についても説明し，性生活に支障のないことを伝え，安心させることも大切である。産後は会陰裂傷があったことを気にする女性や，ホルモンの関係で腟の分泌物が減少している女性もいるので，産後初めての性交のときは潤滑剤を使うことをすすめるとよい。実際に分娩時に生じた性器の縫合部の痛みや哆開を気にしていて性交開始が遅れる現状がある。著者が 2024 年 7 月に行った産後の性に関する調査では，産後の性生活の開始は，以前に行った調査よりも遅くなっており，約半数が産後 6 か月以降であった（図 6-3）[4]。

b. 産後は妊娠しやすい時期であることの自覚

産後，月経の再来までは，いつ排卵して妊娠するかわからない時期であり，初回性交から必ず毎回避妊する必要がある。月経よりも排卵のほうが先にあることを強調する。また，母乳育児をしていれば妊娠しないなどと誤解している場合があり，月経の再来前に妊娠していることもあるので，確実な避妊が必要であることを強調する。

c. 産前の避妊方法は再検討してから実施する

出産により，体型も変わり，ホルモンの分泌も変化しているので，今までの方法は再検討する必要がある。低用量ピルの服用は母乳育児を行っている場合は考慮する。

d. 夫へのかかわり

夫は，妊娠中から妻への配慮として自分の性欲を自制していることが多い。夫に対して妻の心身の状態について説明し，育児で疲れていることや，ゆとりがなく，メンタル的にも産後うつになりやすい時期であることを伝え，理解を促していく必要がある。夫もともに育児をすることで，妻とさらに深く理解し合える関係が構築できるように支援したい。

2）産後に使用をすすめる避妊器具・衛生用品

・潤滑剤
・避妊薬
・男性用コンドーム

産後 2 か月以降になれば IUD の使用が可能となる。ピルの服用は母乳分泌や授乳継続との関係を配慮して，慎重に行う。

3. 末子出産後のかかわり

現在は，末子を出産した後は閉経まで避妊する必要がある。この時期は育児や家事そして教育など，親としての役割が大きい。また，有職者は仕事のうえでの役割も加わり，多忙な時期である。

そのなかで親として，夫婦としての生活を改めて考える時期でもある。中・高年期の指導としては，性を夫婦のコミュニケーションとしてとらえ，男女の性機能の変化にそって性生活を工夫することを理解させる。また，この時期の女性の人工妊娠中絶も多くなっている。そこで，安易に人工妊娠中絶をすることがないように，避妊は確実性の高い方法を選ばせる。まずは，避妊率の高いIUDやピルをすすめる。また，これらを利用できない場合は，いくつかの方法を組み合わせて避妊効果を高めるようにする。更年期には妊娠しないと思っていると，思わぬ失敗をすることがあるので注意する必要がある。

1）末子出産後の指導の基本
a．男女にとっての性の意味

人間は人とのつながりのなかで生きている。そのなかでも性的なつながりは，各個人の人格の高揚を助け，精神的安定の基本になる。しかし，そのための性は快楽性のみを追求するためのものではなく，連帯性すなわち相互作用があって初めて成り立つものである。その根底にはお互いを尊重する心と愛情とが必要である。前述のように「性」とは「心が生きる」と表現されるが，まさしく生き生きと心が弾むような性が男女をより一層深く結びつけてくれる。男女がお互いを見つめ合いながら，相手の心を感じながら抱き合うのが，性交渉だと思う。豊かなセクシュアリティの根底を流れているのは，慈しみ愛し合う心の結びつきである。性の存在なしに愛が生まれることは少なく，愛の存在なしに性が満たされることも少ないであろう。性の交わりとは1人の人間とパートナーとの，つまり，人と人の交わりなのである。中・高年期になって改めて相手の存在の重さを感じるとき，そこに人生をともに歩いていこうとする人間としての性の交わりがあると考える。

b．避妊の必要性

子どもを産み終えて今後の自分たちの人生を考えようとするときに，避妊の失敗で妊娠してしまうとどうしても人工妊娠中絶を余儀なくされる。そこで，IUDの使用やピルの服用など確実性の高い方法を指導する。また，この時期の指導は，女性性器疾患の検診など健康管理も併せて行うよい機会となる。

c．中・高年期の男女の生理的変化

個人差はあるが，男性の性欲は10代後半〜20代前半をピークにして低下するが，女性は30代でピークとなり60歳ぐらいまで続くといわれている。中・高年期になれば男性も性衝動に振り回されることなく，女性がゆっくり反応するのを待つことができるようになる。しかし，更年期を過ぎると女性は卵巣機能の低下により，腟の萎縮や分泌液の減少により性交痛を訴えることがある。性交痛のある人は潤滑剤を腟入口部に塗布して行うとよい。また腟の分泌物で腟内が潤うには，女性が性的刺激を受けて興奮することが必要である。そこで，性交前にお互いに十分に触れ合うことで，何歳になっても腟内は潤い，性交が楽しめる。また最近では，閉経後にもホルモン補充療法（hormone replacement therapy；HRT）を行ってQOL

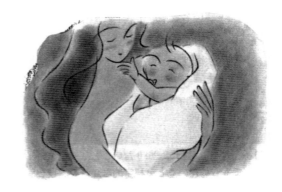

の維持を保つ女性も多く，性生活を円滑に行うことも可能となっている。

d. 中・高年期のセックスの楽しみ方

スキンシップを楽しむこともセックスの一部である。身体に触れ合うことは心にふれることである。セックスのもつ快楽性は，お互いの心のマッサージをしていることからもたらされると思う。心を開放し，触れ合うことで快く感じることができる。スキンシップの意味がここにあるといえる。性とは性器の交わりのみではないのである。

2）使用をすすめる避妊器具

- IUD
- 低用量ピル
- 基礎体温法にコンドームと定期的禁欲法の併用

以上，学校や地域での性教育と施設内での避妊や家族計画指導の進め方について述べた。助産師や産婦人科医は日常的に女性の傍らにいて，身近な存在として直接的に妊娠・出産・育児にかかわり，「生命を慈しみ育むこころを伝える」ことを大切にしている。そこで，専門職としてのそれらの経験を生かして，「出産に立ち会い生命の重さを感じているからこそ伝えられるもの」を大切にした性教育や夫婦への支援を進めていきたい。

文献

1) 一般財団法人日本児童教育振興財団内 日本性教育協会編：「若者の性」白書 第8回青少年の性行動全国調査報告，小学館，2019
2) 日本財団：18歳意識調査「第39回—性行為—」要約版，2021年7月28日
https://www.nippon-foundation.or.jp/wp-content/uploads/2021/07/new_pr_20210728_1.pdf（2025年1月22日アクセス）
3) 内閣府：平成17年版国民生活白書「子育て世代の意識と生活」，2016年6月1日，p.54
https://warp.da.ndl.go.jp/info:ndljp/pid/9990748/www5.cao.go.jp/seikatsu/whitepaper/h17/10_pdf/01_honpen/pdf/hm01-ho100.pdf（2025年1月22日アクセス）
4) 齋藤益子：産後の性に関する調査（未発表統計），2024年7月

第 **7** 章

性教育と家族計画指導の
具体的な内容

142　第 7 章　性教育と家族計画指導の具体的な内容

性教育というと月経教育，性交教育，性器教育，避妊教育などをイメージしやすい。本書では，基本的に幼少期からの心身の発達にそった「生と性の教育」を性教育として示した。1 人の人間が生を得て，成長し，パートナーと出会って次世代へといのちをつないでいく過程を支援することを性教育としている。これらの内容は，表 7-1 に示すように，子どもの成長・発達に応じて教育されることが望ましく，幼少期には自分の身体を大切にすること，清潔にすることを中心に，自分が生まれたときの話などから生命への関心，生きものを大切にする心を養う。小学生では二次性徴など思春期の心身の変化，性のめざめ，性行動に伴う課題をとり入れる。同じテーマであっても学年が進むにつれてより具体的に説明し，最終的には性行動を正しく自己決定できるように教育を進める。この理念は，今日の包括的性教育として生命尊重の理念を大切にした性教育につながるものである。

表 7-1　発達段階にそった性教育の内容と進め方の具体例

発達段階	教育内容の例	進め方	教　材
幼児期	ぼくのからだ，わたしのからだ 男の子と女の子の身体の違い 赤ちゃんはどうして生まれるの	遊びを取り入れ，視覚に訴える教材を工夫する。親が一緒に参加でき，いのちを親子で考える機会にする	シンプルな絵本やパネル 新生児の人形 生命誕生の動画
小学校低学年	自分の身体・お友達の身体 みんな仲良し，友達を大切に 生まれた時の話	集団生活のなかで，男女の身体の違いを意識して，一緒に誕生場面について語る	男女の身体の図 パネル 出産場面のビデオ
小学校中学年	生命の尊重 身体の成長・二次性徴 男女仲良く 性に関する情報	男女の違いやこれからの成長過程についてイメージさせる 二次性徴を楽しみに迎えられるようにする。自分の成長をみつめる	男女の模型 二次性徴のビデオ 赤ちゃん模型
小学校高学年	生命の誕生・親と子の出会い，異性との出会い いのちのバトン，子どもへ何をバトンタッチするか	親子の宿命的出会いと選択できる異性との出会い，生命の連続性，いのちをバトンタッチで何をつなげていくのかを考えさせる	宿命的・運命的出会いのパネル 生命の連続性， 詩（いのちのバトン）
中学校 1 年生	生命の誕生，接触欲と性欲 生殖の仕組みと発達 AIDS と性感染症	生殖のしくみを人間の誕生として理解させる。性感染症の問題を人間の性と絡めて理解する	ビデオ 生命創造 AIDS
中学校 2 年生	性情報とメディアリテラシー 生と性を考える，性の三側面 性行動の裏にある性感染症と妊娠という問題	各種の性情報の意味を考える 生殖の性，連帯の性，快楽の性の三側面を理解させ，快楽を共有するパートナーの大切さに気づく	市販されている週刊誌，ウェブサイトからの性情報，性の三側面の図
中学校 3 年生	自分の進む道，パートナーとの出会い，ライフプランとそれを阻むもの，性感染症の予防と妊娠を避ける方法	自分の未来をイメージさせ，それを目指した生活の基本を理解させる。望まない妊娠と性感染症が及ぼす自分の未来への影響を知る	ライフプランメモ 各種避妊器具 性感染症パネル
高校 1 年生	異性との交際，パートナーとの接し方，妊娠と人工妊娠中絶 性感染症の種類と症状・治療	少人数での学習を中心に，確実な知識を習得し，性的自立に向けた行動が考えられる	基礎体温計・表 各種避妊器具
高校 2 年生	パートナーとの関係性 自律と自立，自己肯定と責任 確実な避妊法と性感染症の防止	個人の性的成長にそった対応をする。具体的な事例を提示し，問題解決をともに考える	パネル 具体的事例
高校 3 年生	未来の自分，パートナーとの接し方，相手を大切にする心 自己肯定と性的自己決定	愛・性・生き方などをテーマに意見交換し，確実な知識と価値観をもって自分の未来を考えられる	各種避妊器具 ビデオ パネル

1. 学習指導要領にそった
性教育の進め方

学校における性教育は，公教育の一環として行われるため，その内容は学習指導要領にそって行われる必要があり，外部講師として教育の一部に携わることがある医療職も学習指導要領の内容を理解しておくことは大変重要である。小学校では 2020（令和 2）年から，中学校では 2021 年から改定された学習指導要領に基づいて性教育が行われている。

1）学習指導要領のポイント

小学校においても，中学校においても，現在の学習指導要領では，社会のグローバル化や，スマートフォン・IT 機器などの技術革新などの社会の変革に備えて，「知識及び技能」「思考力，判断力，表現力など」「学びに向かう力，人間性など」の 3 つの力をバランスよく育成することを目指している。そのため，どの科目においてもこの 3 つの力を育む内容にするよう求められており，性教育においても同様である。

2）学習指導要領における性教育の位置づけ

学校における性教育とは，児童・生徒が性に関する正しい知識を身に付け，適切な意思決定や行動選択ができる力を育むことであり，児童・生徒の人格の完成を目指す「人間教育」の一環として，「生命の尊重」「人格の尊重」「人権の尊重」などの根底を貫く人間尊重の精神に基づいて行われる。人間の性を人格の基本的な部分として，生物的側面，心理的側面，社会的側面に加え，生命尊重からとらえるとともに，総合的に指導することが大切である。

3）性教育において培われる 3 つの力

東京都教育委員会「性教育の手引」（2019 年改訂）では，学習指導要領に基づき，性教育において育成を目指す資質・能力を以下のように記載している[1]。

a.「知識及び技能」を伸ばす
・身体の発育・発達や，思春期の身体の変化，生殖にかかわる機能の成熟等について，発達の段階に応じて正しく理解する。また，性感染症について正しく理解し，予防や回復のための方法を習得する。
・心や精神機能の発達，自己形成について理解し，不安や悩みに適切に対処することができる。
・家族や社会の一員として必要な性に関する知識を習得するとともに，性に関する社会問題について理解する。

b.「思考力・判断力・表現力」を培う
・正しい知識に基づいて性に関する課題の解決策を考え，よりよい方策を選択することができる。
・心身の成長発達に伴う悩みや課題に気づき，解決策を工夫して，健康の保持増進を図ることができる。
・周囲とかかわりながら家族や社会の一員としての自己の役割を考えるとともに，直面する性の諸課題に対して適切な意思決定や行動選択ができる。

c.「学びに向かう力・人間性」を高める
・自己の心身の成長発達を踏まえ，自己の性に対する認識を深め，課題を解決しながらよりよく生きていこうとする。
・人間尊重，男女平等の精神に基づいて，性別等にかかわらず，多様な生き方を尊重し，互いに協力し合って豊かな人間関係を築こうとする。

「学習指導要領及び解説」では，性を含めた健康に関する指導は，児童・生徒の実態や課題に応じて，教育活動全体を通じた各教科等において，関連づけて指導することになっている。すなわち
・発達段階を踏まえる，学校全体で共通理解を図る，保護者の理解を得る。
・児童・生徒が性に関する情報等を正しく選択して適切に行動できるようにする。
・学校の教育活動全体を通じて行う。

144 第7章 性教育と家族計画指導の具体的な内容

・集団指導（集団の場面で必要な指導や援助を行うガイダンス）と個別指導（1人ひとりが抱える課題に個別に対応した指導）の双方の観点から指導を行う。
・性教育について，学校の全体計画を作成し，計画的，継続的に指導する。

　助産師や医師など医療者が学校教育に参画する際には，学習指導要領とともに，出向く学校の教育の基本的な理念を理解することが大切である。

2. 性教育の要点

1）生命尊重

　性教育は「生と性の教育」として生きることへの支援である。何よりも生まれてきたこと，生きている自分を肯定し，産んでくれた親への感謝，未来につながる自分の子どもをもつことの意味を考え，いのちを大切にする心を育てることが重要である。

2）二次性徴の発来

　月経や射精などの二次性徴の発来は喜びでもあるが，そのことが悩みとなることもある。月経の仕組み，生殖における意味（妊娠が成立しなかった証として起こるのが月経），陰毛発生の意味とプライベートゾーンなどについて理解させる。また，性衝動のセルフコントロールとしてのマスターベーション（セルフプレジャー）の意味を理解させる。

　女子には月経周期，月経前症候群について説明し，月経痛はコントロールが可能であり，それにより月経期を快適に過ごすことができ，無理に我慢しなくてもよいことを伝える。中学生・高校生であっても，症状が重篤な場合は産婦人科を受診すると，器質的な疾患の有無を確かめ，ピルの使用を含めた治療ができること，月経異常，帯下，外性器異常など産婦人科受診が必要な状態について理解させる。

　男子には，包茎，ペニスの長さや性器の形状

など男子特有の悩みについて情報提供し，生理的現象や個別性であり問題ないものと，泌尿器科受診の必要な状態について理解させる。

3）性衝動のコントロールと性交について

　現代の若者の性行動を理解し，性交経験を焦る必要はないこと，SNSなどからの性情報は男性の性的欲求を満足させるためのものがほとんどで，性行為が演技的に異常に誇張されていることもあり，正しい判断が必要であることや，自分の性衝動をコントロールすることの大切さを理解させる。

　性交については，いのちの成り立ち，生殖のメカニズム，男女間の愛情表現として理解させる。性の三側面をバランスよく学習させ，初頭効果を期待して，メディア情報から入手される性の快楽性に対応して連帯の性，生殖の性の学習もできるように工夫する。

4）妊娠・出産について

　いのちの誕生は神秘的で驚異であり，生命はかけがえのないものである。妊娠のメカニズム，胎児の発育，出産などのいのちの継承の営みを画像やビデオ，胎児人形を用いて理解を深める。また妊娠・出産のリスクも理解させ，今自分が生きていることの素晴らしさを実感させる。10代の出産は周産期リスクが高くなることや，祝福されて生まれてくることの重要性，出産は育児と連続しており，親として育児の責任が生じることを理解させる。10代（中学生）の出産事例を紹介するなど，親になるための十分な準備がなく，あるいは強い意志がないまま出産すると，結婚しても離婚や虐待のリスクが高くなることがあり，妊娠・出産はたんに個人的な行為だけでなく社会的な行為でもあることを理解させる。

5）人工妊娠中絶

　10代や未婚で妊娠したら，現状では出産するか中絶するかの選択を迫られる。中絶は母体保護法に基づいて行われていること，一定のリ

スク（感染，子宮損傷，ストレスなど）を伴う
こと，また妊娠週数の数え方と中絶可能な時期
（妊娠22週未満）を説明する。さらに，中期中
絶は妊娠12週以降21週までで入院処置が必要
であり，死産届け・埋葬の必要もあり，時間と
経済的負担が大きくなることを理解させる。

6）避妊方法

コンドームの正しい使用法，低用量ピル，緊
急避妊法などの各種避妊法について説明する。
コンドームは男性主体の避妊法であり使用率は
高いが，正しく使用しないと失敗し，性感染症
の予防もできない。コンドームはどういうもの
で，どういう役割があるのか，有効性および欠
点についてふれる。実物の装着を伴う実習を行
うかどうかは，教育現場の判断で子どもの状況
と教育条件により決める。

ピルは女性が主体的に行える避妊法であり，
飲み忘れをしなければ高い避妊効果が得られ
る。また，コンドームの破損時や性被害時には
緊急避妊という方法があること，ピルの処方や
緊急避妊は産婦人科受診が必要なこと，腟外射
精は避妊法ではないことも理解させる。

7）性感染症（STI）の予防

クラミジア感染症，性器ヘルペス，淋菌，尖
圭コンジローマ，梅毒，HIV/AIDSなどの
STIについて理解させる。クラミジア感染症は
最も多い性感染症であり，特に10代〜20代前
半に多いこと，無症状の人が多いこと，女性の
場合は骨盤内炎症性疾患（PID）に進展し，将
来，異所性（子宮外）妊娠や不妊症になるリス
クのあること，またHIVに感染する確率が高
まることなどを理解させる。梅毒は，現在，感
染の拡大が社会的に大きな問題になっている。
症状が出るのは長期で個人差が大きく，感染に
気づきにくいことから，感染の拡大につなが
り，治療の開始にも影響する。AIDSは，日本
ではHIV血液検査が普及していないため，本
人もHIV感染を自覚していない場合が多く，
あるとき症状が出現して突然AIDSであること

に気づくことが多い。STIの予防には，①NO
SEX，②STEADY SEX，③SAFER SEXが必
要であることを理解させる。

8）性被害の現状と対策

デートDVや，SNSから性犯罪に巻き込ま
れる事件が増加している。性被害の加害者は顔
見知りが多いこと，公務員，警察官，教員，医
師，聖職者などの社会的地位のある人の場合も
あること，被害場所は屋内が多いことなどを伝
え，日常的に被害者にならないための行動を意
識させる必要がある。また同時に，男女の性心
理には違いがあること，性衝動をコントロール
する方法があること，性加害は重大な人権侵害
であることなどを説明して，加害者になること
も防がなければならない。特に，思春期の男子
は男性ホルモン（テストステロン）の分泌が旺
盛で，強い性衝動をコントロールすることが大
切である。

インターネットに関連した被害が多いことを
踏まえて，ネット社会の閉鎖性，問題点とネッ
トマナーの重要性を理解させ，トラブルの対処
法，いざというときの相談窓口を知らせてお
く。自分で自分を守れない子どもの性被害につ
いては，周りの大人が注意する必要がある。

9）ライフプラン教育

自分は将来何になりたいのか，仕事の選択と
家族をつくることの選択などについて考える時
間をつくる。いつパートナーと出会い，家族を
つくるのか，子どもは何人くらい産みたいか，
などを考えることで，今日からの自分の生活を
考えることができる。将来の自分の生き方は今
の自分の生き方につながっていることに気づく
ことで，中学・高校生という時期を大切に過ご
すようになる。また，今日は超少子化時代であ
り，価値観の多様化のなかで子どもをもつこと
の価値を認識できるようにプレコンセプション
ケアを視野に入れた性教育を行うことも必要で
ある。

146　第7章　性教育と家族計画指導の具体的な内容

10）思春期に関する相談機関

　地域の思春期外来を開設している病院，産婦人科，泌尿器科，精神科などの医療機関を提示しておく。さらに，保健所，市町村の保健センター，思春期研究会などの相談機関も誰でもアクセスできるようにし，児童・生徒，保護者，学校関係者に情報を提供する。

▎3. 性教育実施にあたっての留意点

①使用する用語は，児童・生徒にもわかるようなものを使用し，初めての用語については十分説明する。新たな表記や外来語などについては，その意味も確認する。また，児童・生徒の状況に応じた表現方法に配慮する。
②児童・生徒の身体的・精神的発達や性的成熟の個人差等に配慮する。
③性的指向・性自認・宗教等の個人の特性に注意する。
④教職員と児童・生徒および保護者との信頼関係を確立する。
⑤講師は真摯な態度で情熱をもった姿勢で向きあう。
⑥学校関係者・保護者との連携を密にして，教育内容，教材について事前に相談し，了解を得ておく。学校からの講演依頼では教育の方針をくみ取り，期待に応える努力をする。

⑦科学的根拠に基づいた講話に努める。正確な情報を発達段階に応じて伝える。常に最新情報を取得する努力をする。
⑧生徒の関心をひく話し方として，教材を工夫し，グループワークや体験学習など参加型の教育を行う。

　教育内容は各学年で明確に区別するものではない。同じ内容であっても使用する媒体を工夫することで，低学年向きにも高学年向きにもアレンジできる。人間の根源としての性行動の意味について何を伝えたいのかを明確にし，伝えたい内容やその意味，性の価値観が生徒に根づくまで媒体や方法を変えて日常的にかかわり続けることで，メディアリテラシーが育ち，性的自己決定ができ，性的に自立した行動がとれるようになる。

　なお，性に関する授業は，医療職等の外部講師を活用することが効果的であるといわれている。外部講師による授業実施後の調査で「授業がわかりやすかった」「専門家による説明は効果的だった」「今後も，専門家による授業を受けたい」「本日の授業の内容は今後役に立つと思う」などの児童・生徒の意見が多く聞かれている。

文献
　1）　東京都教育委員会：性教育の手引，2019

資料 1　小学生への性教育指導案　*147*

資料 1　　小学生への性教育指導案

［テーマ］大人に近づく身体

ねらい：

・身体の成長には個人差・男女による違いがあることを知る。

・ホルモンの働きによって身体の変化が起こることを知る。

・月経と射精について知り，対処法を理解する。

教育課程上の位置づけ：第 5 学年　体育科　「体の健康」

対象者：小学 4～5 年生

指導者：学級担任・養護教諭など

実施場所：教室

教材・使用機器等：パソコン，ビデオ，スクリーン，人体図など

指導時間：45 分

指導展開例：

段階・時間	学習内容および活動	指導上の留意点	資料・準備
導入 3分	・学習目的と予定を理解する。	・生徒の準備状況を把握する。 ・身長・体重の 4 年間の記録を配付する。	
展開 1 12分	・自分がどれくらい大きくなったか予想する。 ・同じ学年（誕生月）でも大きい人と小さい人がいることに気づく。 ・成長曲線のグラフから男女の発育の仕方は異なることを知る。 ・一般的に女子のほうが成長が早いことを知る。	・個人差に気づかせる。 ・ゆとりがあれば，乳児からの成長を母子健康手帳で確認させる。	・健康カード ・成長曲線のグラフ
展開 2 10分	・ホルモンの働きによって身体の変化が起こることを知る。 　女の人：ふっくらしてくる，乳房や腰が大きくなる，性器の発達，陰毛・わき毛の発生，月経の発来 ・男の人：がっちりしてくる，のどぼとけ，ひげ，性器の発達，陰毛・わき毛の発生，声変わり，精通現象 ・身体つきには男女による違いと個人差がある（ホルモンの出る時期・量・働き方には個人差がある）。	・脳（下垂体）→性腺刺激ホルモン→卵巣・精巣→女性ホルモン・男性ホルモン→身体中に影響する，ということを説明する。 ・ホルモンは少しの量で身体に大きな変化を起こすことを説明する。 ・個人差は大きいことに必ずふれる。	・人体図（男・女） ・ビデオ「おとなへジャンプ」（学研） ・月経の仕組み・人体図（男・女）｛内性器　下垂体｝
展開 3 13分	・女子は卵子が成熟し子宮内膜が増殖して月経が始まることを理解する。 ・男子は精子の産生が始まり射精が起こることを理解する。	・男女別に指導する。 ・月経時や射精時の対処法について話す。 ・月経や射精が始まることは，子どもをつくることができる大人の身体になったことを伝える。	月経用ショーツ，ナプキン・タンポン・布ナプキン
展開 4 5分	・授業の感想・アンケートを書く。	・今日の授業でわかったこと，感じたことを書かせる。	アンケート用紙
まとめ 2分	・自分の身体の大切さを知る。 ・自分たちにはいのちをつなぐ役割があることを認識する。	・時間があれば生徒の感想を聞く。	

評価：

・身体の成長には，個人差・男女差により違いがあることがわかったか。

・ホルモンの働きによって身体の変化が起こることがわかったか。

・月経時や射精時の手当てについてわかったか。

148 第7章　性教育と家族計画指導の具体的な内容

［テーマ］大人に近づく心

目　的：心の発達について理解し，発達に伴い起こる不安や悩みへの対処法を学ぶ。

目　標：
(1) 年齢に伴い，身体とともに心が発達していくことを理解することができる。
(2) 不安や悩みの存在と，その対処法を理解することができる。
(3) 不安や悩みへの自分に合った対処法を見つけたり，説明したりすることができる。

教育課程上の位置づけ：第5学年　体育科　「心の健康」

指導時間：1単位時間45分

対象者：小学校高学年男女

指導者：学級担任・養護教諭など

実施場所：教室（隣の席の人と話し合いができるように，机を2人一組でつけておく）

教材・使用機器等：パソコン（スライド資料），スクリーン，タイマー，BGM

　※映写できる環境でなければ資料を印刷したものでも可

指導展開例：

段階・時間	学習内容および活動	指導上の留意点	資料・準備
導入 5分	・学習目的を理解する。 ・思春期という言葉と，「心」と「身体」の成長過程であることを知る。	・本日のテーマについて紹介する。 ・思春期について説明する。	スライド資料
展開 33分	1) 心の成長・発達について学ぶ。 　(1) 心がゆれ動くとは 　　・具体例を知る。 　　・不安や悩みの存在に気づき，心の成長に必要であることを知る。 　(2) 心の成長に伴ってできるようになることを知る。 　(3) 不安や悩みへの対処法を知る。 2) よいところを見つける。 　(1) 2分間で自分のよいところ，友達のよいところを見つける。 　(2) 2分間で隣の友達と発表し合う。 3) 相談相手を見つける。 　(1) 2分間で自分の周りの人を書き出す。 　(2) 2分間で隣の友達と共有し，自分があげていない内容があったら自分のノートに追加する。 4) 気分転換の方法を見つける。 　(1) 2分間で思いつく気分転換法を書き出す。 　(2) 2分間で友達と共有する。 5) 気分転換の方法を実際に体験する。 　(1) 起立して，深呼吸を3回する。 　(2) 音楽に合わせて身体を動かす。 　　例）自分の膝をたたいたり，隣の人と手をたたき合ったりして，リズムに乗って身体を動かす。	・悩みは誰でも経験する普通のことであり，それが心の成長につながることを強調する。 ・自分本位ではなく，他者への思いやりの心を育む。 ・心の成長のためには対処法を見つけることが重要であると伝える。 ・ありのままの自分を受け入れられるよう促す。 ・よいところが誰にでもあることに気づかせ，他者を尊重できるようにする。 ・1つでもあげられるよう援助する。 ・1人ではないことを認識させる。 ・周囲の人とよい関係を結んでいくことを伝える。 （家庭環境が複雑な場合もあるため，教員や地域，友人の存在も強調する。） ・気分転換の方法を考えさせる。 ・教師が見本を示し，児童と一緒に実施する。 ・30分程度座って授業を聞いていた身体がリラックスするのを実感させる。 ・身体ほぐしの運動を意識しリズムに合わせて心が弾むような動作を紹介する。	スライド資料 スライド資料 ※タイマーで各2分間測る。 スライド資料 ※タイマーで各2分間測る。 スライド資料 ※タイマーで各2分間測る。 好きなBGM（教室の構造などにより行えない場合は割愛可）
まとめ 7分	・不安や悩みは心の成長に不可欠であると理解し，自分なりの対処法を見つける。 ・感想の発表をし合う。	・クールダウンも含め，スライドでこの単元を振り返らせる。 ・何名かに感想の発表をしてもらい，学級内で共有する。	スライド資料

参考文献：

文部科学省　体つくり運動

http://www.mext.go.jp/component/a_menu/sports/detail/__icsFiles/afieldfile/2011/07/06/1308040_02.pdf（2025月1月21日アクセス）

| 資料２ | 中学生への性教育指導案 |

［テーマ］いのちのバトン―人生の３つの出会い

テーマ設定の理由：

　いのちの大切さ，互いに助け合って生きていることを再考し，いのちの価値と重さを真剣に考え合うことが重要である。また，各教科でもいのちに対する授業を行っている。国語「世界の子どもたち」についての調べ学習，理科「生命誕生の瞬間」を科学的な観点から学習，家庭科「幼稚園児との触れ合い授業」なども行っている。肉体的にもいのちをつなぐことができる年代になった今，いのちについて見つめる機会とする。

ねらい：

　・胎児の発育を通して，いのちの尊さ，いのちの重さを感じる。

　・いのちのバトンについて理解し，親から子どもへつなぐいのちの大切さを考える。

指導時間：50分

対象者：中学２～３年生

指導者：産婦人科医もしくは助産師　４回授業の３回目として担当する

指導計画：（４時間扱い）

　第１時　「いのち」をテーマに各教科で学習したことや，最近の死傷事件についてクラス討論する。

　第２時　「いのちが生まれるとき」について学年教諭のパネルディスカッションを聴き，いのちの尊さや生きる大切さに関心をもつ。

　第３時　（今回の授業）

　　　　　助産師から「いのちのバトン―人生の３つの出会い」についての講話を聴き，いのちの価値や重さについて考え，いのちが先祖からつながり未来につなぐものであることを知る。

　第４時　副読本『エリカ　奇跡のいのち』*を活用し支え合って生きる大切さと自他の生命を尊重する態度を養う。

　　　　　*ルース・バンダー・ジー文，ロベルト・インノチェンティ絵，柳田邦男訳，講談社，2004

教材：

　・胎児人形（妊娠７～20週の胎児の人形，子宮や胎盤とセットになっている）

　・新生児の人形

　・色紙に針の先で穴を開けたもの（卵子の大きさのイメージ）

　・妊婦体験ジャケット

150　第 7 章　性教育と家族計画指導の具体的な内容

指導展開例：

段階・時間	学習内容および活動	指導上の留意点	資料・準備
導入 5分	講話内容を知る。	学校長から講師を紹介する。	
展開 40分	講話を聴く。 ・おなかの中の赤ちゃんの発育を知る。 ・胎児の発育を通して，大切に育まれたいのちであることを認識する。 ・新生児の人形を抱くことによりいのちの重さを感じさせる。 ・出会いには，自分の親，自分の子ども，パートナーとの3つの出会いがあることに気づく。 ・3つの出会いのなかで，選択することができるパートナーとの出会いは，これからの人生（いのちのバトンをつなぐうえで）とても大切であること理解する。	・生徒の様子を観察する。 ・卵子の大きさは色紙に開けた針の先 0.1 mm であることを示す。その後排卵して胎児となり成長していく過程を示す。 ・『自分の番　いのちのバトン』の詩を朗読する。 ・胎児や新生児の人形を見せたり抱かせたりする。ふれる機会がなかった生徒のために，ふれた生徒の感想を発表させ体感を共有できるようにする。 ・時間があれば妊婦体験ジャケットを体験させる。 ・中学生で妊娠したらどのような行動をとるか等，具体的な質問を投げかけ，身近なものとしてとらえられるようにする。 ・親への感謝，未来の子どもをもつことの意味を考えさせる。 ・パートナーとの出会いの大切さを伝える。	・穴の開いた色紙 ・胎児人形 ・『自分の番　いのちのバトン』（相田みつを）
まとめ 5分	疑問点や詳しく知りたいことを質問する。 アンケートに記載する。	生徒の質疑に答える。	アンケート用紙

評価：アンケート調査で評価する

・胎児の発育を通して，いのちが大切に育まれていることや重さを感じることができる。

・次の世代へいのちをつなぐとき，パートナーとの出会いや時期が大切であることがわかる。

［テーマ］性の三側面と二次性徴の男女差

ねらい：

1）人のいのちの原点を知り，人生で大切なものについて考える機会とする（講話）

　　性の三側面，人生の３つの出会い……今，生きている自分を大切に

2）自己の性を受容し，自他を大切にする心や態度を育てる（グループワーク）

3）二次性徴での発達の男女差や個人差を再認識する（グループワーク）

4）性の健康を脅かすAIDSや性感染症の予防について考える機会とする（講話）

指導時間：100分（5・6時限）

対象者：中学2年生（1クラス3班編成で，1グループ10名ほどのグループをつくる）

指導者：養護教諭，教員3名，外部講師（助産師，大学教員など）

教材：

　胎児人形，新生児の人形，リーフレット，色紙，妊婦体験ジャケットほか

服装：ユニフォームを着用

指導展開例：

段階・時間	学習内容および活動	指導上の留意点	資料・準備
導入 5分	本時のねらいと進行を理解する。	学校の担当教諭より紹介を受け，自己紹介および授業内容の説明を行う。	助産師の講師
展開1 35分	1．人間のいのちの原点 ・卵子の大きさ，受精 ・数字でみる「いのち」の重さ ・「性」って何，愛するってどういうこと ・性の三側面 ・人生の3つの出会い 2．思春期の身体と心の発達に伴う現象を理解する。 ・月経，射精，男女差 3．性行為に伴う問題を理解する。 　性感染症（AIDS）の予防方法を知る。 　AIDSの知識Q&Aに回答させる。	・卵子の大きさが色紙に針の先で開けた0.1mmであることを示す。卵子が受精して子宮の中で成長する過程を説明する。 ・性の三側面について説明し，バランスよく性を理解するように促す。 ・月経と射精のしくみについて説明する。 ・個人差が大きいことを説明する。 ・性感染症と望まない妊娠を避けることが大切であることを伝える。	・穴の開いた色紙 ・スライド資料
休憩・移動 10分	グループワークの準備 速やかに移動する。		クラス担任教師
展開2 35分	1．担当学生の自己紹介 　講義の感想や新生児の人形を用いて，"いのちの誕生"と"今生きている"ことの大切さを語る。 2．二次性徴の時期，男女の対比から違いを知る。 3．身体能力の男女差や個人差，意見の違いについて関心を高め，その相違を体験学習する。 4．生理的な特性を考えながら，人は皆違い，誰一人として同じではないという前提でお互いを理解し合うことの必要性を話し合う。相手を尊重することの大切さを感じる。	・二次性徴の変化を図示する。 ・視覚でその違いを確認させる。 ・イメージの違いを板書する。	グループワーク
まとめ 15分	・異性との出会いの大切さ，生きること・愛することの大切さについて再確認する。 ・感想を書いたり，アンケートに記入したりする。	・生徒の質問・感想を受ける。 ・グループ毎に終了させる。 ・時間的に余裕があれば全体会とする。	アンケート用紙

152 第7章 性教育と家族計画指導の具体的な内容

[テーマ] いのちのバトン—なりたい自分を探そう！

目　的：心身の発達に伴う性行動の活発化と男女の気持ちの違いに気づき，いのちの大切さとともに将来を展望
　　　　できるようにする。

目　標：
　（1）心身の発達に伴う性行動の活発化を知る。
　（2）10代の妊娠・出産のリスクや，胎児の成長およびいのちを育む妊婦の様子を知り，いのちの大切さを改
　　　　めて学ぶ。
　（3）自分のライフプランを立てることで，妊娠可能な時期やなりたい自分への将来を見通せる一助にする。

教育課程上の位置づけ：特別の教科　道徳　「生命の尊重」，家庭科　家族・家庭生活，保健体育科　「心身の機
　　　　能の発達と心の健康」
　　　特別活動・学級活動　男女相互の理解と協力
　　　特別活動・学級活動　思春期の不安や悩みの解消，性的な発達への対応

指導時間：1単位　50分

対象者：中学3年生

指導者：外部講師（大学教授，助産師，看護学生など）と学級担任・教科担任・養護教諭など

実施場所：体育館，教室など

教材・使用機器等：
　　パソコン（スライド資料），スクリーン，妊婦体験ジャケット，新生児の人形，妊娠経過図，マタニティウエ
　　ア，クリップボード

指導展開例：

段階・時間	学習内容および活動	指導上の留意点	資料・準備
導入 3分	テーマやねらいを理解する。	・テーマと流れについて説明する。	スライド資料
展開 35分	1）思春期の心身の発達を学ぶ。 　（1）思春期の心の変化を知る。 　（2）思春期の身体の発達を知る。 　（3）異性を思う気持ちと性行動を知る。 2）性ホルモン分泌の活性を知る。 3）性行為に伴う問題を理解する。 　（1）10代の妊娠・出産の動向，特徴を知る。 　　・10代妊娠の帰結（出産・中絶）をグラフで示す。 　（2）性感染症（AIDS）の動向と予防方法を知る。 4）いのちの大切さを学ぶ。 　（1）胎児の発育や，妊婦がいのちを育む様子を知る。 　　・疑似妊婦体験から，妊婦の日常生活の大変さを知る。 　　・赤ちゃんの重さ，首の不安定さを知り，抱っこして，いのちの尊さを知る	・身体的な発達が大きい半面，心理的に不安定な時期を説明する。 ・性ホルモン分泌の活性に伴い，月経や射精が開始し，性行動の欲求が高まることを伝える。 ・男女の気持ちの違いを説明し，性行動に早まる気持ちをとらえ直すことを伝える。 ・10代妊娠は，心理社会的リスク，将来に幼児虐待などのリスクがあることも伝える。 ・AIDSの知識Q&Aに回答させる。 ・胎児の成長の概観を伝える。 ・妊婦の身体的変化を説明し，母親が自分のいのちを大切に育んできたことを伝える。 ・赤ちゃん抱っこ体験を実施する。	スライド資料 ＊各クラスに分かれて，または全体で行うかを検討する。 ・妊婦体験ジャケット，新生児の人形 ・妊娠経過図
まとめ 10分	・将来の自分を考え，ライフプラン描写（人生の樹形図の作成）を行う。 ・なりたい自分，妊娠・出産の時期も想定する。	・人生の樹形図で進路を説明する。 ・人に話したくないことは記載しなくてよいことを言い添える。	・人生の樹形図を描くためのライフプラン記入用紙を配付

［テーマ］ 男子生徒に伝えたいこと―悩みに答えて

目　的：思春期の男子の性器や性行動に関する理解を促し，性衝動をコントロールできる力を養う。

目　標：

(1) 男子の性の悩みについて知り，自分だけではないことに気づく。

(2) 包茎と手当の仕方について学ぶ。

(3) 性衝動のコントロールの方法を理解する。

(4) 性器，陰茎にできるもの（陰茎棘，包皮腺，尖圭コンジローマ）を理解する。

(5) 男子の性の特徴と性衝動の男女の違いを理解する。

教育課程上の位置づけ：特別の教科　道徳「生命の尊重」

第1学年　保健体育科　「心身の機能の発達と心の健康」

特別活動・学級活動　男女相互の理解と協力

特別活動・学級活動　思春期の不安や悩みの解決，性的な発達への対応

指導時間：1単位時間50分

（可能であれば，事前に1単位時間男女共修で「いのちのバトン」について学んだ後に行う。）

対象者：中学生男子

指導者：外部講師（泌尿器科医の大学教員，助産師など）と担任教諭・教科担任・養護教諭など。可能であれば男性が担当する。

実施場所：体育館，教室など

教材・使用機器等：

事前アンケート（無記名），パソコン（スライド資料），スクリーン，ワークシート（無記名の感想用紙），クリップボード（下敷き）

154　第7章　性教育と家族計画指導の具体的な内容

指導展開例：

段階・時間	学習内容および活動	指導上の留意点	資料・準備
導入 10分	・本時のテーマを理解する。 ・事前アンケートをもとに，自分たちの抱える悩みについて知る。 ・思春期ホットラインの相談について，さまざまな相談があることを知る。	・本時のテーマについて説明する。 ・事前アンケート集計結果を伝える。 ・A君からの電話相談事例を紹介し，男子の性に関するさまざまな相談があることを示す。	スライド資料
展開1 20分	・思春期男子の性の悩みに多くあげられているものを知る。 ・性の悩みとしてあげられた，自身の身体にかかわる事項について正しく理解する。 　(1) 性器の大きさについて 　(2) 包茎について 　(3) 夢精について 　(4) 陰茎にできるものについて 　(5) 精巣の異常について	・思春期男子の性の悩みで多くあげられているものとその内容について伝える。 ・具体的に性の悩みについて，科学的根拠に基づいて解説する。 ・亀頭包皮炎についてもふれる。 ・性衝動をコントロールするための1つの方法としてのマスターベーションと，それに関する疑問（思春期ホットライン）に対しての回答を示す。 ・陰茎棘，包皮腺，フォアダイス，尖圭コンジローマについて伝える。	スライド資料
展開2 15分	・男子の性の特徴と性衝動の男女の違いを理解する。 ・男女の違いを踏まえ，今後どのようにかかわっていくか考える。	・男子の性の特徴と性衝動の男女の違いについて説明する。 ・女子はパートナーであり，大切にしてほしいことを伝える。	スライド資料
まとめ 5分	・ワークシートに感想を記入し，学んだことを振り返るとともに，今後の生活にどのように活かしていくか考える。	・ワークシートを配付する。 ・無記名にて個人が特定されないことを伝え，率直な意見を記載するよう促す。	ワークシート

備考：

・性別違和の生徒がいる場合は配慮する。

・事前アンケートは無記名とし，男子の性に関する悩みを聞き取り集計し，導入部分で紹介する。

・ワークシートは無記名とし回収する。ワークシートの意見はまとめ，生徒が互いに出された意見を共有できるよう学年だより・保健だより等で配付する。

資料2　中学生への性教育指導案　**155**

［テーマ］　**女子生徒に伝えたい大切なこと─悩みに答えて**

目　的：思春期の時期の女子の性の特徴を知るとともに，男子の性について理解し，性被害を防止できる力を養
うとともに自分のライフプランを考えることができる。

目　標：

(1) 女子の二次性徴の特徴と月経に関して理解する。

(2) PMSや月経困難症に対する理解を深め対処法を工夫できる。

(3) 男女の性衝動の違いを知り，性被害を防止する行動を考えることができる。

(4) 卵子の老化と妊娠・出産の適切な時期について理解する。

(5) 異性との交際においても主体的に行動できる。

教育課程上の位置づけ：特別の教科　道徳　「生命の尊重」

　第1学年　保健体育科　「心身の機能の発達と心の健康」

　特別活動・学級活動　男女相互の理解と協力

　特別活動・学級活動　思春期の不安や悩みの解決，性的な発達への対応

指導時間：1単位時間50分

　（可能であれば，事前に1単位時間男女共修で「いのちのバトン」について学んだ後に行う。）

対象者：中学生女子

指導者：外部講師（大学教員，助産師など）と学級担任・教科担任・養護教諭など

実施場所：体育館，教室など

教材・使用機器等：

　事前アンケート（無記名），パソコン（スライド資料），スクリーン，ライフプラン記入用紙，クリップボード
（下敷き）

156　第7章　性教育と家族計画指導の具体的な内容

指導展開例：

段階・時間	学習内容および活動	指導上の留意点	資料・準備
導入 5分	・本時のテーマを理解する。 ・事前アンケートをもとに，自分たちの抱える悩みについて知る。	・本時のテーマについて説明する。 ・事前アンケート集計結果を示す。	スライド資料
展開 35分	・女子の二次性徴の特徴と月経に関して振り返る。 ・PMS や月経困難症とその対処法を学ぶ。 ・男女の性衝動の違いを理解し，性被害を防止する方法を知る。	・女子の悩みにふれながら，女子の二次性徴と月経について伝える。 ・PMS および月経困難症とその対処法について説明する。 ・男女の性差を伝える。 ・デート DV にもふれ，望まない妊娠と性感染症の予防も含めた自身を守る方法を示す。	スライド資料
	・卵子の老化と妊娠・出産の適切な時期について理解する。	・卵子の様子と，年齢に伴う卵胞数の変化について説明する。 ・妊娠・出産に適した時期があるとともに，将来その時期を迎えるために心がけたいことを伝える。	スライド資料
	・自分の生き方は自分で選ぶものであることを確認する。 ・異性との交際においても主体的に行動することが大切であることを知る。	・今の自分は，親から受けたいのちのバトンであるとともに，やがて自分の子へつなぐいのちであることを話す。 ・人と人とのかかわりのなかで大切にしてほしいことを伝えるとともに，フィリス・K・デイヴィスの詩「わたしにふれてください」を紹介する。	「わたしにふれてください」（フィリス・K・デイヴィス著，三砂ちづる訳，大和出版，2004）
まとめ 5分	・ライフプラン記入用紙に記入する。学んだことを活かしながら，今後自身がどのように生きていくか考える。	・ライフプラン記入用紙を配布する。	ライフプラン記入用紙，筆記用具

備考：

・事前アンケートは無記名とし，女子の性に関する悩みを聞き取り集計し，導入部分で紹介する。

・ライフプラン記入用紙は回収し内容を確認し，支援や指導が必要な生徒に対しては個別に支援・指導を行う。

・ライフプラン記入用紙は，本人および保護者の承諾を得たうえで，生徒が互いに出された意見を共有できるよう学年だより・保健だより等で一部紹介する。

人生の3つの出会い─今生きている自分をみつめて─

（講話メモ1）

1．親との出会い
   あなたが生まれたときのことをお話ししましょう
   赤ちゃんを抱っこしたことがあるか
      赤ちゃんを抱っこする　　（助産師学生）
   赤ちゃんはどうやって生まれてくるのか
   ビデオ（赤ちゃんが生まれる話／出産の場面）（部分的に編集する）
   あなたはかけがえのない愛される存在としてこの世に生まれてきた
   あなたも私もみんな人間は大切な存在だ
   あなたの人生は宿命的な親との出会いからスタートしている
   みんなの身体ももう親になれるように
   成長している
   親になるにはパートナーが必要だ

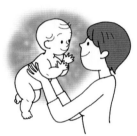

2．パートナーとの出会い
   人生をともに歩むパートナーについて
   考えてみましょう
   親でもなく兄弟でもない，でも出会っ
   たらこの人は運命的な出会いだと感じ
   る人がいる
   こんなにも大切な人がこの世にいるとは考えもしなかったような人
   真のパートナーに出会うためにはどうしたらいいのか
   パートナーとは性を共有する
   性交の意味
   性って何だと思う？
   最近は心が十分に発達しないうちに身体が成長して，早くから性交を
   経験する10代の子どもが多くなっ
   ている

3．セックスすることで生じる危険が
   ある
   1）性感染症の問題
      10代の女性に性感染症が増え
      ている
      性感染症ってなあに？
      AIDS，クラミジア，梅毒など
      性感染症は症状がないまま進行する
      不妊症などで気づく人も多い
   2）妊娠に伴う問題
      10代の妊娠はほとんどが人工妊娠中絶に至っている

中絶しないためにどうしたらいいか
安全なセックスとは
　　セックスパートナーを選ぶこと
　　この人と本当にセックスしてもいいの
　　セックスする時期はいつ
　　セックスの経験はなるべく遅く
　　中学生でセックスするのは早い
　　安全なセックスをしよう
　　性感染症を予防するセックスとは
　　妊娠の危険を防止するセックスとは
パートナーとの出会いは運命的な出会いです
自分自身の心と身体，真のパートナーと出会うまで大切にしましょう

4．もう1つの宿命的な出会い，それはわが子との出会いです
　　出産は人生の大きなイベント
　　自分の分身である子どもを産み育てていくことは，生きることそのものである
　　あなたたちが親を選べなかったように，親も子どもを選べないのです。子どもにとって「あなたが私の親でよかった」といわれるように育てていきたいものです

5．人生の3つの出会い
　　2つの宿命的な出会いは自分で選ぶことができません
　　でもパートナーとの出会いは，自分で選ぶことができるのです
　　選ぶためには自分も選ばれるように自己の成長が必要です
　　今，あなたたちはスポンジが水をすうように柔らかな脳細胞をもっています。みずみずしい感性をもっています。あふれるほどに感動する柔軟な心をもっています
今この時期に何をしなければならないか，しっかりみつめてみましょう
今生きている自分自身をみつめてみましょう。明日からの自分がきっとみえてくることでしょう

おわりに
今日帰ったらお母さんやお父さんに「産んでくれてありがとう」と話してみてください
照れずにお父さんやお母さんの顔をちゃんと見て（もし親がいないお友達は，天に向かって）自分が選ばれてこの世に生まれてきたことを語ってみてください

(講話メモ2)

中学生へのメッセージ

公開道徳授業 「産まれること・生きること」

―今、生きているあなたをみつめて―

　　　　　　　　　　　　　母から子どもへのメッセージ

「ぽこっ、ぽこっ」「もこっ、もこっ」「もこもこ」と確実におなかの中で生きている合図を送ってくれていたあなた
初めてあなたを抱いたとき、宝物をもらったような幸せな気持ちでした
あなたがたくましい産声をあげて私の身体から飛び出してきたあの日から、たくさんの時間が流れていった
きらきらと透きとおるほどに清んだあなたの輝く瞳
その瞳の奥を私は何度覗き込んだことだろう
いつまでもいつまでも飽きることなくあなたの寝顔をみつめていたあの頃
あなたは今、まぶしいほどに成長して私の前にいる
思春期という扉をあけて大人になっていこうとしているあなたに伝えたい
いつもあなたの瞳をみつめ続けている私がいることを

思春期は自分探しのスタートといわれます。また、産まれることは死に向かって歩き続けることだともいわれます。自分の人生は自分が主役。どんな自分を作り上げていくのでしょうか。宿命的な出会いである親との出会い。誕生してから今日までの自分自身を思い出しながら、これからの自分の人生を考えてみましょう。

たくさんの出会いがあるなかでともに人生を歩むパートナーとの出会いは、運命的な出会いです。生きていくなかで、もう1つの宿命的な出会いである自分の子どもに出会うときのために知っておいてほしい「愛の喜びと性の三側面」について今日はお話しし、危険な性もあることを知ってほしいと思います。

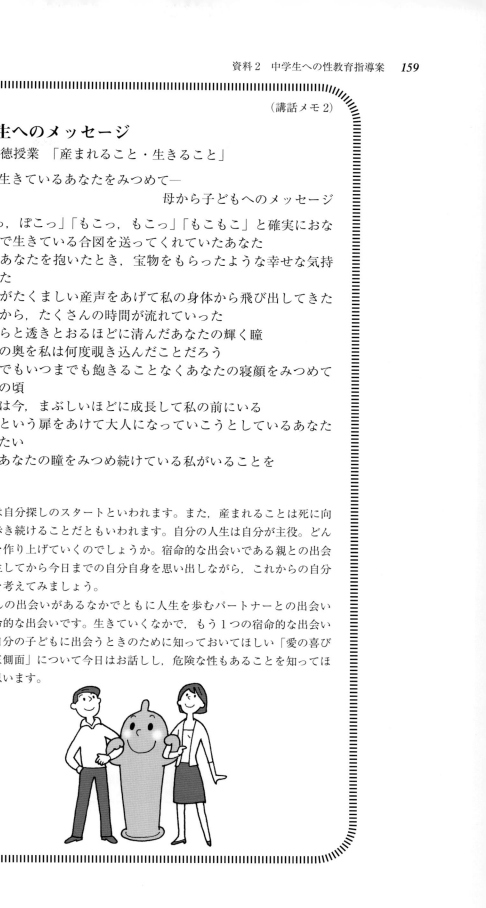

160 第7章 性教育と家族計画指導の具体的な内容

資料3　中学生・高校生に対する性教育指導案

[テーマ] 性行為で感染する病気を知っていますか

目　的：性的接触によって感染する病気とその特徴を理解し，感染しないための中学生・高校生の交際の仕方について考える。

目　標：
　(1) 性感染症がどんな病気であるか理解する。
　(2) 性感染症の種類とそれぞれの病気の特徴を知る。
　(3) 感染リスクの高い性的接触を避けることができる。
　(4) 性感染症に感染しないための人と人とのかかわり方について理解し，今後の生活に活かすことができる。

教育課程上の位置づけ：
　特別の教科　道徳　「生命の尊重」
　中学3年生・高校生1学年　保健体育科　「健康な生活と疾病の予防」
　特別活動・学級活動　男女相互の理解と協力
　特別活動・学級活動　思春期の不安や悩みの解決，性的な発達への対応

指導時間：1単位時間50分

対象者：中学校3年～高校1年

指導者：外部講師（大学教員，助産師など）と学級担任・教科担任・養護教諭など

実施場所：体育館，教室

教材・使用機器等：パソコン（スライド資料），スクリーン，ワークシート（感想用紙），付箋，付箋を貼るための用紙，クリップボード（下敷き）

指導展開例：

段階・時間	学習内容および活動	指導上の留意点	資料・準備
導入 3分	・本日のテーマについて確認する。 ・性の三側面と性的接触で起こる問題について確認する。	・本日のテーマについて紹介する。 ・性的接触には，望まない妊娠や性感染症のリスクがあることを伝える。	スライド資料
展開 32分	・性感染症がどんな病気であるか理解する。 ・性感染症の種類とそれぞれの病気の特徴を学ぶ。 ・感染リスクの高い性的接触について知る。 ・性感染症を予防するための具体的な方法について理解する。 ・性感染症に感染しないためのかかわり方について理解する。	・性感染症の危険性と広がり方を示す。 ・代表的な性感染症について説明する。 ・性感染症とAIDSとの関係についてもふれる。 ・感染リスクの高い性的接触のケースを理由も含め紹介する。 ・性感染症の予防方法を示す。 ・今の時期にお互いを大切にするかかわり合い方について伝える。 ・自分の生き方は自分が選ぶこと，自分がいのちのバトンをつないでいくことを確認する。	スライド資料
まとめ 15分	・性感染症に感染しないためにできることを，グループで話し合う。 ・ワークシートに感想を記入し，学んだことを振り返るとともに，グループワークでの話し合いを参考に，今後の生活にどのように活かしていくか考える。	・男女別3～4名のグループをつくり，性感染症を予防するためにできることをブレイン・ストーミングで話し合わせる。 ・ワークシートを配付する。 ・巡回しながら，記入された内容を確認する。	付箋，付箋を貼るための用紙 ワークシート

備考：
　ワークシートは回収し内容を確認し，支援や指導が必要な生徒に対しては個別に支援・指導を行う。

資料3　中学生・高校生に対する性教育指導案　　*161*

［テーマ］あなたの人生は　あなたが主役—ライフプランを考えよう—

ねらい：

　高校生は思春期後期の時期で身体的には大人であるが，心理・社会的にはまだ子どもである。18歳で卒業すると選挙権もあり，自立した大人としての考えをもって行動することが求められる。そこで，この時期に男女のもつ妊孕性について理解し，自分の人生において子どもをもつのかもたないのか，もつとしたら，いつ頃に計画するのかを具体的に考えさせることをねらいとし，ライフプランをふまえたパートナーづくりを支援する。

対象者：高校生男女

指導者：大学教員，医師，助産師，養護教諭など

指導展開例：

＊事前アンケート・事前学習　事前に妊孕性について学習したのち妊孕性に関するアンケートを実施する。

段階・時間	指導内容	留意点・備考	使用教材
導入 5分	・挨拶，自己紹介 ・本時の予定と同伴者（助産学生が同伴している場合など）を紹介する。 ・事前アンケートの結果を示す。	・生徒の様子を観察しながら，全体の雰囲気づくりをする。	パソコン，投影機など
講話 30分	自分の身体を知ろう ・月経と射精がある（子どもをつくることができる）ことの意味 ・男女の身体の違いやお互いを理解することの大切さについて ・卵子は減少し老化すること（卵子は35歳から減少のピーク） ・精子も老化すること	・生徒の理解度を確認しながら話す。 ・卵巣に優しい生活を理解させる。喫煙，飲酒，過剰なダイエット，腹部を冷やすことなどはホルモンバランスに影響し，卵巣の老化を促すことを説明する。	スライド資料 胎児人形 新生児の人形
	・パートナーとのお付き合いの仕方について ・お互いの考え方の違いを知り，相手の価値観を尊重することの大切さを伝える。	・男女別にして，照れたりせずに話しやすいグループ編成にする。	メモ用白紙
	・妊娠・出産の適切な時期とライフプランについて	・25〜35歳が最適であることを理解させる。	
	・ライフプランを用紙に記載させる。		ライフプラン記入用紙
10分	・性感染症と望まない妊娠の予防・コンドームの使い方 ・卵子には寿命があり，妊娠・出産には限界があること	・高校生が妊娠してSTIも合併した事例を示す。 ・自分の人生設計を考える意味を理解させる。	スライド資料 胎児人形
まとめ 5分	・質疑応答 理解できたかどうかを確認する。 ・事後アンケート	・質問が出ない場合は，追加で男女の生理について説明する。 ・アンケートは無記名で行う。	事後アンケート用紙

162   第7章　性教育と家族計画指導の具体的な内容

資料4　未婚期の家族計画指導案

[テーマ] いつかは子どもをもちたいあなたに

対象者：未婚の女性（20歳代）

指導者：母性系大学教員，医師，助産師など

ねらい：

　平均初婚年齢は30歳になり，未婚率が高くなっている。いつかは結婚し子どもをもちたいと思いつつ，それを先送りしている現状がある。しかし，女性の原始卵胞は年齢とともに減少し，卵子の脆弱化も進行して，30代後半になり結婚・妊娠を考える頃には妊娠しにくくなっている。そこで，女性の妊孕性を中心に自分のライフプランを考える機会をもつことは大切である。未婚でまだ妊孕性の高い時期に，家族計画指導を実施することは，本来の家族をつくるという家族計画指導になると考える。

　超少子化が進むわが国においては，未婚者への家族形成への支援を積極的に進めていくことが重要である。

指導目的：

　自分の身体を知り，妊孕性を考えたライフプランの設計ができる。

指導目標：

　1）自分の心と身体に目を向け，性と生殖に関する健康について考えることができる。

　2）卵子の老化を知り，女性の妊孕性について理解し，ライフプランを考えることができる。

　3）受胎調節法を理解して自ら活用し，計画した時期に妊娠することができる。

指導のポイント：

　・性の三側面を理解し，パートナーとの生活を考えることができる。

　・女性のホルモン分泌や卵子の老化を考慮して自分の人生計画を考えることができる。

　・子どもをもちたいのであれば限界があることを知り，婚活・妊活を考えた生活設計ができる。

指導方法：

　結婚前の指導は，対象の把握が困難なものである。ブライダルセンターや職場の社内教育，各種のサークル活動の場などを活用するのもよい。地域の公民館などの行事として実施していくこともコミュニティづくりとして，今後考えていくことが望まれる。また，大学生を対象に計画するのも一考である。若い女性が集まるイベントと並行して行う。

指導時間：50分

資料4　未婚期の家族計画指導案　**163**

指導展開例：

段階・時間	指導内容および活動	指導上の留意点	資料・準備
導入 5分	講師の挨拶・自己紹介，本日の予定 参加者の数によって参加者の自己紹介	・参加者が10名程度であれば，参加型で進める。和やかな雰囲気をつくる。	スライド資料
展開 35分	1. 未婚女性の結婚に対する意識調査の結果を示し，結婚の意義について話す。 2. 自分のライフプランを考える。生命の継続性，人生の3つの出会いについて，未来の自分の子どもとの出会いをイメージさせる。 ・女性のライフサイクルと女性ホルモンの変動について ・20代は妊孕性が高く，妊娠しやすいが，加齢とともに妊孕性は低下し，流産率が高くなる。女性の寿命が延びても生殖機能は延長しない。 ・不妊治療の現状と成績について ・卵子凍結・未授精卵子凍結の成績について ・子宮頸がん検診の重要性について 3. 性交に伴う2つのリスク―妊娠と性感染症について説明する。 ・性感染症と不妊の関係について ・自分のライフプランの作成	・自分の人生を主体的に生きるために今からできること，準備しておくことについて，意見や考えを聞く。 ・親との出会いはかけがえのない宿命としてとらえ，自分の子どもへのいのちをつなぐことの大切さを伝える。 ・月経周期が把握できているかの確認（無月経や月経周期の乱れを放置していないか）。 ・月経困難症や月経前症候群（PMS）についての知識と対処法についての確認もできるとよい。 ・女性には妊娠・出産に適した時期があること，いつでも希望するときに妊娠できるとは限らないことを強調する。 ・かかりつけ産婦人科医をもつことの大切さについて，検診の重要性とともに伝える。 ・自分のライフプランを用紙に自由に書いてもらい，自分の今後の人生に見通しをもてるようにかかわる。	付箋，付箋を貼るための用紙 ワークシート，スライド資料 スライド資料 スライド資料 ライフプラン記入用紙
まとめ 10分	・相談窓口の紹介 ・質疑応答 ・感想を述べてもらう。	・本日の内容を振り返り，知識や考えを整理できるようにかかわる。 ・参加者の表情や言動を観察する。	

164   第7章　性教育と家族計画指導の具体的な内容

資料5　　産後の家族計画指導案

［テーマ］ママとパパから妻と夫に—産後の性生活と避妊法

テーマ設定の理由：

　出産後は，ホルモン分泌がアンバランスであり，育児のため不規則な生活となる。女性は産後の疲労や子ども中心の生活となり，性生活に対しても関心が薄れがちである。一方，男性は産前からの長い禁欲生活を強いられている。そこで，夫は産後の妻の心身の状況を，妻は夫の心理を双方に理解し合い，産後の健診で性生活の許可が出たら，夫婦の絆を深めるためにも，スムーズな性生活を開始できるようにサポートしていく必要がある。

　産後は分娩時の産道の損傷や会陰部や腹部の創傷もあり，女性は初回の性交に不安をもちやすい。健診時は性生活の開始になんら支障がないことや，会陰部の創傷も完全に治癒していることを知らせる。また，産後は腟の分泌物も少ないなどの特徴を理解させ，それぞれ個人に合った性生活ができるように援助していく。

指導目的：夫婦の家族計画を確立し，望まない妊娠を避ける。

　　　　　　　産後の生活を充実させ豊かな家庭生活を築く。

指導目標：

　1）家族計画について夫婦で語り合い，家庭生活設計が立てられる。

　2）避妊法の利点と欠点を知り，夫婦に適した避妊法を見出すことができる。

指導時期・時間：1か月健診後・60分

場所：○○病院指導室

対象者：1回経産婦

教材：

　男性用コンドーム，潤滑ゼリー，IUD，低用量経口避妊薬，基礎体温表，リーフレット，ペニス模型など

資料5　産後の家族計画指導案　**165**

指導展開例：

段階・時間	指導内容	指導上の留意点	資料・準備
導入 5分	初めの挨拶，今日の予定の説明 家族計画（次子の希望）について 夫の希望や協力度について ・次子希望があっても，産後しばらくは避妊が必要であり，初回の性交から避妊が必要である。	場の設営 ・信頼関係を築き，羞恥心をもたせない雰囲気をつくる。 ・妻の年齢などを考慮して，次子の妊娠計画を考えさせる。 ・帝王切開時は1年以上の避妊が必要であることを伝える。	
展開1 10分	1．産後の性生活開始にあたっての注意 ・初回は潤滑ゼリーの使用をすすめる。 ・体位などの注意，深く挿入し過ぎない。 2．産後に使用できる避妊法 1）コンドーム法 ①長所： 　(a)　簡単で広く普及している。 　(b)　目でみられる。 　(c)　男性が用いる代表的方法である。 ②実物を示す。 ③使用法の簡単な説明 ・精液溜まりを指で押さえて空気を抜く。 ・巻いてあるまま，先端にあて，静かに根元まで被せる（ペニスの模型・なければ小さい空きびんなどに被せてみる）。 ・射精後は早めに手を添えて抜去し，ティッシュペーパーなどに包んで捨てる。 ④丈夫なことを示す：薄いが丈夫であることを伝える。 ⑤破らない注意：爪に注意。勃起してから用いる。無理に引っ張らない。 ⑥しまい場所：1〜2個は寝間着，ふとんの下，枕など手の届く所に。残りは人目につかない所におく。	・産後の性生活の開始時期が遅れている調査結果の紹介とその背景 ・今までの使用の有無を問い，理解度から必要な説明をする。 ・正しい使い方，正しい使用時期などについて確認する。 ・これまでに使用していたら，その方法を聞き，正しく使用していたら，それを継続するように。間違って理解している点があれば，修正する。 ・破れたときは：すぐに立ち上がって，できるだけ精液を流し出し，シャワーなどで洗浄する。ティッシュペーパー，綿などで腟内をよくぬぐう。	リーフレット 男性用コンドーム
展開2 5分	2）腟外射精法 ①長所 　(a)　器具・薬品を必要としない。 　(b)　費用がかからない。 ②短所 　(a)　不自然である。 　(b)　女性に不満が残ることがある。 　(c)　強い自制心を必要とする。 　(d)　精液が漏れて妊娠することがある。 ③夫婦ともに十分満足していれば，無害。一般に妻に不満のある場合が多く，このような場合に連用することは，肉体的にも精神的にも好ましくない。	・口頭で説明する。 ・今までの使用の有無を問う。 ・腟外射精は真の避妊法ではないことを理解させる。 ・射精前からカウパー液に精子が混入していることもあり，射精を腟外でしても妊娠することがある。自制しきれずに腟口付近に射精された精液が，腟内に流れ込むこともある。 ＊必要時緊急ピルを服用	
展開3 10分	3）子宮内避妊用具（IUD）法 ①挿入，除去，使用禁忌，大きさの決定などは産婦人科医が行うので，産婦人科医の指示に従う。 ②挿入されていれば，その期間妊娠しない。 ③除去してもらえば再び妊娠可能。 ④長所 　(a)　長期間の避妊に適している。 　(b)　毎回の操作が不要。 　(c)　全く性感を損ねない。	・副作用として，人により挿入後の軽度の出血，下腹部痛，月経量の増加がみられることがあるが，除去によりもとに戻ることを理解させる。 ・現在使用できる種類や値段などを紹介する。	リーフレット 実物

166　第7章　性教育と家族計画指導の具体的な内容

展開4 10分	4) 低用量経口避妊薬（ピル）　21日型，28日型 　　（7日間は偽薬） 　①長所 　　(a) 避妊効果はほぼ100％である。 　　(b) 性感を全く損ねない。 　　(c) 服用をやめれば，再び妊娠可能となる。 　②服用法：ピルにより多少異なるが，月経1日 　　目から毎日1錠，21日間服用する。服用をや 　　めると2〜3日で月経と同じような出血（消 　　退出血）がある。これを月経とみなす。7日 　　間休薬して8日目から再び服用を開始する。 　　消退出血がなくても7日間休薬して同様に服 　　用する。 　③適否・処方：服用の適否と処方は産婦人科医 　　による。	・母乳育児中は使用できないことを 　伝える。 ・服用にはガイドラインにそった指 　導をする。 ・72時間以内であれば医師から処方 　を受けた緊急避妊ピル（アフター 　ピル）も使用できる。 　※母乳育児中は使用不可	リーフレット 実物
展開5 7分	5) オギノ式 　①女性は一定の期間しか妊娠しない。妊娠しな 　　い期間は器具・薬品は不要で自然な夫婦生活 　　が行える。 　②自分の月経の記録がなければ，いつ妊娠しや 　　すいかがわからない。オギノ式を使うには月 　　経記録が必要（少なくとも6か月間）である 　　ことを強調する。 　③不正確なオギノ式，つまり，月経前後1週間 　　は大丈夫，月経と月経の間10日禁欲すれば 　　よい，月経記録なしで28日型などという考 　　え方では，必ず失敗することを指導する。 　④月経を記録させ，個人指導で納得するまで計 　　算法を指導する。	・産後の月経開始後に再度月経周期 　を確認する。 具体的な計算法 (a) 月経記録から月経周期を計算す 　　る。 (b) 最大月経周期と最小月経周期を 　　みつける。 (c) 最大，最小月経周期を用い，そ 　　れぞれの場合の予定月経を予測 　　する。 (d) 2つの予定月経からそれぞれ受 　　胎期を算出する。 (e) 6か月間の月経記録をもとにし 　　たときは，(d) で出た受胎期の 　　前後に2日ずつの余裕をとる。 (f) マークされた日は全部妊娠の可 　　能性ありとする。	
展開6 8分	6) 基礎体温法 　①長所 　　(a) 体温を計ると，排卵がいつあったかがわ 　　　かる。 　　(b) 排卵が終わったあとは，自然な性交がで 　　　きる。 　　(c) オギノ式がより正確になり，禁欲する日 　　　を短縮できる。 　②体温がどのように変化し，いつ排卵であ 　　り，どこから安全かを図で示す。 　③朝目が覚めたら，そのまま基礎体温用の体温 　　計を口にくわえて，5分後の温度をグラフに 　　つける。	・産後の月経開始までは使用できな 　いことを理解させる。 ・最初の1〜2周期は専門家から判定 　の仕方を習う。 ・不妊期：高温相が3日続いたこと 　を確認したら，4日目から次の月 　経までは一般には妊娠しない。	体温表の見本 リズムダイヤ ル
まとめ 5分	・万一希望しない妊娠をした場合の対処 ・どの方法がよいと思ったか，今後の性生活は 　どのようにしようと思ったかを尋ねる。	・子どもにとって父母であることと， 　人生のパートナーとしての男女で 　あることを大切にして，充実した 　家庭を築けるよう伝える。	

評価：
　・最終的に，夫婦が自分たちに合った避妊法を選択できたかを評価する。
　・産後の性生活についてのイメージができ，不安なく性生活を再開できそうか確認する。

資料6　中・高年期の健康教育

［テーマ］心と身体のマッサージ―慈しみ愛し合い助け合って生きる

指導のねらい：

　現在，わが国では高齢社会が進行しており，平均寿命は男女ともに80歳以上になっている。子どもが成長して自立した後，約30～40年の長い年月を何かの縁で結ばれた者同士が互いに慈しみ，愛し合い，助け合って生きていく人生であってほしいものである。中・高年期は父母としてでなく，再び男と女としてどう生きていくかをみつめ直す時期である。いきいきとして充実した人生を送るために，健康管理とともに豊かな性生活が送れるようにアドバイスしていくことが大切である。

　そこで，性に関しては生殖の性の性交というよりは，連帯の性と快楽の性を中心にしたスキンシップを重要視することになる。肌と肌の触れ合いで心が満たされれば，生きることに希望を見出し，いきいきとした毎日を過ごしていける。また，配偶者がいない場合，本人が求めるのであれば，異性に接する機会をつくっていくことも必要であろう。人としてお互いに支え合える関係性がもてる相手との出会いは，中・高年期こそ大切である。

指導目的：

　中・高年期の生と性を楽しみ，いきいきと充実した人生を送ることができる。

指導目標：

1）中・高年期の生理的変化を理解する。

2）ホルモンの変化に伴う疾患について理解でき，予防行動がとれる。

3）生活習慣病予防のための生活設計ができる。

4）中・高年の性のあり方について理解できる。

指導時間：50分

指導のポイント：

　中・高年期は身体的に衰えてくる時期である。しかし，熟年者として社会的には安定し，経済的にもゆとりが出てくる。指導者は教育というよりも，話し相手をするつもりでかかわっていく。そのなかで相手を尊重する態度で接し，豊かなセクシュアリティを求められるように援助する。

　実際の指導場面としては，人間ドックなどの検診に来所した際や，婦人科外来，保健所などが考えられる。また，地区の婦人会活動の場や各種の集会時，職場の健康診断時などにも活用できる。

対象者：中・高年女性

指導者：保健師，助産師など

168　第7章　性教育と家族計画指導の具体的な内容

指導展開例：

段階・時間	指導内容	指導上の留意点	資料・準備
導入 5分	挨拶，自己紹介 更年期とは人生の折り返し点であり，人生のこれからのよい生き方を考える節目になる時期であることを伝える。	相手を尊重する態度で話す。 男性の更年期についてもふれる。 更年期指数のチェックをしてもらう。	CMI 健康調査票を配布
展開 40分	1.　健康度チェック 　　更年期の心身のチェック 　　質問A身体面，質問B精神面のチェックを行い自己採点させる。 2.　身体的な健康管理 　　・生活習慣病の予防と早期発見 虚血性心疾患，脂質異常症，高血圧，各種のがん検診 ・生活習慣病検診 ・乳がんの自己検診法 　乳がんの発生率・死亡率 　発見時期別死亡率 　自己検診法の実際 ・骨粗鬆症の予防（食生活・運動） ・肥満の予防：BMI 21〜22 を目指す ・尿失禁：原因と骨盤底筋の強化 3.　精神的健康管理，ストレス対策 4.　更年期からの性 　　女性性器の生理的変化 　　性交痛と対処法 　　性を楽しむ，スキンシップ	・自分の健康状態を理解できるように，また更年期を自覚して落ち込まないように援助していく。 ・定期的な健康チェックの必要性を強調する。 ・食生活と運動は生活習慣病の予防に非常に重要であることを理解させる。 ・生活習慣病予防のための検診のことも追加する。 ・女性特有の身体的疾患（子宮がん・卵巣がん，乳がんなど）を理解させる。 ・定期的に毎月実施することの必要性を理解できるようにし，発見時期により治癒率が違うことを強調する。 ・運動，カルシウムの補充が大切であることを理解させる。 ・骨密度の測定も実施させる。 ・BMI の計算，標準体重の目安など示す。 ・メタボリックシンドロームについて示す。 　男性腹囲 85 cm 以上 　女性腹囲 90 cm 以上 ・内容と時間配分は，対象者の年齢などにより考慮する。	健康調査票 リーフレット スライド資料
まとめ 5分	心と身体の健康を保ち，自分らしく生きることの幸せについて語り，まとめとする。 アンケートに記載してもらう。	「人生の幸福は，心から愛し愛されるものとの出会いである」（沢村貞子さんのことば） 慈しみ愛し合う心を大切に。	アンケート用紙

索引

欧文・数字

1 相性ピル	93
100 婦人年	68
AID	39, 51
AIDS	145
── の動向	123
AIH	39
── の適応	39
AMH	43, 49
ART	39, 50
basal body temperature	74
BBT	74
birth control	62
contraception	63
conventional IVF	41
Day one start	97
D&C 法	57
D&E 法	57
emergency contraception	100
emergency postcoital contraception	100
family planning	62, 63
FD-1	82
FSH	32, 34, 91
GATHER	94
GIFT	40
gender expression	26
gender identity	26
gender identity disorder	27
gender incongruence	27
GnRH アゴニスト法	41
GnRH アンタゴニスト法	41
hCG ワクチンによる避妊	107
HIV 感染	124
homosexuality	27
HPV	124
HPV ワクチン	124
ICSI	39, 41
intrauterine contraceptive device	80
IUD	8, 66, 80
── の避妊機序	81
IVF-ET	39, 40, 50

LGBTI	27
LGBTQ +	27, 51
LH	32, 34, 91
MFR	37
monthly fecundity rate	37
n-3 系脂肪酸	50
natural family planning	77
OC	85
OC・LEP ガイドライン	94
OHSS	41
oral contraceptive	85
PPOS	41
PROST	40
recurrent pregnancy loss	45
reproductive health	53
reproductive rights	53
retained products of conception	58
RPOC	58
sex assigned at birth	26
sexual orientation	26
sexually-transmitted infections	20
SOGI	27
STI	20, 124
── の予防	145
Sunday start	97
TEST	40
ZIFT	40

和文

●あ

亜鉛	50
安全期法	72

●い

石浜らの分類	66
いのちのバトン	118
インターコンセプションケア	47

●う

生まれつきの身体の性……………………………26

●え

永久避妊法……………………………………108
エイジング………………………………………42
栄養外胚葉………………………………………36
エストロゲン………………………………32, 34
江戸時代における人口の停滞……………………8
援助交際…………………………………………24

●お

黄体化ホルモン……………………………32, 91
黄体期……………………………………………33
黄体機能不全……………………………………37
黄体の形成………………………………………33
黄体ホルモン………………………………75, 91
太田リング………………………………………81
荻野学説…………………………………………8
オギノ式…………………………………………72
　── の原理……………………………………72
　── の効果……………………………………72
　── の実際……………………………………73
　── の特徴……………………………………72
オギノ式避妊法…………………………………72
オネイダ法……………………………………105

●か

学習指導要領…………………………………143
家族計画…………………………………62, 63, 120
家族計画指導………………………112, 119, 135
　── の基本…………………………………121
片働き世帯………………………………………17
学校における性教育…………………………143
加齢………………………………………………42
緩徐拡張法…………………………………57, 58
姦通………………………………………………22

●き

基礎体温…………………………………………74
　── が二相性を示すメカニズム……………75
　── の意義……………………………………74
基礎体温測定法の実際…………………………75
基礎体温法………………………………………73

急速拡張法………………………………………57
教員に対するかかわり………………………135
緊急性交後避妊法……………………………100
緊急避妊法……………………………………100

●く

クラミジア……………………………………122
クラミジア感染症…………………………20, 145
クラミジア検査………………………………116
くる病……………………………………………49

●け

頸管徴候の自己診断法…………………………77
頸管粘液………………………………35, 76, 91
経口避妊薬………………………………………85
血液凝固異常……………………………………45
月経……………………………………32, 34, 75
月経黄体…………………………………………33
月経周期…………………………………………74
月経周期ごとの妊孕能…………………………37
結婚の意味……………………………………135
原始卵胞…………………………………………32
顕微授精……………………………………41, 44

●こ

後遺症, 人工妊娠中絶の…………………………58
高温相……………………………………………74
睾丸………………………………………………34
合計特殊出生率…………………2, 3, 56, 121
　──, 世界の……………………………………4
高校生の性教育………………………………132
高校生の性知識………………………………132
高校での性教育のテーマ……………………134
甲状腺機能低下…………………………………46
抗ミュラー管ホルモン……………………43, 49
高用量ピル………………………………………92
抗リン脂質抗体症候群…………………………45
国勢調査…………………………………………6
国連の女性の人権に関する活動………………54
ゴナドトロピン放出ホルモンアゴニスト法………41
婚姻………………………………………………22
婚外性交…………………………………………22
コンセプション…………………………………46
婚前期から新婚期のライフプラン…………135
コンドーム……………………………………101
　── の種類と使用法………………………104
　── の使用法………………………………102

―― の正しい使用 …………………… 115
コンドーム法 ………………………… 101

●さ

採卵 …………………………………… 41
授かり婚 ……………………………… 136
殺精子剤 ……………………………… 78
サンガー女史 ……………………… 85, 105
産後のかかわりの基本 ……………… 136
産後の家族計画指導 ………………… 136
産後の家族計画指導案 ……………… 164
産後の性生活の開始 ………………… 137
産児制限 ………………………… 8, 62

●し

シーガルの分類 ……………………… 65
子宮移植 ……………………………… 51
子宮頸管 ……………………………… 35
子宮内避妊用具 …………………… 8, 80
子宮内膜 ……………………………… 33
―― の周期性変化 ………………… 33
子宮内容除去術 ……………………… 57
自己効力感 …………………………… 113
自己採取法，クラミジア検査 ……… 116
自然家族計画法 ……………………… 77
自尊感情 ……………………………… 113
死亡数 ………………………………… 6
射精 …………………………………… 35
就学前の子どもに対する性教育 …… 128
習慣流産 ……………………………… 45
周期的禁欲法 ………………………… 72
周期法 ………………………………… 72
受精 …………………………………… 36
受精卵 ………………………………… 36
―― の染色体異常 ………………… 44
―― の着床 ………………………… 37
受胎 …………………………………… 46
受胎調節 ……………………………… 63
出産間隔 ……………………………… 120
出産計画 ……………………………… 120
出自を知る権利 ……………………… 51
出生数 ……………………………… 6, 9
―― の減少率 ……………………… 9
障害者の性 …………………………… 28
小学生の性教育 ……………………… 128
小学生への性教育指導案 …………… 147
小学校での性教育のテーマ ………… 129
少子化対策 …………………………… 11

食糧問題 ……………………………… 6
初婚年齢 …………………………… 56, 120
助産師の役割，家族計画指導での …… 121
女性 …………………………………… 14
―― に優しい生活 8 カ条 ………… 50
―― の社会意識の変化 …………… 15
―― の社会進出 …………………… 15
女性性機能のメカニズム …………… 32
女性用コンドーム …………………… 79
シリンジ法 …………………………… 38
人工授精 ……………………………… 39
―― の妊娠率 ……………………… 39
―― の方法 ………………………… 39
人口静態統計 ………………………… 6
人口置換水準 ………………………… 4
人口統計 ……………………………… 6
人口動態統計 ………………………… 6
人工妊娠中絶 …………………… 20, 144
―― の身体的影響 ………………… 58
―― の適応 ………………………… 57
―― の方法 ………………………… 57
人工妊娠中絶実施率 ………………… 21
人工妊娠中絶数 ……………………… 57
人口の動向 …………………………… 7
人口爆発 ……………………………… 2
人口ボーナス ………………………… 5
人口問題 ……………………………… 5
人生で大切な 3 つの出会い ………… 118
人生の 3 つの出会い ………………… 131
新マルサス主義 ……………………… 64

●せ

性意識 ………………………………… 15
精液 …………………………………… 34
生化学的妊娠 ………………………… 45
精管切除結紮法 ……………………… 108
性感染症 …………………………… 20, 124
―― の早期発見 …………………… 115
―― の動向 ………………………… 122
―― の予防 ………………………… 145
精管離断変位法 ……………………… 109
性機能の調節機序 …………………… 32
性教育 ……………… 112, 117, 128, 142
――，学校における ……………… 143
――，高校生の …………………… 132
――，就学前の子どもに対する …… 128
――，小学生の …………………… 128
――，中学生の …………………… 130
―― での講師の姿勢 ……………… 133

172 索引

性交経験率·····························19, 132
性交中絶法·······························103
性行動の実態······························19
性交に対する意識·························18
性交容認度，女子·························20
性交容認度，男子·························19
性差····································14
精子····································34
　—— の寿命····························36
　—— の妊孕力··························35
精子奇形症······························37
性自認··································26
精子無力症······························37
性周期··································74
成熟卵胞································33
性情報·····························112, 130
生殖補助医療·························39, 50
精子を守る 10 カ条······················50
精神的影響，人工妊娠中絶の··············58
精巣····································34
性的指向································26
性的自立································112
性的マイノリティ·······················27
性同一性障害····························27
性に関する自己決定能力の育成············113
性の考え方······························23
性の権利宣言····························28
性の三側面·························114, 118, 133
性の商品化······························23
性の情報源······························17
性のボランティア·······················28
性表現··································26
性別違和································27
性別不合································27
生命の起源に関する考え方················51
性を含めた健康に関する指導··············143
世界人口·································2
世界の合計特殊出生率····················4
世界の人類の平均寿命····················5
世界の年間出生数························4
セックスの回数··························25
セックスレス····························25
　—— の原因····························26
　—— の原因疾患·······················25
　—— の定義····························25
　—— の分類····························25
接合子卵管内移植法······················40
前核期胚卵管内移植法····················40
染色体異常······························46

●そ

早期妊娠中絶法··························57
桑実期··································36

●た

第一次性徴······························32
第一次ベビーブーム······················8
体外受精································41
体外受精–胚移植·····················39, 50
第二次ベビーブーム······················9
タイミング療法··························38
代理懐胎································51
代理出産································51
代理母··································51
段階型ピル···························87, 93
男女交際································114
　—— のあり方·························113
男女の性差······························14
男性····································14
男性性機能のメカニズム··················34
男性用ピル······························106
タンパク質······························49

●ち

腟外射精法······························103
腟内萎縮法······························105
腟リング································107
着床····································36
中隔子宮································46
中学生・高校生に対する性教育指導案······160
中学生の性教育··························130
中学生への性教育指導案··················149
中学校での性教育のテーマ················131
中期中絶································59
中期妊娠中絶法··························58
中・高年期の健康教育····················167
中・高年期の指導························138
中・高年期の男女の生理的変化············138
中用量ピル··························88, 92
徴候体温法······························77

●て

低温相··································74
低出生体重児····························48
低用量経口避妊薬の使用に関するガイドライン···90

索引　**173**

低用量ピル ··· 87, 92
 ——と中・高用量ピルの違い ··············· 92
 ——の使用状況 ······································· 90
 ——の認可 ··· 89
 ——の認知度 ··· 90
 ——の臨床応用 ····································· 99
低用量ピル処方の手順 ······························· 94
テストステロン ··· 34
鉄 ·· 49

●と

凍結融解胚移植 ································· 39, 40
同性愛 ······································· 27
透明帯反応 ································· 36
都市化 ·· 4
共働き世帯 ····································· 17

●な

内細胞塊 ··· 36

●に

二次性徴 ··································· 144
二分脊椎症 ····································· 49
乳児死亡率 ································· 2, 4
乳幼児の主な死亡原因 ···················· 3
人間性 ··································· 112
人間性の教育 ····························· 117
妊娠黄体 ··································· 33
妊娠前期性変化 ··················· 34, 37
妊娠の成立 ····························· 35
妊娠・分娩に最適な年齢 ············· 120
妊娠率 ··································· 68
妊孕性 ··································· 119
妊孕能, 月経周期ごとの ················· 37

●の

ノーマライゼーション ················· 28
ノルレボ法 ····························· 101

●は

パールの妊娠率 ························· 68
胚移植 ··································· 42
配偶子提供 ····························· 51
配偶者間人工授精 ····················· 39
 ——の適応 ························· 39

配偶子卵管内移植法 ······················· 40
売春 ··· 23
売春防止法 ································· 24
媒精 ··· 41
梅毒 ······························· 20, 124, 145
胚の染色体異数体 ····················· 44
排卵 ······························· 32, 33, 75
胚卵管内移植法 ························· 40
排卵自覚法 ····························· 76
排卵障害 ··································· 37
排卵法 ··································· 77
パパ活 ··································· 24
反復流産 ··································· 45

●ひ

皮下移植法 ····························· 107
皮下インプラント ····················· 107
ビタミン D ····························· 49
ヒトパピローマウイルス ············· 124
避妊 ··· 62
 ——の歴史 ························· 63
避妊法 ······················· 21, 60, 121
 ——の効果判定法 ················· 67
 ——の種類 ························· 65
 ——の分類 ····················· 62, 65
 ——の理想的条件 ················· 66
 ——の利用状況 ················· 67
避妊方法 ································· 145
避妊薬 ··································· 78
避妊リング ································· 8
非配偶者間人工授精 ················· 39, 51
ピル ································· 66, 85
 ——の慎重投与と禁忌 ············· 95
 ——の成分 ························· 90
 ——の避妊機序 ················· 91
 ——の避妊効果 ················· 92
 ——の副効用 ····················· 99
 ——の副作用 ····················· 97
 ——を開始するタイミング ······· 97
ピル処方時のインフォームドコンセント ······· 93
ピル処方時の検査 ····················· 93
ピル服用に影響を及ぼす薬剤 ············· 97

●ふ

不育症 ··································· 45
 ——を引き起こす原因 ············· 45
夫婦の性 ································· 22
フェミドーム ··························· 80

不妊手術 ······················ 108
不妊症 ······················ 37, 47
　── の治療法 ················ 38
　── の定義 ················ 37
不妊の原因 ··················· 37
プレコンセプションケア ············· 46
プレセアリング ················ 81
プロゲスチン併用卵巣刺激法 ········· 41
プロゲステロン ················ 32, 34
プロゲステロン付加 IUD ············ 84

●へ

ペア形成 ···················· 26
平均初経年齢 ·················· 130
平均初婚年齢 ·················· 23
平均精通年齢 ·················· 130
ペッサリー ··················· 8
ペッサリー法 ·················· 79

●ほ

包括的性教育 ·················· 117
乏精子症 ···················· 37, 40
保護者へのかかわりの基本 ··········· 134
保留性交法 ··················· 105

●ま

マイノリティの性 ················ 26
まちの保健室活動 ················ 116
末子出産後 ··················· 138
　── の指導の基本 ··············· 138
マドレーネル法 ················· 108
マルサスの人口論 ··············· 64

●み

未婚期の家族計画指導案 ············ 162
未婚者の性 ··················· 22
ミニピル ···················· 106
ミフェプリストン ················ 101
ミレーナ® ··················· 84

●む

無排卵性月経 ·················· 76

●め

メディアリテラシー ·········· 24, 113, 131
免疫性不妊症 ·················· 40

●や

薬物による人工妊娠中絶 ············ 57
やせ ······················ 47
ヤッペ法 ···················· 101

●ゆ

優生リング ··················· 81

●よ

葉酸 ······················ 49

●ら

ライフプラン教育 ················ 145
卵管圧挫結紮法 ················· 108
卵管角楔状切除術 ················ 108
卵管周囲癒着 ·················· 37
卵管焼灼法 ··················· 108
卵管性不妊症 ·················· 39
卵管切除法 ··················· 108
卵管切断法 ··················· 108
卵管閉塞 ···················· 37
卵管閉塞法 ··················· 108
卵管変位法 ··················· 108
卵細胞質内精子注入 ·············· 39, 41
卵子 ······················ 32
　── の質 ··················· 44
　── の寿命 ················· 36
　── の量 ··················· 42
卵子凍結 ···················· 42
　── における妊娠率 ············· 44
卵巣 ······················ 42
卵巣過剰刺激症候群 ·············· 41
卵巣刺激 ···················· 38
卵巣刺激法 ··················· 41
卵巣の周期性変化 ················ 32
卵巣予備能 ··················· 119
卵分割 ····················· 36
卵胞期 ····················· 33
卵胞刺激ホルモン ··············· 32, 91
卵胞ホルモン ·············· 32, 75, 87, 91

流産 …………………………………………… 45
倫理的問題 ……………………………………… 50

●れ

レボノルゲストレル徐放型 IUD ………………… 84

●り

リズム法 ………………………………………… 76
リプロダクティブ・ヘルス …………………… 53
リプロダクティブ・ヘルス/ライツの重要性 …… 54
リプロダクティブ・ライツ …………………… 53, 54